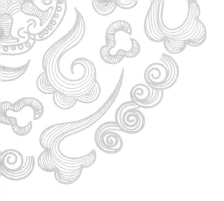

陈其华名老中医临床诊治
男科疾病经验集

陈其华　袁轶峰◎主编

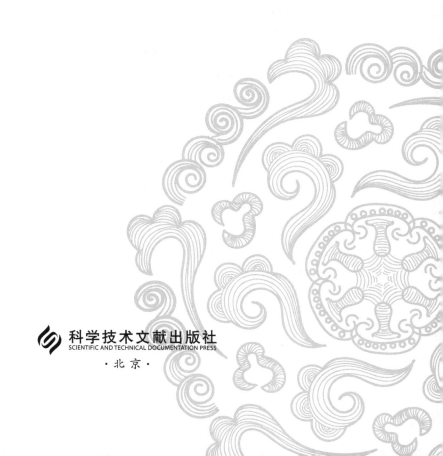

科学技术文献出版社
SCIENTIFIC AND TECHNICAL DOCUMENTATION PRESS
·北京·

图书在版编目（CIP）数据

陈其华名老中医临床诊治男科疾病经验集 / 陈其华，袁轶峰主编. —北京：科学技术文献出版社，2024.8

ISBN 978-7-5235-0924-1

Ⅰ. ①陈…　Ⅱ. ①陈…②袁…　Ⅲ. ①中医男科学—临床医学—经验—中国—现代　Ⅳ. ① R277.57

中国国家版本馆 CIP 数据核字（2023）第 213535 号

陈其华名老中医临床诊治男科疾病经验集

策划编辑: 薛士兵　责任编辑: 郭　蓉　樊梦玉　责任校对: 张吲哚　责任出版: 张志平

出　版　者	科学技术文献出版社	
地　　　址	北京市复兴路15号　　邮编　100038	
编　务　部	（010）58882938，58882087（传真）	
发　行　部	（010）58882868，58882870（传真）	
邮　购　部	（010）58882873	
官方网址	www.stdp.com.cn	
发　行　者	科学技术文献出版社发行　全国各地新华书店经销	
印　刷　者	北京虎彩文化传播有限公司	
版　　　次	2024 年 8 月第 1 版　2024 年 8 月第 1 次印刷	
开　　　本	710×1000　1/16	
字　　　数	330千	
印　　　张	20　彩插2面	
书　　　号	ISBN 978-7-5235-0924-1	
定　　　价	89.00元	

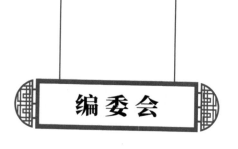

编委会

主　编：陈其华　　袁轶峰

副主编：朱文雄　　易可兰　　涂雅玲　　刘　涛　　陈雅玲
　　　　胡金辉　　刘德果

编　委（按姓氏笔画排序）
　　　　龙柳芽　　向时竹　　刘喆雯　　羊　羡　　李　博
　　　　杨　华　　杨雪圆　　何　欢　　张　彪　　陈立蔓
　　　　陈罗珊　　林梦姣　　林雅思　　周忠志　　赵多多
　　　　姜立伟　　郭晨璐　　彭　涛　　覃薇霖

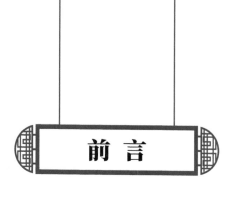

前 言

　　中医药是我国优秀的民族文化瑰宝，中医药为中华民族的繁衍生息做出了非常重要的贡献。我国古代有"食医、疾医、疡医、兽医"之分，随着社会的不断进步及医学的不断发展，中医学的分科亦越来越细化。早在20世纪80年代，中医男科学就分化成为一个独立专科，在快速发展、竞争日趋激烈的社会背景下，男科疾病发生率越来越高。

　　中医的生命力在于临床，几千年来中医的传承方式也是以临床实践为主，师徒相承，言传身教于每个病案和每一次诊疗过程中。将典型的病案和诊疗心得进行记录整理，一代代传承下去，中医将不断发扬光大。

　　陈其华教授从事中医临床、教学和科研工作近40年，并已逐渐形成自己独特的学术思想和临床经验。特别是在男科疾病诊疗方面，独创了较为完整的诊疗体系，临床疗效颇佳，深得同行和患者好评。

　　为了更好地总结和传承陈其华教授丰富的临床经验和学术思想，我们将多年跟诊学习过程中收集到的陈其华教授诊治男科常见典型病案及男科疾病相关科研论文进行整理归纳，汇集成书。一则方便后学者能完整地学习和继承其学术思想及临证经验；二则也便于同道更好地借鉴参考。

　　书稿完成后，陈其华教授对全书内容进行了认真审阅和修改，由于编者水平有限，该书不一定能全面准确地反映陈其华教授的学术思想精华和诊疗经验，错误在所难免。本书在编写过程中得到湖南中医药大学第一附属医院领导和科学技术文献出版社薛士兵主任的大力指导和支持，在此一并表示衷心感谢！

《陈其华名老中医临床诊治男科疾病经验集》编写组

2023年10月

主编介绍

陈其华简介

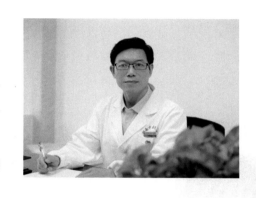

陈其华，男，湖南中医药大学第一附属医院中医外科学科带头人、男科学科带头人、湖南省男性疾病中医临床医学研究中心主任、二级教授、主任医师、博士生导师、国家优秀中医临床人才、全国老中医药学术经验传承指导老师、全国名老中医药学术经验传承工作室建设指导老师。从事中医临床、教学和科研工作38年，对中医外科、男科、皮肤性病科疾病的诊疗有较丰富的经验，对中医预防保健和养生调理研究有较深造诣。出版主编、副主编教材和医学专著20余本，公开发表专业学术论文150多篇，主持省、厅级科研课题20多项，获得湖南省科技进步奖三等奖1项，湖南省中医药科技进步奖二等奖2项，专利3项。曾经担任医院中医外科副主任、医务科科长、药剂科科长、副院长。现兼任世界中医药联合会男科分会副会长、中国民族医药学会男科分会副会长、中华中医药学会男科分会常务委员、中国中西医结合学会男科分会常务委员、湖南省中医药和中西医结合学会性与泌尿生殖医学专委会主任委员。

袁轶峰简介

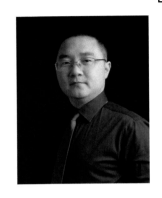

　　袁轶峰，男，医学博士，主任医师，硕士研究生导师，湖南中医药大学第一附属医院男性病二科主任，首届全国中西医结合男科青年名医。北京大学泌尿外科医师培训学院——湖南显微外科培训基地负责人，国家级名老中医传承工作室负责人，中国男性健康科普专业委员会主任委员，中国非公立医疗机构协会男科专业委员会副主任委员，世界中医药联合会男科专业委员会常务理事，中国民族医药学会男科专业委员会常务理事，中华中医药学会男科专业委员会委员，中华中医药学会生殖医学分会委员，中国中西医结合学会男科专业委员会委员，湖南省中医药和中西医结合学会外科专业委员会副主任委员，湖南省中医药和中西医结合学会泌尿男科专业委员会常务委员。

　　从事泌尿男性生殖疾病的临床、科研与教学工作 10 余年，曾先后到"北京大学第一医院""上海交通大学附属仁济医院"进修学习。在湖南省率先开展男性科显微手术治疗精索静脉曲张、无精子症及早泄。曾获首届中国男科显微外科大会"金手奖"，获中国男性健康联盟"九九归一·中国泌尿外科及男科手术视频大赛"三等奖。发表 SCI 论文 2 篇，国内各级专业杂志发表相关论文 30 余篇，主编、副主编学术著作 6 部，主持省厅级科研课题 6 项，参与国家级、省部级科研课题 10 余项。

目录

第一章　名医传记

　　陈其华，男，医学博士，二级教授，主任医师，博士研究生导师，优秀中医临床人才，全国老中医药专家学术经验继承工作指导老师，全国名老中医药专家传承工作室建设项目指导老师，湖南省男性疾病中医临床医学研究中心主任，湖南中医药大学第一附属医院中医外科、男科学科带头人。历任湖南中医药大学第一附属医院中医外科副主任、药剂科主任、医务科科长、副院长，世界中医药学会联合会男科专业委员会副会长，中国民族医药学会男科分会副会长，中国性学会中医性学专业委员会副主任委员，中国中药协会中医药适宜技术专业委员会副主任委员，中华中医药学会男科分会常务委员，中国医师协会中医男科专业委员会副主任委员，湖南省中医药和中西医结合学会性与泌尿生殖医学专业委员会主任委员，湖南省中医药和中西医结合学会男科专业委员会副主任委员，湖南省养生协会常务理事，湖南省养生协会专家团成员。

　　陈其华教授自 1985 年 7 月从湖南中医学院本科毕业之后一直留在湖南中医药大学第一附属医院从事中医外科、中医男科临床、教学和科研工作，于 2001 年担任性病科主任，2002 年担任中医外科副主任，2004 年担任医务科科长，2009 年担任药剂科主任，2010—2019 年担任副院长。在担任行政职务的同时，他一直坚持中医外科临床、教学和科研工作，长期坚持门诊坐诊，精心诊治每一位患者。擅长运用中医、中西医结合的方法诊治外科、男科常见病、多发病和疑难病症，特别是泌尿生殖系统疾病，性功能障碍，男性不育症，慢性前列腺炎，前列腺增生，前列腺癌，睾丸、附睾及精索疾病，性病及中医养生保健调理等。多年来，陈其华教授主持各级科研课题 20 余项，完成的科研成果曾荣获湖南省科学技术进步三等奖 1 项，湖南省中医药科技奖 2 项，其中一等奖1项、二等奖1项。发表专业学术论文130余篇，作为主编、副主编出版著作12部，如《国医名师不育不孕诊治绝技》《男性不育诊疗139问》《家家皆可有良医——居家养生的100个健康小知识》《中医外科学必考》《前列腺炎食治100问》《中医外科学》《中西医结合外科学》《中医男科学》等。获得国家专利7项。现将陈其华教授诊治男科疾病的学术经验简介如下，以飨读者。

一、内外并举，善用外治

中医外治法是指运用药物、手术、手法或配合一定的器械，直接作用于病变局部或体表局部以达到治疗目的的一类治疗方法。广义的外治法几乎涵盖了所有除内服药物以外的治疗方法和手段。陈其华教授是中医外科出身的著名男科专家，临床上擅长运用中医外治法治疗男科疾病，处方用药颇具特色。如用黄芪、紫草、当归、黄柏、醋乳香、煅炉甘石、蜂蜜、麻油、冰片自制的解毒生肌膏外涂尖锐湿疣 CO_2 激光术后创面，该方具有清热解毒、止痛、生肌之功效，临床观察证实其能加快伤口愈合、缩短病程、降低复发率。用红花、三七、延胡索、冰片等中药制成前炎止痛贴外敷神阙穴和关元穴治疗前列腺炎，效果确切，充分发挥了中医药简、便、廉、验的治疗优势。在慢性前列腺炎的治疗上，陈其华教授常常选用前列清瘀汤（陈其华教授经验方）内服进行治疗，同时结合患者具体情况选择配合中药（黄柏、红藤、虎杖、败酱草、半枝莲、土茯苓、乳香、没药、赤芍）保留灌肠，或用针刺（关元穴、中极穴、水道穴、气海穴）等外治疗法。再如针对肾虚湿热瘀阻型前列腺增生患者，陈其华教授使用济生肾气丸联合药饼（三棱、莪术、水蛭、肉桂、冰片）贴敷曲骨、中极、关元、气海等穴位治疗，内服与外用并举，共奏温补肾气、清热利湿、活血化瘀、通经利水之功效。又如陈其华教授运用补肾衍精汤（陈其华教授经验方）联合艾灸足三里、气海、关元等穴位治疗肾虚型弱精子症，功能助阳益肾、益气生精，可以明显改善患者的临床症状和精子质量。陈其华教授还使用温阳补肾汤加减（陈其华教授经验方）、益肾通癃汤（陈其华教授经验方）联合穴位刺激、温姜灸辅助治疗前列腺癌骨转移患者，发现可以明显缓解骨转移造成的疼痛，延缓前列腺癌骨转移的进展，减少前列腺癌治疗药物的不良反应，提升临床疗效，并提高患者生活质量。

二、喜用经方，灵活化裁

所谓"经方"，是相对于"时方"而言的，一般是指张仲景《伤寒论》和《金匮要略》两书中所记载的方剂。因经方用药精练、处方严谨、立法严谨、效如桴鼓，故常为后世医家所称道。经方历史悠远，仲景先师在《金匮要略》中言及内伤杂病时有妇人病三篇，但缺乏对男性病的相关论述，故致使长久以来经方在现代中医男科临床中的应用有限。陈其华教授结合自身多年的临床实践，创造性地将诸多经方灵活化裁用于男科疾病的治疗中，收获了较好的疗效，得到了同行专家的认可和好评。《金匮要略》有云，"虚劳腰痛，少腹拘急，小便不利者，八味肾气丸主之""男子消渴，小便反多，以饮一斗，小便一斗，肾气丸主之"，肾气丸八味药少火生气、温补肾阳，陈其华教授宗仲景原旨，运用肾气丸治疗成人尿频、小儿遗尿，收效显著。又如陈其华教授在经方桂枝茯苓丸的基础上加用黄柏、草薢、白花蛇舌草、王不留行、牛膝、甘草，清热利湿、活血化瘀，对缓解Ⅲ型前列腺炎患者的临床症状疗效真实可靠。功能性不射精症因目前发病机制尚未明确，故临床治疗起来难度较大，陈其华教授认为痰湿瘀阻、气血不畅、精道不通是其主要病机，治疗上宜除湿化痰、理气活血、通畅精道，创造性地运用桂枝茯苓丸加减（改做汤剂）进行治疗，取得了满意的疗效。《金匮要略》有言："夫失精家，少腹弦急，阴头寒，目眩，发落，脉极虚芤迟，为清谷、亡血、失精，脉得诸芤动微紧，男子失精，女子梦交，桂枝加龙骨牡蛎汤主之。"桂枝加龙骨牡蛎汤功能调和阴阳、潜阳涩精，陈其华教授常将其作为调治遗精的首选良方。再如精索静脉曲张，其为一种男科的常见疾病，可引发睾丸部位坠胀疼痛不适和精液质量下降，医家多从肝肾论治，而陈其华教授认为血瘀才是精索静脉曲张发病的核心病机，单纯补肝益肾效果不佳。因此，陈其华教授提出活血祛瘀是精索静脉曲张的治疗总则，临床上可具体结合患者的舌脉症，选用经方当归芍药散活血利湿以祛瘀，选用经方四逆散理气活血以祛瘀，选用经方温经汤温经散寒以祛瘀，选用经方大黄䗪虫丸缓中补虚以祛瘀，选用经方鳖甲煎丸活血通络以消癥……随证处方，据症加减，为精索静脉曲张的中医治疗开辟了新的思路。前列腺癌患者临床常表现为明显的下尿路症状，如排尿费力、尿线变细、尿频、尿急、尿不尽、血尿等，这对患者的身心健康及生活质量造成了较大的负面影响。陈其华教授在使用药物去势及抗雄激素治疗的同时，让患者加服金匮肾气丸（改做汤剂），发现能明显减轻前列腺癌患者的下尿路症状，提高患者的生活质量。

三、中医为主，中西结合

陈其华教授虽然多年来在临床上一贯坚持用纯中医中药解决男科问题，充分发挥中医药治疗男科疾病的特色优势，但也不忘汲取现代西医男科临床发展的知识和成果，中西医结合治疗某些慢性病、顽固性疾病抑或是中医药治疗效果欠理想的男科疾病，结合中医、西医两种医学之所长，尽可能地实现疾病疗效的最大化。这也充分体现了陈其华教授的治学特点——尊古而不泥古，崇古而不拒今，思想开放，博古通今，学贯中西。针对特发性少、弱精子症，陈其华教授辨证处方，或用四妙散加味清利湿热，或用养阴生精汤（陈其华教授经验方）培补肝肾，或用温阳生精汤（陈其华教授经验方）补肾益阳……常常联合左卡尼汀、天然维生素E口服进行治疗，用药时间注意覆盖1～2个完整的生精周期，能够显著改善患者精子质量、提升生育力。又如针对重度阴茎勃起功能障碍，陈其华教授辨证施治，或用温阳补肾汤（陈其华教授经验方）扶阳起痿，或用养阴补肾汤（陈其华教授经验方）滋阴助举……常常配合每日按时服用小剂量他达拉非进行治疗，疗效满意。陈其华教授认为在治疗阳痿上，单纯使用中药或西药来治疗该病往往都具有一定的局限性，西药虽然近期疗效显著，但在全身症状的改善及疗效稳定方面效果欠佳，而中药虽然近期疗效不如西药明显，但可改善患者全身症状，并且疗效较稳定，不易复发。再如陈其华教授使用疏肝涩精汤联合盐酸舍曲林治疗肝气郁结型早泄，患者的阴道内射精潜伏期较前明显延长，控精能力明显提升，而且中西医结合治疗的疗效明显优于单用疏肝涩精汤或盐酸舍曲林治疗者。对于慢性前列腺炎、慢性附睾炎、精囊炎等疾病的诊治，也是先做前列腺液细菌培养，如果有致病菌，具有敏感的抗生素，在运用中医辨证施治的基础上，必须配合使用敏感抗生素一起治疗。

四、审症识机，提出新见

陈其华教授常说，中医临床最强调辨证，诚如张仲景所言"观其脉证，知犯何逆，随证治之"。通过对患者就诊时症状的精准审察，分析识别出当下的病机证机，这是中医男科临床辨证处方的关键步骤。陈其华教授一直坚持工作在临床一线，年门诊量达数千人次，几十年如一日，通过诊治大量的男科疾病患者，对诸多男科疾病形成了独到的认识，有自己丰富的经验，提出了一些新的看法，创制了不少验方、效方。如陈其华教授运用黄芪、甘草、黄柏、紫草四味中药制成的复方黄甘颗粒治疗尖锐湿疣、生殖器疱疹，可以有效提高机体免疫力，减少病毒复制，防止复发。又如陈其华教授认为非淋菌性尿道炎后遗症发生的关键病机在于湿热余毒未清、正气亏虚，故用加味四妙汤（黄芪、当归、金银花、甘草、黄柏等）清热利湿、解毒扶正进行治疗，取得了满意的疗效。诸如此类，不胜枚举。现将陈其华教授诊治以前列腺炎、前列腺增生为代表的前列腺疾病，以少弱精症为代表的男性不育，以阳痿、早泄为代表的性功能障碍和以前列腺癌为代表的恶性肿瘤这四大类常见男科疾病的学术经验分别论述如下。

前列腺疾病方面，陈其华教授认为前列腺炎（精浊）发病的初期多因湿热蕴结，继则气郁、血瘀，久则虚实夹杂、肾虚为主，核心病机为湿热、血瘀、肾虚。肾虚为本，湿热、血瘀为标，并且临床上往往虚实夹杂，湿热和血瘀两证同时出现，湿热夹瘀证占慢性前列腺炎患者的绝大多数。临床表现可有尿频、尿急、尿痛、尿不尽；小腹、会阴、阴囊、睾丸等处坠胀疼痛不适；伴有阴囊潮湿、尿道灼热等。针对此证型，陈其华教授制定了清热利湿、活血化瘀的基本治法，并创立了经验方——前列清瘀汤，方用土茯苓、败酱草、黄柏、王不留行、延胡索、乳香、没药、薏苡仁、山药、茯苓、柴胡、甘草等中药。但临证不可偏执一见，如遇阴虚火旺型的慢性非细菌性前列腺炎，陈其华教授亦常使用加味知柏地黄汤（知柏地黄汤加黄芪、当归、赤芍）进行治疗。陈其华教授认为前列腺增生（精癃）是年老体衰、肾气亏虚所致。肾阳气虚则膀胱气化无力，统摄无权，故夜尿频多，甚则失禁；气虚则血行无力，气虚血瘀，形成"癥瘕"，阻塞溺道，则排尿不畅。本病的治疗应标本兼顾，攻补同施。既要培补肾之元气，又要攻伐气血瘀滞之"癥瘕"。故自拟益肾通癃胶囊（山药、熟地黄、山茱萸、黄芪、枸杞子、补骨脂、金樱子、茯苓、水蛭、甘草）益气补肾、活血化瘀、涩尿止遗，治疗前列腺增生，针对病因，直击主证，收效显著。

少弱精子症是导致男性不育的最主要病因。陈其华教授认为脾肾不足、阴阳失调为发病之因，情志饮食伤及脏腑为起病之源，痰瘀阻滞、精道不通为致病之标，故治法上当整体与局部辨证并用，辨明轻重、虚实、主次；强调从脾肾立论，从精道不通立法；主张"以通为用"，重视"通"法的应用；治病先"治神"，注重个性化辨治及身心同治。因此，"调补脾肾"是治疗本病的基本原则，陈其华教授论治少弱精子症多处以温补脾肾之药物，助精化气，温煦脾阳，取得少火生气之效，在临床上常用右归丸、温阳补肾汤等方剂，切忌大补大泻，强调平调阴阳。陈其华教授喜用黄芪、茯苓、甘草、白术、淫羊藿、熟地黄、菟丝子、肉苁蓉、当归、肉桂等中药。若夹有湿热下注之证，多表现为尿频、尿急、尿不尽或阴囊瘙痒潮湿等，多应用茵陈、败酱草清热利湿；若存在血瘀之证，或具有精索静脉曲张等表现，则多应用赤芍、桃仁、红花等药物，补肾活血，以通为用。针对精冷不化，西医学又称之为精液液化时间长及精液不液化，目前现代医学尚无有效的治疗药物问世。陈其华教授认为其病因病机在于脾肾阳虚，痰邪阻滞；饮食生痰，损伤肾络；情志内伤，肝郁精凝；强调从肾虚立论，由消痰立法，提出益肾消痰的治疗大法。在临床上将本病分为阴虚火旺型、肾阳不足型、痰瘀阻滞型及肝郁气滞型四型，分别治疗以滋阴降火助化、补肾填精助化、燥湿化瘀助化及疏肝解郁助化，养正积自除，肾气得充，痰邪得消，多运用益肾健脾、消痰辟秽功效的药物，如半夏、菟丝子、麦芽、鸡内金、神曲、水蛭、地龙等。

　　性功能障碍方面，中医将阳痿分为 8 种证型，包括肝气郁结证、湿热下注证、脾胃虚弱证、气血瘀阻证、心脾两虚证、惊恐伤肾证、肾阴亏虚证、肾阳不足证。但临床上属肾虚者较为多见。明代张景岳提出："凡男子阳痿不起，多由命门火衰，精气虚冷……但火衰者，十居七八，而火盛者，仅有之耳。"陈其华教授拟温阳补肾汤专治因肾阳不足而致阳痿之证。王冰注《素问·生气通天论》说："阳气根于阴，阴气根于阳，无阴则阳无以生，无阳则阴无以化。"基于阴阳互根互用的理论，陈其华教授制定了温肾助阳、滋阴填精的基本治法，在补肾助阳的同时，滋阴填精，使阳从阴血而化生。温阳补肾汤由熟地黄、淫羊藿、菟丝子、杜仲、肉苁蓉、当归、西洋参、黄芪、山茱萸、枸杞、山药、肉桂、甘草等药物组成。全方共奏温肾助阳、滋阴填精之功效。清代著名医家沈金鳌有云："肝木不能疏泄，亦致阴痿不起。"肝为将军之官，喜条达而恶抑郁，能够疏泄一身之气，又被称为"罢极之本"。男性生殖器被视为宗筋聚集之处。现代男性面临着工作、生活、家庭等诸多压力，陈其华教授谓之"男多郁证"，性心理障碍患者亦较为常见。长期情志抑郁，枢机不利，宗筋难舒，伴肾气亏虚，阳事难举，终致阴茎痿而不用。因此，阳痿临证，在补肾壮阳的同时，应注意佐以疏肝行气之品，方可获全功。再如早泄的治疗，陈其华教授认为多因阴虚火旺、相火妄动、扰动精室所引起，选用三才封髓丹加减，其由封髓丹加人参、天门冬、熟地黄（天、地、人三才）而成，有泻火坚阴、固精封髓之能，对阴虚火旺导致的早泄、滑精、梦遗等症有良效。对于肾虚精亏所致难治性的阳痿早泄，陈其华教授往往运用龟鹿二仙膏来温肾益精、补气养血，其为血肉有情之品，相对于金石草木等无情之物而言，填补人体精、气、血最有益处，膏方缓图，栽培一定时日，可获助勃延时之效。另外，性功能障碍之病，多有情志不遂，药物治疗之外，辅之以心理治疗，疗效才明显且持久。故陈其华教授常谓："参茸男宝，不及话疗好；六味龟龄，难若舒畅心理，患者心理障碍多，徒资药力亦无益也。"

前列腺癌是目前男科临床上最为常见的恶性肿瘤，陈其华教授认为，前列腺癌的发生与男性年龄、脾肾二脏功能密切相关，而脾肾二脏功能直接影响人体阴阳与正气。多数前列腺癌患者可见夜间肢冷、麻木或乏力、盗汗自汗、精神萎靡、食少便溏、排尿困难等临床表现，其为前列腺癌瘤损伤脾肾致脾肾两虚、阴阳失调之象。脾肾虚衰、阴阳失调为前列腺癌发病之根，加之痰、湿、瘀、毒等病理产物留滞体内，日久成疾。另外，情志不遂、饮食失节在前列腺癌的发生和发展中也扮演了重要角色。前列腺癌是多病理因素作用的结果，证属本虚标实，正虚以脾肾虚衰、阴阳失调为主，邪实以瘀毒久积、邪郁下焦多见，往往由虚致病，又由病致虚，反复循环，虚实夹杂，以虚为主。在辨证论治方面，陈其华教授强调应"六诊"合参，整体辨证。所谓"六诊"，即望、闻、问、切四诊加指诊和彩超。应基于前列腺癌患者的邪正盛衰及正气虚实判断"扶正祛邪"的轻、重、主、次。若患者处于病变初期，或暂未行手术治疗，其多数瘀毒久积、邪郁下焦的临床表现较为明显，如尿急、尿频、尿血、癃闭等，其治疗原则应予祛邪为重，扶正为翼；若患者已行手术治疗或正行去势治疗、放化疗，此时正气虚弱为前列腺患者的主要矛盾，其治疗原则应予扶正为重，以调整脏腑精气血盛衰，改善其机体耐受性，缓解对治疗的不良反应；若前列腺癌患者经治疗及中医药调理后邪气已衰而正气已复，应扶正祛邪及攻补兼施。陈其华教授自拟益肾通癃汤为基础方（熟地黄、补骨脂、半枝莲、山药、白花蛇舌草、三棱、莪术等），温阳化气、活血散结，一则缓解前列腺癌内分泌治疗导致的身体不适；二则改善癌细胞对激素治疗的耐受性，提升对前列腺癌内分泌治疗的敏感性，对前列腺癌去势治疗起到减毒增效的作用。

（朱文雄　袁轶峰）

第二章　医案精选

第一节　急性睾丸附睾炎

急性睾丸附睾炎是指发生在睾丸及附睾的急性感染性疾病。中医学称睾丸和附睾为肾子，故以名之，本病之名最早见于清代王维德《外科证治全生集·阴证门》，属中医"子痈"范畴。西医认为本病的主要感染途径有血行感染、淋巴感染及经输精管直接蔓延感染。临床以急起睾丸及附睾肿胀、灼热、疼痛为主症。

病案 1

王某，男，21 岁，未婚。

初诊：2021 年 4 月 7 日。

主诉：左侧睾丸肿痛 1 天。

现病史：患者自诉 1 天前饮酒后出现左侧睾丸肿痛，活动后加重，伴有尿灼热、尿痛，严重时牵扯至左侧腹股沟胀痛，未予特殊处理来门诊就诊。

现症见：左侧睾丸肿痛，活动后疼痛剧烈，伴有尿灼热、尿痛，严重时牵扯至左侧腹股沟胀痛，无发热恶寒，口干口苦明显，食欲尚可，夜寐差，大便干结，小便黄；舌红，苔黄腻，脉滑数。

查体：阴茎发育正常，左侧阴囊皮肤红肿明显，皮肤皱纹消失，皮温明显升高，触痛明显，左侧睾丸肿大如鸡蛋大小，左侧附睾增大，边界不清，触之无波动感。右侧睾丸、附睾未见明显异常。

彩超检查：左侧睾丸明显增大，附睾尾部增大，考虑炎性改变。尿常规：WBC +/HP，RBC 0 ~ 2 个 /HP。

血常规：WBC 1.3×10^9/L，NEUT 8.6×10^9/L。

西医诊断：急性睾丸附睾炎。

中医诊断：子痈（湿热下注证）。

治法：清热利湿、消肿止痛。

方药：龙胆泻肝汤加减。龙胆草 10 g，柴胡 10 g，生地黄 15 g，泽泻 10 g 黄柏 10 g 当归 15 g，车前子 10 g，栀子 10 g，延胡索 10 g，川楝子 10 g，甘草 6 g。7 剂，水煎服。配合使用我院制剂如意金黄散 + 矾冰液外敷患侧阴囊清热解毒、消肿止痛。

嘱患者保持心情舒畅，卧床休息，少活动，使用阴囊托带托起阴囊，清淡饮食，少吃辛辣刺激性食物，保持大便通畅。

二诊：服上药 7 剂后，患者诉左侧睾丸肿痛明显减轻，偶有牵扯至左侧腹股沟胀痛，左侧睾丸缩小，口干口苦改善，尿灼热、尿痛感基本消失，食欲正常，夜寐尚可，大小便可；舌淡红，苔黄，脉弦。上方去栀子、柴胡、车前子，加橘核 15 g，木香 6 g，海藻 15 g，昆布 10 g。继续外敷如意金黄散。

三诊：服上药 7 剂后，患者诉左侧睾丸肿痛已基本消失，左侧睾丸已基本恢复至原来大小，无口干口苦，食欲正常，夜寐正常，大小便正常；舌淡红，苔薄黄，脉弦。患者症状明显改善，仍守上方巩固疗效，续服 7 剂而愈。

【按语】陈其华教授认为急性睾丸附睾炎属于中医"子痈"范畴，《灵枢·经脉》云："肝足厥阴之脉，……循股阴，入毛中，环阴器，抵小腹……是动则病腰痛不可以俯仰，丈夫㿉疝……"本病多因外感湿热，或湿热内生，亦可为瘀血内停所致。如外感湿热或过嗜烟酒，湿热内生，湿热下趋于肾子而成；或肝郁气滞或肾子受伤，致久病入络，使睾丸附睾瘀血内停而发病。本例患者即为过嗜烟酒，湿热内生，湿热下趋于肾子而成，然病情尚轻，属湿热下注证，故予以龙胆泻肝汤清热利湿、消肿止痛。

陈其华教授在临床上常以龙胆泻肝汤作为治疗急性子痈（湿热下注证）的基本方。方中龙胆草大苦大寒，既能清利肝胆实火，又能清利肝经湿热，故为君药。黄柏、栀子苦寒泻火，燥湿清热，共为臣药。泽泻、车前子渗湿泄热，导热下行；实火所伤，损伤阴血，当归、生地黄养血滋阴，邪去而不伤阴血，共为佐药。柴胡舒畅肝经之气，引诸药归肝经；甘草调和诸药，共为佐使药。因患者疼痛剧烈，故加延胡索、川楝子行气止痛。二诊患者疼痛减轻，肿胀未消，故在原方基础上加橘核、木香、海藻、昆布软坚散结以消肿。三诊患者症状已基本消失，续服上方 7 剂巩固治疗。

病案 2

许某，男，27 岁，已婚。

初诊：2021 年 6 月 19 日。

主诉：右侧睾丸肿胀、疼痛 3 天。

现病史：患者自诉 3 天前无明显诱因出现右侧睾丸肿胀、疼痛，自行购买口服消炎药、清热解毒类中成药症状未缓解，尤其活动后明显加重。

现症见：右侧睾丸肿胀、疼痛，活动后明显加重，无明显发热，口干口苦，食欲尚可，夜寐差，大便干结，小便黄；舌暗红，苔黄腻，脉弦滑。

查体：阴茎发育正常，右侧阴囊皮肤红肿，皮温升高，右侧睾丸肿大如鸭蛋大小，右侧附睾稍大，边界不清，皆触痛明显，无波动感。左侧睾丸附睾无异常。

彩超检查：右侧睾丸附睾增大，考虑炎性改变。

血、尿常规（－）。

西医诊断：急性睾丸附睾炎。

中医诊断：子痈（肝经湿热证）。

治法：清热利湿、活血止痛。

方药：龙胆泻肝汤合橘核汤加减。龙胆草 10 g，黄芩 10 g，生地黄 15 g，泽泻 10 g，当归 15 g，栀子 10 g，赤芍 15 g，橘核 10 g，延胡索 15 g，川楝子 10 g，甘草 6 g。7 剂，水煎服。配合使用我院制剂如意金黄散＋矾冰液外敷患侧阴囊清热解毒、消肿止痛。

嘱患者保持心情舒畅，卧床休息少活动，使用阴囊托带托起阴囊，清淡饮食，少吃辛辣刺激性食物，保持大便通畅。

二诊：服上药 7 剂后，患者诉右侧睾丸肿痛减轻，右侧睾丸缩小，口干口苦减轻，食欲正常，夜寐尚可，大小便可；舌暗红，苔黄，脉弦。上方去黄芩、泽泻，加乳香 10 g，三七 5 g，三棱 10 g。继续使用如意金黄散＋矾冰液外敷患侧阴囊。日常调护同前。

三诊：服上药 7 剂后，患者诉右侧睾丸肿痛明显减轻，右侧睾丸较前明显缩小，口干口苦基本消失，食欲正常，夜寐可，大小便正常；舌淡红，苔薄黄，脉弦。患者的湿热象已解，方以橘核汤加减治疗为主：橘核 15 g，橘络 10 g，荔枝核 15 g，延胡索 15 g，川楝子 10 g，三七 5 g，乳香 10 g，三棱 10 g，生地黄 15 g，当归 15 g，赤芍 10 g，甘草 6 g。继续使用如意金黄散＋矾冰液外敷患侧阴囊。日常调护同前。

四诊：服上药 7 剂后，患者诉右侧睾丸肿痛已基本消失，自觉活动后有少许症状，右侧睾丸已基本恢复至原来大小，无口干口苦，食欲正常，夜寐正常，大小便正常；舌淡红，苔薄黄，脉弦。患者症状明显改善，继续予橘核汤加减行气止痛，上方去川楝子、三棱、生地黄、赤芍，加枸杞子、牛膝、熟地黄、乌药，以巩固疗效，续服 7 剂而愈。

【按语】陈其华教授认为急性睾丸附睾炎是临床常见病、多发病，临床以急起睾丸及附睾肿胀、灼热、疼痛为主症，或伴有全身热证表现，属中医学"子痈"范畴。《外科证治全生集》云："子痈，肾子作痛而不升上，外观红色者是也。迟则成患，溃烂致命；其未成脓者，用枸橘汤一服即愈"。本病单侧或双侧均可发生，由于睾丸、附睾为生精和贮精之器官，故应明辨明治。本病多为湿热蕴结、气血瘀滞所致。患者外感六淫之邪，或过食辛辣肥甘之品，或长久坐卧湿地，或房事不洁，湿热之邪从外而入，或由内而生，或内外合邪，湿热之邪下注肝肾之络，结于肾子，湿热蕴结，气血瘀滞，发为本病，甚至郁久化热，热盛肉腐，肉腐酿脓。目前由于患者保健意识加强，多能尽早就医，临床已少见化脓者。

陈其华教授认为本病可分阶段对症论治，早期患者湿热与血瘀并重，治当清热利湿、活血化瘀并举，以龙胆泻肝汤合橘核汤加减治疗；经治好转后，热象已不明显，当加强行气活血之品，如橘核、橘络、三棱、桃仁等；而后期，邪气已去，正气已伤，可适当加入补益之品，如杜仲、川续断、枸杞、怀牛膝等以巩固疗效。

（刘涛）

第二节　慢性睾丸附睾炎

慢性睾丸附睾炎是指发生在睾丸及附睾的慢性炎性疾病，部分患者为急性睾丸附睾炎未得到有效治疗或治疗不彻底而转为慢性。患者症状较轻，可表现为阴囊坠胀感或者阴囊疼痛，疼痛可放射至下腹部及同侧大腿内侧，患侧附睾轻微肿大，质地较硬，局部有硬结，局部有轻微压痛或者局部压痛不明显。如果是双侧慢性睾丸附睾炎，可能会出现少精从而引起男性不育。

本病属于中医学中"子痈"的范畴。常与气滞痰凝、情志不畅有关，郁怒伤肝，肝失疏泄，肝郁气结，经脉不利，血瘀痰凝，发于肾子，延成硬块，则为慢性子痈。

病案1

陈某，男，59岁，已婚。

初诊：2020年10月10日。

主诉：发现左侧睾丸、附睾处肿痛2个月余。

现病史：患者诉3个月前在外院行颈椎手术，术后插尿管2次，1周后出现左侧睾丸、附睾处肿痛不适，伴尿频、尿急等症状，在外院接受中西医治疗后上述症状稍缓解。

现症见：左侧睾丸、附睾处肿痛不适，无明显尿频、尿急等症状，稍口干口苦，夜寐不安，纳食可，大便正常；舌淡红，苔黄腻，脉弦细。

查体：左侧附睾肿大约2 cm×3 cm，有结节，局部有轻压痛。

西医诊断：慢性左侧睾丸附睾炎。

中医诊断：子痈（湿热夹瘀）。

治法：清热利湿，活血止痛。

方药：前列清瘀汤加减。白术10 g，山药15 g，萆薢10 g，苍术10 g，郁金10 g，败酱草10 g，土茯苓10 g，甘草5 g，川楝子10 g，延胡索15 g，乳香15 g，没药15 g，橘核30 g，荔枝核30 g，全蝎3 g，地龙10 g，薏苡仁30 g，桃仁10 g，藤梨根15 g。18剂，水煎服，每日1剂，分2次服。

嘱患者清淡饮食，少食辛辣刺激食物，保持心情舒畅，节制性生活。

二诊：2020年10月28日，服上药18剂后，患者诉左侧睾丸、附睾处肿痛较前减轻，稍坠胀，局部有轻触痛，有轻微口干，小便正常，无肛门坠胀，大便正常；舌淡红，苔薄腻，脉细。在前方基础上去乳香、没药，加车前子20 g，半枝莲15 g，大血藤15 g，土茯苓、败酱草改为20 g。13剂，水煎服，每日1剂，分2次服。患者经治疗后症状较前好转，加车前子、大血藤、半枝莲以加强清热利湿等功效。益肾清浊丸3瓶，每次10 g，一天3次。

三诊：2020年11月11日，服上药13剂后，患者诉左侧睾丸、附睾处轻微胀痛不适，局部有轻微触痛，有轻微口干，小便正常，大便正常；舌淡红，苔薄黄腻，脉弦。接复查前列腺常规：（-）。B超提示双附睾囊肿，左附睾稍增大，考虑炎症，请结合临床。患者经治疗后左侧睾丸、附睾肿痛等症状明显好转，续服前方21剂，水煎服，每日1剂，分2次服。予以巩固疗效。

【按语】慢性睾丸附睾炎是发生在睾丸及附睾的慢性炎症疾病，部分患者为急性睾丸附睾炎未得到有效治疗或治疗不彻底而转为慢性，大多数患者无急性发作史。慢性睾丸附睾炎在古文中被归为"㿗疝""子痈"范畴。《灵枢·经脉》载："肝足厥阴之脉……是动则病；腰痛不可俯仰，丈夫㿗疝……足厥阴之别……其别者，经胫上睾，结于茎。其病气逆则睾肿卒疝。"此段经文中"㿗疝"系指以睾丸肿胀坚硬、重坠作痛或麻木不知痛痒为主要表现的疾病，与慢性睾丸附睾炎症状相似。患者症状较轻，可有阴囊坠胀感，疼痛可放射至下腹部及同侧大腿内侧，患侧附睾轻度肿大，变硬，局部有硬结，局部轻压痛，如果出现双侧睾丸附睾炎，可影响生育等。陈其华教授认为本病为湿热蕴结、气血瘀滞所致，患者外感六淫之邪，或过食辛辣刺激食物，或久坐卧潮湿之地，或房事不节，或术后小便不畅，湿热之邪从外而入，或从内而生，或内外合邪，湿热之邪下注肝肾之络，结于肾子，湿热蕴结，气血瘀滞，发为本病，甚至郁久化热。故其治疗应清热利湿、活血止痛等，用前列清瘀汤以清热利湿为主，兼活血止痛，待湿热清，配合行气活血止痛之法。前列清瘀汤专为湿热夹瘀证而设，方中土茯苓、萆薢、败酱草、黄柏共为君药，清热利湿；王不留行、延胡索、乳香、没药共为臣药，活血祛瘀，行气止痛；山药、薏苡仁、土茯苓健脾利湿，在协助君药祛湿的同时，防止君药清利日久损伤脾胃；柴胡、甘草共为使药，柴胡入肝经，行气以利祛瘀，甘草调和诸药。纵观全方，共奏清热祛湿、活血化瘀的功效。

病案2

李某，男，51岁，已婚。

初诊：2019年8月3日。

主诉：右侧睾丸、附睾肿大2个月余。

现病史：诉2个月来无明显诱因出现右侧睾丸、附睾处肿痛不适，在当地医院治疗稍好转。

现症见：出现右侧睾丸、附睾处肿痛不适，伴尿急、尿频，腰酸，稍口干口苦，夜寐不安，纳食可，大便正常；舌稍暗，苔薄白腻，脉弦细。

查体：右侧睾丸、附睾肿大有轻压痛。

尿常规：正常。血常规：正常。

B超：右侧附睾炎，有小脓腔形成可能。

西医诊断：慢性右侧睾丸附睾炎。

中医诊断：子痈（湿热蕴结证）。

治法：清利湿热。

方药：萆薢渗湿汤加减。萆薢10g，薏苡仁30g，泽泻10g，车前子15g，连翘10g，白术10g，山药15g，苍术10g，郁金10g，败酱草15g，土茯苓15g，甘草5g，地龙10g，鸡血藤15g，桃仁10g。14剂，水煎服，每日1剂，分2次服。如意金黄散+跌打消炎散外敷右侧睾丸、附睾肿痛处。

二诊：2019年8月19日，服上药14剂后，患者诉右侧睾丸、附睾处胀痛减轻，尿频、尿急等症状较前减轻，稍口干口苦，夜寐不安，纳食可，大便可。右侧睾丸、附睾处稍肿大，有轻压痛。舌稍暗，苔稍白，脉弦细。守前方去连翘、萆薢、苍术，加荔枝核15g，橘核15g，全蝎3g。14剂，水煎服，每日1剂，分2次服。患者睾丸、附睾处肿痛较前减轻，加用荔枝核、橘核、全蝎来增强理气止痛等功效。如意金黄散+跌打消炎散外敷右侧睾丸附睾肿痛处。

三诊：2019年9月7日，服上药14剂后，患者诉右侧睾丸、附睾处胀痛基本消失，稍尿频、尿急，每晚小便1次，纳食可，寐可，大便可。右侧睾丸、附睾稍肿大，有轻压痛。舌稍暗，苔薄白，脉弦细。守前方去土茯苓、败酱草、川楝子、皂角刺，加红花5g，青皮10g。续服14剂，水煎服，每日1剂，分2次服。予以巩固疗效。

【按语】慢性睾丸附睾炎是发生在睾丸及附睾的慢性炎症疾病，部分患者为急性睾丸附睾炎未得到有效治疗或治疗不彻底而转为慢性，大多数患者无急性发作史。《灵枢·经筋》载"足太阴之筋……上循阴股，结于髀，聚于阴器……其病……阴股引髀而痛，阴器扭痛""足厥阴之筋……上循阴股，结于阴器，络诸筋。其病……阴股痛转筋，阴器不用"，指出了足太阴之筋、足厥阴之筋病可导致阴器"扭痛""不用"。《华佗神医秘传》载："子痈者谓肾子作痛，溃烂成脓，不急治愈，有妨生命。"陈其华教授认为本病为湿热蕴结、下注厥阴之络所致，故其治疗应清热利湿、理气止痛为主，方用萆薢渗湿汤为主，方中萆薢、薏苡仁、土茯苓、泽泻利水除湿，郁金、地龙行气止痛，配合鸡血藤、桃仁等活血止痛之药，使气畅血行而痛自止。

（李博）

第三节　附睾结核

　　附睾结核是临床上最常见的男性生殖系统结核,属于疮痨性质的慢性化脓性疾病,其特点是患病的附睾有慢性肿块,最后化脓破溃,溃破后脓液稀薄如痰,并夹有败絮样物质,易成窦道,经久不愈。而附睾肿瘤引起的结节,一般需要进行手术治疗,但多数附睾肿瘤属于良性,预后较好。附睾结核好发于中青年,附睾结核常继发于尿路结核、前列腺或精囊结核,以逆行感染多见,结核菌从后尿道沿输精管逆行至附睾,故常在附睾尾部形成不规则肿块。一部分患者可以通过血行播散而在附睾头部形成结节,随着结核病发病率的增高,男性生殖系结核特别是附睾结核发病率也呈明显上升趋势,并且临床表现呈非典型化,给诊治带来困难。附睾结核一般发展缓慢,附睾逐渐肿大,以阴囊无痛性肿块为典型表现。不典型病例并不是以附睾尾部无痛性结节为首发症状,而是以阴囊红肿胀痛为主要表现,伴有或无尿路刺激症状。附睾结核由于多无临床症状,发展缓慢,尤其在无合并肺、肾结核或急性期时容易被忽视、误诊,常影响生殖功能,给患者身心健康带来影响,尤其值得注意的是,本病得出明确诊断多属较晚期,给治疗及康复带来一定困难。因此得出及时正确的诊断,采取相应的治疗措施非常重要。

病案 1

杨某,男,32 岁,已婚。

初诊:2020 年 3 月 2 日。

主诉:结婚 3 年不育。

现病史:患者诉 17 年前发现两侧附睾硬结疼痛,2 年后活检报告为"附睾结核",又隔 10 年,行手术切除附睾结核。术后 1 年余,右睾丸又起结核,感觉疼痛,同时腰部亦感酸痛。平时性生活正常,女方月经正常,妇科检查亦正常,男方多次检查精液常规无精子。经过多方治疗,未见动静,遂来求治。

查体:右侧睾丸可扪及莲子大结核 1 枚,稍有压痛,腰部活动不利,行走佝偻,形体消瘦,面色无华,脉细弦,舌有裂纹,小便化验未见异常。

西医诊断：附睾结核。

中医诊断：子痰（肝肾亏虚证）。

治法：疏肝补肾，滋阴化痰。

方药：青蛾丸合金铃子散加减。补骨脂（盐水炒）10 g，胡桃肉 10 g，杜仲 10 g，牛膝（盐水炒）10 g，续断（盐水炒）10 g，狗脊 10 g，熟地黄 10 g，川楝子 10 g，枸杞子 10 g，延胡索 10 g，菟丝子 10 g，当归 10 g，14 剂，水煎服。

嘱患者保持心情舒畅，多与妻子沟通，树立战胜疾病的信心。

二诊：服药后腰部酸痛得减，睾丸疼痛转轻，但临睡时头晕泛恶。还系肾亏于下，风动于上，前法佐以息风。原方加沙苑子、蒺藜各 10 g，炒菊花 6 g，21 剂。

三诊：症状基本消失，原方连服 50 剂。观察 8 个月，结核未再生。后曾两次随访，情况甚好，未再复发。2 年后闻其已成功怀孕。

【按语】陈其华教授认为本病治疗重点在于疏肝、补肾、化痰。本病多为感受湿热或寒湿邪气，或过食肥甘辛辣，酿生湿热所致。或由于感受湿热、火毒、内侵肝经，结于宗筋；或长期忍精憋尿，湿浊精郁而生热；抑或房事不洁，感受湿热毒邪等，湿热下注厥阴之络，阻塞气血，而致气滞血瘀，结而为痛。或情志抑郁，肝气不舒，气郁化热，湿聚成痰；或素体阳虚，复感寒湿，痰聚络阻等，久病不愈，阳气大伤，阳虚生寒，寒凝痰聚，最终发为本病。本病病位在附睾，与肝、肾最为密切。基本病机为机体阴阳失调，脏腑功能紊乱，气血运行失常，邪毒下注肝经，蕴结于附睾，郁久化热，热壅血瘀，肉腐成脓；或因肝肾亏损，脉络空虚，浊痰乘虚下注，结于肾子；或阴虚内热，虚火上炎，灼津为痰，阻于经络，痰瘀互结而成；浊痰日久，郁而化热，热胜肉腐化脓。若脓水淋漓日久，而脓乃气血所化，故又可出现气阴两虚证候，甚则阴损及阳，而出现肾阳不足的表现。原患附睾结核，肾经早已亏虚；术后右侧睾丸又起结核疼痛，同时伴有腰痛，行走伛偻，《黄帝内经》谓"腰者肾之府，转动不能，肾将惫矣"。并且形体消瘦，面色无华，脉细弦而舌有裂纹，其精血之亏损，显然如绘。故重点在于补肾，而用青蛾丸加味。《医学真传》谓："阴囊卵核乃厥阴肝经之所属"。睾丸结块疼痛，肝络亦失和，故又配用金铃子散以疏泄厥阴，虚实兼顾，主次分明。又此证身无热，脉不数，红细胞沉降率正常，结核病灶业已稳定，故无须再加抗结核之药。

病案 2

彭某，男，48 岁，已婚。

初诊：2021 年 4 月 8 日。

主诉：两侧附睾坠痛 3 年。

现病史：诉病后半年曾在某医院泌尿科检查：两侧附睾尾部、头部呈明显结核状，输精管增粗，精索无硬结；前列腺大小正常，按摩后有脓性分泌物溢出，前列腺液细胞计数：脓细胞 ++，上皮细胞 3 ~ 6 个 /HP，红细胞沉降率：52 mm/h。

诊断：①附睾结核；②慢性前列腺炎。经抗炎及抗结核治疗后其热即退，两侧附睾肿胀亦消，但硬结不化，有复发征象，乃来求治。

查体：睾丸肿痛，发寒热，小便深黄，口干渴，舌苔黄腻。

西医诊断：①附睾结核；②慢性前列腺炎。

中医诊断：①子痰（湿热蕴结证）；②精浊（湿热蕴结证）。

治法：清湿热、化痰毒。

方药：橘核汤合结核散加减。土鳖虫 3 g，蜈蚣 3 g，三七 10 g，川楝子 10 g，枸橘 15 g，青皮、陈皮各 5 g，赤芍、茯苓各 10 g，生甘草 3 g，黄柏 6 g，泽泻 10 g，延胡索 10 g，车前子 10 g，金银花 12 g，7 剂，水煎服。并嘱患者戒酒，少抽烟，保持愉悦心情。

二诊：服上药 7 剂后，患者自觉症状明显缓解，大便正常，小便稍黄，附睾坠痛明显减轻。舌质偏红，苔薄黄腻，脉细。守前方加王不留行 30 g，郁金 10 g。21 剂。

三诊：诸症基本消失，后连服 30 剂，结核未再生。后曾两次随访，情况甚好，未再复发。

【按语】附睾结核是临床多见的附睾疾病，是指发生在附睾部位以结核为主要表现的疾病。大部分的附睾结核为炎性结核，少数属于附睾肿瘤。附睾结核属于慢性化脓性疾病，本病起病缓慢，常在附睾头部有一个豆大硬结，以后逐渐增大，有时数个硬结相叠，表面不平，常会波及睾丸或附睾体尾部，皮色不变，按之不热，仅有轻微疼痛，于疲劳时加重，经过半年一载，局部疼痛加重，皮色渐变紫暗，此为化脓之兆，溃后脓出黏腻，渐变稀薄，久久不愈，形成瘘管，疾病往往反复。此病之诊断尚难肯定，两侧附睾头、尾部均起结核，经久不消，而又红细胞沉降率加快，似属痰毒结聚之象；但起病之时睾丸肿痛，又发寒热，之后小便常黄，而今口尚干渴，舌苔黄腻。湿热逗留，可无疑义。故用结核散化痰毒、消瘀滞，橘核汤疏肝气、清湿热，两方兼顾。

（刘德果）

第四节　慢性前列腺炎

慢性前列腺炎是指前列腺在病原体或某些非感染因素作用下，患者出现以盆腔区域疼痛或不适、排尿异常等症状为特征的疾病，中医学称之为"淋证""精浊""白淫"等，该病常好发于青年男性人群，当前其发病机制还不完全明确，主要病因可能与病原体感染、炎症及免疫异常等相关。

病案 1

伍某，男，27 岁，未婚。

初诊：2019 年 6 月 20 日。

主诉：尿痛、尿无力反复发作 2 余年，加重 2 个月。

现病史：患者诉 2 年前因频繁手淫导致出现尿频、尿痛、尿无力，曾于当地卫生院检查，考虑"前列腺炎"，予以对症处理后（具体不详），症状有所缓解，但时常反复，近 2 个月因喝酒频繁导致症状加重。

现症见：尿频、尿急、尿痛，夜尿每晚 1～2 次，阴囊潮湿，会阴部胀痛不适，稍有口干，无口苦，纳食可，寐可，大便不爽；舌稍红，苔黄腻，脉弦滑。

前列腺液常规：白细胞 +/HP。卵磷脂小体 +/HP。

西医诊断：慢性前列腺炎。

中医诊断：精浊（湿热蕴结证）。

治法：清热利湿。

方药：萆薢渗湿汤加减。萆薢 15 g，薏苡仁 30 g，泽泻 10 g，茯苓 15 g，黄柏

10 g，丹皮 10 g，小通草 6 g，败酱草 20 g，延胡索 10 g，乳香 10 g，没药 10 g。14 剂，水煎服，每日 1 剂，分 2 次服。

二诊：服上药 14 剂后，患者诉阴囊潮湿好转，仍有尿频、尿急，会阴部胀痛减轻，尿痛症状减轻，仍有口干，纳食可，寐可，大便可；舌稍红，苔薄黄腻，脉弦。在前方基础去乳香、没药，加栀子 10 g，赤芍 10 g。

三诊：服上药 14 剂后，患者诉诸症大减，阴囊潮湿明显好转，偶有尿频、尿急，疼痛已消失，无口干口苦，纳食可，寐可，大便可；舌淡红，苔薄黄，脉细。守前方去丹皮、栀子、赤芍，加白术 10 g，山药 20 g。

四诊：服上药 14 剂后，诸症基本消失，纳可，寐安，二便调；舌淡红，苔薄白，脉细。守前方续服 14 剂。

【按语】陈其华教授认为精浊是泌尿男科的常见病之一，好发于中青年男性，常见的症状为尿频、尿急、尿痛，并伴有会阴、小腹等部位疼痛不适。临床上有急性和慢性之分，且以慢性前列腺炎最为多见，其发病缓慢、病情顽固、缠绵难愈。常见原因为手淫过度或房事不节，导致败精浊液瘀滞精室，瘀而化热；或饮食不节，嗜食醇酒、肥甘厚腻之品，酿生湿热；或因外感湿热之邪，壅聚于下焦而成。《素问·至真要大论》曰："诸转反戾，水液混浊，皆属于热。太阳之胜，阴中乃疡，隐曲不利，互引阴股。"患者常因手淫或忍精不射，导致精室瘀滞，下焦官窍气血运行不畅，瘀而化热，加之近期饮酒较多，助生湿热，发为本病。中医诊断为精浊，属湿热蕴结证，治以清热利湿，基本方为萆薢渗湿汤，方中萆薢、薏苡仁、泽泻、茯苓利水除湿，黄柏、丹皮、败酱草清热利湿，延胡索、乳香、没药活血止痛，纵观全方，共奏清热利湿之功，使湿热得去、气血得畅、精道得通，则病自除。二诊时痛症减轻，故去乳香、没药，加赤芍、栀子清热凉血活血。三诊时，患者湿热之邪基本已清，故去丹皮、栀子、赤芍等寒凉之品避免伤及脾胃，同时加山药、白术健脾化湿以助运化。四诊时病邪已清，诸症皆消，故续服前方以求进一步巩固疗效。

病案 2

杨某，男，37 岁，已婚。

初诊：2018 年 1 月 10 日。

主诉：尿频，伴小腹胀痛不适 7 年余。

现病史：患者诉 7 年前与同事吃夜宵后出现尿频、尿急，未曾在医院治疗，后症状有所缓解，但时常反复，并逐渐加重。

现症见：尿频，偶有尿道口刺痛，尿不尽，色黄，夜尿 2 ～ 3 次 / 晚，伴有小腹胀痛不适，勃起无力，会阴部潮湿，纳可，寐安，大便稀，不成形，1 ～ 2 次 / 日，舌红，苔薄黄腻，脉弦细。

前列腺液常规：白细胞 +/HP。卵磷脂小体 +/HP。

西医诊断：慢性前列腺炎。

中医诊断：精浊（肾虚湿热夹瘀证）。

治法：清热利湿，活血化瘀。

方药：前列清瘀汤加减。土茯苓 20 g，败酱草 10 g，黄柏 6 g，王不留行 15 g，延胡索 15 g，乳香 10 g，没药 10 g，薏苡仁 20 g，山药 15 g，茯苓 10 g，柴胡 6 g，甘草 6 g，车前子 15 g，牡丹皮 10 g，赤芍 10 g，三棱 15 g，莪术 15 g。14 剂，水煎服，每日 1 剂，分 2 次服。

嘱患者清淡饮食。

二诊：服上药 14 剂后，患者诉尿频、尿急、尿道口刺痛稍缓解，小腹胀痛较前减轻，夜尿次数减少，1 ～ 2 次 / 晚，勃起无力，口干，大便可，纳可，寐安，舌偏红，苔薄黄腻，脉弦滑。续前方去牡丹皮、赤芍、土茯苓、败酱草。

三诊：服上药 14 剂后，患者诉仍勃起无力，尿频、尿急、尿痛症状大减，小腹无不适感，夜尿 0 ～ 1 次 / 晚，大便可，纳可，寐安，舌淡红，苔薄白，脉弦。续前方去乳香、没药、三棱、莪术，加菟丝子 15 g。

四诊：服上药 14 剂后，患者勃起功能改善，无特殊不适，大便可，纳可，寐安，舌淡红，苔薄白，脉弦。守前方 14 剂，巩固疗效。

【按语】陈其华教授认为，精浊发病隐匿，病程较长，病之初期多因湿热蕴结，久则气滞血瘀、肾精亏虚。病因病机为湿热、血瘀、肾虚。肾虚为本，湿热、血瘀为标，并且临床上往往虚实夹杂。《医学心悟·赤白浊》曰："浊之因有二种：一由肾虚败精流注；一由湿热渗入膀胱。肾气虚，补肾之中，必兼利水，盖肾经有二窍，溺窍开则精窍闭也。"患者由于职业因素久坐导致局部气血运行不畅，瘀血阻滞；又喜食辛辣导致湿热内生；病程较长，反复发作则易耗伤肾精。陈其华教授认为该患者属精浊肾虚湿热夹瘀证，故治疗上标本同治，清热利湿、活血化瘀的同时，兼顾补肾。以经验方前列清瘀汤进行加减，方中土茯苓、败酱草、黄柏为君药，清热利湿；延胡索、乳香、没药为臣药，活血化瘀通络；薏苡仁、山药、茯苓淡渗利湿、健脾助运，既辅佐君臣的功效，又防止清利通瘀日久损伤脾胃；柴胡疏肝行气止痛，为佐药；甘草为使药，调和诸药。首诊时加车前子清热利湿，牡丹皮、赤芍清热活血凉血，三棱、莪术活血化瘀止痛，以增强疗效；二诊时湿热已有减轻，去牡丹皮、赤芍、土茯苓、败酱草，以防清利太过伤及脾胃；三诊时患者疼痛症状已明显改善，但仍有勃起无力，去乳香、没药、三棱、莪术，加菟丝子温阳补肾，以改善勃起功能障碍，故病症自除。

病案 3

曾某，男，35 岁，已婚。

初诊：2019 年 3 月 9 日。

主诉：尿频、尿急反复发作 2 年余。

现病史：患者自诉 2 年前无明显诱因出现尿频、尿急，无明显尿痛，曾在多所医院诊治，但疗效不佳，症状稍有缓解，又时常复发。

现症见：尿频、尿急，小便有泡沫，夜尿 1 次，伴有耳鸣，口稍干，善太息，夜寐易醒多梦，纳食一般，大便不爽且不成形；舌边红，苔薄黄，脉弦细。

前列腺液常规：白细胞 0 ~ 2 个 /HP。卵磷脂小体 ++/HP。

西医诊断：慢性前列腺炎。

中医诊断：精浊（肝郁气滞证）。

治法：疏肝解郁化火。

方药：丹栀逍遥散加减。牡丹皮 10 g，栀子 10 g，柴胡 10 g，白芍 15 g，当归 10 g，白术 10 g，薄荷 5 g，郁金 10 g，珍珠母 30 g，甘草 5 g，龙骨 30 g，牡蛎 30 g，海螵蛸 30 g，车前子 10 g，枳实 15 g，香附 10 g，煅磁石 30 g，首乌藤 15 g，陈皮 15 g，莲子心 5 g，合欢皮 10 g，灯心草 6 g。14 剂，水煎服，每日 1 剂，分 2 次服。

嘱患者保持心情舒畅，多转移注意力，减少对疾病的焦虑。

二诊：服上药 14 剂后，患者诉尿频有所缓解，小便时有泡沫，仍有耳鸣，夜尿 1 次左右，口稍干，偶有太息，大便尚有所改善，夜寐有所改善，但自觉昏昏沉沉，纳食可；舌稍红，苔薄黄，脉弦细。前方去陈皮、枳实、薄荷，加生地黄 10 g。

三诊：服上药 14 剂后，患者诉尿频明显改善，耳鸣有减轻，夜尿 0 ~ 1 次，晨起偶有口干，但自觉时感疲乏，睾丸有隐痛不适，夜寐一般，纳食可；舌稍红，苔薄白，脉弦细。前方去牡丹皮、栀子、柴胡、车前子，加熟地黄 10 g，女贞子 15 g，枸杞子 15 g，山茱萸肉 10 g。

四诊：服上药 14 剂后，患者诉尿频、耳鸣基本好转，疲乏及睾丸隐痛不适较前有所改善，无明显口干，夜寐可，纳食可，大便可；舌淡红稍暗，苔薄白，脉弦。前方去灯心草，加延胡索 15 g。

五诊：服上药 14 剂后，患者自诉现症状基本好转，未见特殊不适，纳寐可，大便可；舌淡红，苔薄白，脉弦。前方加党参 15 g，续服 14 剂。

【按语】慢性前列腺炎属于中医学"精浊""白浊""白淫"等范畴。该患者尿频反复发作 2 年余，并伴有耳鸣、口干、太息、夜寐易醒多梦、大便不爽且不成形，舌边红，苔薄黄，脉弦细。该患者病程较长，病情缠绵反复，严重影响患者工作和生活，长期疾病折磨致患者情志不舒，肝郁气滞，阻滞下窍，郁久化热，病情加重。郁热化火，灼伤阴液，上行则扰乱心窍，可见口干、夜寐易醒多梦；久病可见肾元亏虚，脾胃生化功能失职，出现耳鸣、纳食一般、大便不爽等症状。陈其华教授认为该患者属精浊肝郁气滞证，治以疏肝解郁化火，方用丹栀逍遥散加减。方中柴胡疏肝解郁、使肝气条达，为君药；白芍滋阴柔肝，当归养血活血，养肝体以助肝用，兼制柴胡疏泄太过，为臣药；白术健脾益气，使营血生化有源，牡丹皮、栀子凉血活血、有清肝凉血之功，共为佐药；甘草调和药性，兼使药之用。首诊时加珍珠母、牡蛎、龙骨、煅磁石镇静安神；首乌藤养血安神；薄荷、郁金、莲子心清郁热，降心火；灯心草、车前子清利湿热；香附、合欢皮疏肝解郁；枳实、陈皮理气健脾。全方共奏疏肝解郁、清热化火、镇静安神之功。二诊时，患者症状有所缓解，但仍口干，考虑脾胃生化功能有所恢复，邪热之气仍盛，故去掉陈皮、枳实、薄荷，加生地黄以滋阴生津，以观后效；三诊时，患者尿频、夜寐明显好转，考虑邪气已祛除，久病肾元亏虚，故去掉牡丹皮、栀子、柴胡、车前子等祛邪之品，增加熟地黄、女贞子、枸杞子、山茱萸肉来补益肝肾；四诊时，患者症状基本好转，偶有睾丸隐痛不适，故去清利之品灯心草，加延胡索活血止痛；五诊时，患者已无特殊不适，故加党参健脾益气，续服 14 剂，进一步善后并巩固疗效。陈其华教授治疗肝郁气滞型慢性前列腺炎，标本兼顾，临证之时，并灵活随证加减，再辅之移情疗法及暗示疗法等情志干预，疗效甚佳。

（涂雅玲）

第五节　前列腺痛

前列腺痛一般是指肛门两侧提肌的压迫痛。男性患有前列腺疼痛，这会使患者遭受很多痛苦，也会影响患者的心理健康，导致自信心不足、抑郁等。在中医学中多属于"精浊"。相当于西医学的"慢性前列腺炎"。

病案 1

张某，男，40 岁。

初诊：2021 年 7 月 20 日。

主诉：腹股沟胀痛伴尿不尽反复发作 5 年。

现病史：患者诉 5 年前无明显诱因出现腹股沟、会阴处胀痛，伴尿不尽，多次多院就诊，诊断为"慢性前列腺炎"，服中药西药（具体不详）治疗，症状未见缓解，仍反复发作。

现症见：腹股沟、会阴、腰骶部坠胀疼痛，久坐后明显，伴尿不尽，食欲可，夜寐欠安，大便可；舌暗，苔黄腻，脉沉涩。

前列腺 B 超、前列腺液常规：未见明显异常。

西医诊断：前列腺痛。

中医诊断：精浊（湿热夹瘀证）。

治法：清热祛湿，活血祛瘀。

方药：前列清瘀汤加减。萆薢 15 g，黄柏 6 g，牛膝 15 g，白术 10 g，山药 15 g，藤梨根 15 g，郁金 10 g，败酱草 10 g，土茯苓 10 g，炒王不留行 20 g，延胡索 15 g，炒乳香 15 g，炒没药 15 g，枳实 15 g，牡丹皮 10 g，赤芍 10 g，车前子 15 g。14 剂，水煎服，日1剂，分2次服。

二诊：服上药14剂后，患者尿不尽明显减轻，仍有腹股沟、会阴处胀痛，食欲可，夜寐安，大便正常；舌暗，苔薄黄，脉沉涩。仍以上方加减，减少清热利湿之品，加强理气止痛之功。

方药：萆薢15g，牛膝15g，白术10g，山药15g，藤梨根15g，郁金10g，土茯苓10g，炒王不留行20g，延胡索15g，炒乳香15g，炒没药15g，枳实15g，牡丹皮10g，赤芍10g，荔枝核20g。14剂，水煎服，日1剂，分2次服。

三诊：服上药14剂后，患者尿频、尿急消失，腹股沟、会阴胀痛明显减轻；舌偏暗，苔薄黄，脉沉。继服原方14剂，患者复诊，诉无特殊不适。

【按语】前列腺痛多表现为会阴、睾丸、腹股沟等处的胀痛不适，而无排尿异常，前列腺液检查亦常为阴性。陈其华教授认为，前列腺痛为慢性病，"久病必瘀"，气滞血瘀，不通则痛，因此治疗当以活血化瘀、行气导滞为主，使气畅则血行，通则不痛。该患者病程长达5年，久病必瘀；但患者苔黄腻，为内有湿热，故辨证为湿热夹瘀。前列清瘀汤为陈其华教授为临床治疗湿热夹瘀证前列腺痛的经验方剂，一诊注重清利湿热，配合活血化瘀药物，旨在先祛湿热；二诊时减少清热利湿之品，加强理气止痛之功，加大活血止痛之效，故获良效。

病案2

赵某，男，33岁。

初诊：2020年2月20日。

主诉：会阴部胀痛半年。

现病史：患者诉半年前因家中突发变故后出现会阴处胀痛，牵扯至腹股沟，伴尿不尽，患者未曾就诊。

现症见：会阴部胀痛，牵扯至双侧腹股沟，呈隐痛，伴尿频、尿急、尿不尽，患者胸胁胀闷，善太息，食欲一般，夜寐欠安，大便可；舌淡红，苔薄白，脉弦。

前列腺B超、前列腺液常规：未见明显异常。

西医诊断：前列腺痛。

中医诊断：精浊（肝气郁结证）。

治法：疏肝解郁，理气止痛。

方药：柴胡疏肝散加减。柴胡 10 g，陈皮 10 g，川芎 10 g，香附 10 g，枳壳 10 g，白芍 10 g，牛膝 10 g，丹参 10 g，川楝子 10 g，甘草 6 g。14 剂，水煎服，日 1 剂，分 2 次服。

二诊：服上药 14 剂后，患者太息、胸胁部疼痛明显缓解，仍有腹股沟、会阴处胀痛，食欲可，夜寐安，大便正常；舌淡红，苔薄白，脉弦。仍以上方加减，加强行气止痛的药物。

方药：柴胡 10 g，陈皮 10 g，川芎 10 g，香附 10 g，枳壳 10 g，白芍 10 g，牛膝 10 g，丹参 10 g，川楝子 10 g，荔枝核 15 g，橘络 10 g，延胡索 10 g，甘草 6 g。14 剂，水煎服，日 1 剂，分 2 次服。

三诊：患者症状明显好转，偶有会阴隐痛，余基本正常，继续服用原方 14 剂巩固。

【按语】陈其华教授认为，该患者因家中变故，情绪不佳而发病，肝主疏泄，性喜条达，其经脉布胁肋、循少腹。若情志不遂，肝失条达，则致肝气郁结，经气不利，故见胁肋疼痛、胸闷；肝失疏泄，则情志抑郁易怒、善太息；脉弦为肝郁不舒之征；厥阴肝经不通，精室脉络气血瘀阻，为基本病因病机。针对本病的病机特点，采用疏肝解郁、理气止痛为治疗大法。柴胡疏肝散中柴胡疏肝理气止痛，又可引诸药入肝经，是为君药；香附理气疏肝而止痛，川芎活血行气以止痛，二药相合，助柴胡以解肝经之郁滞，并增行气活血止痛之效，共为臣药；陈皮、川楝子、枳壳理气行滞，白芍、甘草养血柔肝、缓急止痛，均为佐药；牛膝引药下行，甘草调和诸药。诸药相合，共奏疏肝行气、理气止痛之功。

（羊羡）

第六节 精囊炎

精囊炎是一种对男性危害比较大的男科疾病，是由大肠杆菌、克雷伯菌、变形杆菌及假单胞菌等引起，不仅会使男性出现血精、排精疼痛等症状，还可能出现生殖系统炎症、生育能力降低、性功能障碍等。中医并没有精囊炎这一病名，依其临床表现，与中医"血精症"相似，其病因主要与以下几点相关。其一，饮食不节，嗜食肥甘，酿生湿热，流注下焦；抑或房事不洁，邪毒外感，循经下注，扰动精室，血精乃现；其二，久病虚劳，气血俱损，肾气亏虚，不能藏精；或房劳过度，使得肾阴亏虚，相火妄动，灼伤精室脉络；其三，脾胃气虚，失于固摄，血液运行不循经络，溢于脉外。本病可虚可实，亦可虚实夹杂。凡起病急，血色鲜红，会阴部胀痛感较剧，伴射精时加重者，当属实证；久病迁延不愈，血精反复发现，色暗红或偏淡，伴潮红、盗汗、神疲乏力，舌红苔薄黄、脉细涩者，多属虚证或虚实夹杂证。

病案 1

王某，男，45 岁。

初诊：2021 年 7 月 26 日。

主诉：反复出现暗红色精液半年。

现病史：患者自诉近半年来经常出现暗红色精液，精液量极少，伴有阴茎勃起无力、尿频、尿急、会阴部不适，曾在西医院诊断为精囊炎，并予抗感染治疗（具体用药不详），但效果不显，并且易反复。平素渴欲饮水，易汗出，饮食可，夜寐较差，入睡后易醒，尿频、尿无力，每晚小便 2 ~ 3 次，大便正常；舌质红，苔薄黄腻，脉细。

前列腺液常规：白细胞：0 ~ 3 个 /HP，红细胞：2 ~ 3 个 /HP，卵磷脂小体：稀少。

西医诊断：精囊炎。

中医诊断：血精（湿热下注证）。

治法：清热利湿、凉血止血。

方药：五神汤合小蓟饮子加减。生地黄 10 g，小蓟炭 10 g，滑石粉 10 g，小通草 10 g，蒲黄炭 5 g，淡竹叶 10 g，当归 10 g，炒栀子 10 g，甘草 5 g，土茯苓 30 g，败酱草 15 g，牡丹皮 10 g，赤芍 10 g，大蓟炭 10 g，侧柏炭 10 g，黄芪 30 g，血余炭 10 g，三七 5 g。14 剂，水煎服，每日 1 剂，分 2 次服。

同时嘱咐患者禁欲 1 个月，避免进食辛辣刺激食物。

二诊：服上 14 剂后，患者诉尿频、尿无力较前改善，每晚小便 1 ~ 2 次，会阴部不适感明显改善，仍觉口干，易出汗，夜寐易醒，大便正常；舌淡红，苔薄黄，脉细。前方基础上去滑石粉、三七。14 剂，每日 1 剂，水煎服，早晚分服；配合服用益肾清浊丸，每次 10 g，每天 3 次。

　　三诊：服上 14 剂后，患者诉昨晚性生活后精液呈深黄色，尿频基本消失，稍有尿不尽，稍口干，夜寐正常；舌淡红，苔根部稍黄，脉细。前方去牡丹皮、赤芍、当归加白茅根 6 g。14 剂，每日 1 剂，水煎服，早晚分服；口服药服法同前。

　　四诊：服上 14 剂后，患者近期排精颜色较前变淡，呈淡黄色，勃起硬度较前增强，无口干、汗出，纳寐正常；舌淡红，苔薄白，脉细。前方加大血藤 15 g，14 剂。口服药和方药煎服法同前。

　　五诊：服上 14 剂后，患者诉精液呈乳白色，但精液量较少，勃起硬度较前稍增强，纳寐可，二便调；舌淡红，苔薄白，脉细。更换处方为养阴补肾汤加减，14 剂，每日 1 剂，水煎服，早晚分服；口服药予夏荔芪胶囊，每次 3 粒，每日 3 次。

　　后 3 个月随访，未再出现血精，性生活较为满意。

　　【按语】精囊炎是男科常见疾病之一，临床上以血精为主要表现，伴有会阴部不适、尿频、尿痛等症状。本病属中医学"血精""赤浊"等范畴。古代医家认为血精为肾阴不足、虚火亢旺、迫血妄行溢出精道所致，如《景岳全书》记载："精道之血，……多因房劳，以致阴虚火动，营血妄行而然。"但随着生活水平的提高，现代人过食肥甘厚味、酒酿饮品，致湿热内生，陈其华教授认为现如今血精多为湿热所致，故现多从清热利湿、凉血止血论治血精。

　　湿热之邪互结，热邪不去，湿邪难解。故初诊时主以清热凉血止血，辅以利湿，使用小蓟炭、蒲黄炭、大蓟炭、侧柏炭、血余炭、生地黄等止血药物，配用滑石粉、小通草、淡竹叶、土茯苓、败酱草、炒栀子等利湿清热之品，思及湿热蕴结日久必煎灼真阴，加之反复失血，少投当归、黄芪益气补血，丹皮、赤芍、三七清热凉血、活血止血，甘草调和诸药，诸药合用，补泻兼施，寓补血养阴于清热凉血利湿之中，故热解湿去血止。二诊时会阴部不适感明显改善，仍觉口干，易出汗，夜寐易醒，前方基础上去滑石粉、三七；三诊时患者诉精液呈深黄色，尿频基本消失，稍有尿不尽，稍口干，夜寐正常，舌苔根部稍黄，脉细，前方去牡丹皮、赤芍、当归，加白茅根清热利尿；四诊守前方维持疗效；五诊时精液颜色恢复正常，但精液量较少，且勃起不满，此时湿热已去，故更改处方为养阴补肾汤加减以滋阴补肾填精。《血证论·吐血》云"血为气之守"，诊治湿热下注之血精时需考虑到血随精溢后必会导致体内气血亏虚，故治疗应通补结合，先清热利湿以通湿热之病邪，后益气养血以补亏虚之气血，方能奏效。

病案2

李某，男，48岁。

初诊：2021年12月2日。

主诉：反复出现淡红色精液1年余。

现病史：患者诉1年前出现精液带血，呈淡红色，无疼痛不适，小便正常。曾在多家医院治疗，诊断为"精囊炎"，经治疗后症状消失，但每次劳累后易复发。

现症见：精液带血，淡红色，无疼痛不适，常感疲倦乏力，偶有头晕，纳食欠佳，无口干口苦，寐差多梦，大便不成形，每日2次，小便正常；舌质淡白，有齿痕，苔薄白腻，脉细无力。

精囊腺B超：双侧精囊腺稍大。凝血功能正常。

西医诊断：精囊炎。

中医诊断：血精（气虚不固证）。

治法：健脾益气，固经止血。

方药：归脾汤加减。白术15 g，党参15 g，黄芪15 g，当归10 g，茯苓15 g，龙眼肉10 g，山药15 g，木香5 g，远志10 g，白芍10 g，六神曲10 g，五味子10 g，生地黄10 g，煅龙骨30 g，煅牡蛎30 g，甘草5 g。14剂，水煎服，每日1剂，分2次服。

嘱患者禁欲1个月，注意休息，避免劳累。

二诊：服上药14剂后，患者诉精神好转，疲乏感减轻，食欲较前增加，夜寐欠佳，大便每日1次，但仍不成形，小便正常；舌质淡红，有齿痕，苔根部薄白腻，脉细无力。前方基础上加黄芪5 g，首乌藤20 g，薏苡仁10 g。14剂，水煎服。每日1剂。

三诊：服上药14剂后，患者诉近期一次同房，精液颜色较前明显变淡，精神可，疲乏感大减，面色较前红润，纳食可，夜寐尚可，大便有时成形，每日1次；舌淡红，苔薄白，脉细。前方去六神曲、木香，加阿胶珠3 g。14剂，水煎服。每日1剂。

四诊：服上药14剂后，患者诉精液呈乳白色，精神饱满，无明显疲乏感，面色红润，纳寐可，大便成形，每日1次，小便正常；舌淡红，苔薄白，脉细。续服前方14剂巩固疗效。

随访3个月未再复发。

【按语】《难经·四十二难》云："脾裹血，温五脏。"《诸病源候论》曰："肾藏精，精者，血之所成也。虚劳则生七伤六极，气血俱损，肾家偏虚，不能藏精，故精血俱出也。"脾为后天之本，运化水谷精微上注于心化为气血，下输于肾藏而为精。脾虚则气血不足，精化无源，无以濡肾，肾不固精，气不摄血，故见精血俱出。

该案患者平素食欲欠佳，脾胃功能虚弱，脾气亏虚，摄血无力，血溢脉外而发病，为典型的气虚不固证。治当健脾益气、固经止血。方用归脾汤加减，方中白术、党参、茯苓、山药、黄芪健脾益气；当归、龙眼肉、生地黄、阿胶珠滋养阴血；五味子补涩兼施，既可收敛止血又可滋肾安神；患者兼见寐差多梦，远志安神开窍，白芍养血敛阴，用煅龙骨、煅牡蛎安神助眠，又可固涩止血；再投少量木香、六神曲等行气药以防滋腻，甘草调和诸药。二诊，患者诉精神好转，疲乏感减轻，食欲增加，夜寐欠佳，大便仍不成形，舌边有齿痕，苔根部薄白腻，脉细无力，前方基础上加黄芪补气、首乌藤养血安神、薏苡仁健脾渗湿；三诊，服药14剂后，患者诉精液颜色明显变淡，疲乏感大减，面色红润，纳食可，夜寐尚可，大便有时成形，每日1次，舌质较前转好，脉细，前方去六神曲、木香，加阿胶珠补血养血，四诊守前方维持疗效。本方补中有涩，涩中有补，气血得养，精血得固，诸症自除。

（郭晨璐）

第七节　前列腺增生

前列腺增生是以尿频、尿急、夜尿增多、排尿困难，甚至尿潴留或尿失禁等为主要临床症状的一种疾病，本病属于中医"精癃"的范畴，相当于西医的良性前列腺增生，好发于中老年男性，尤其对老年男性的生活质量造成了严重影响。

病案1

胡某，男，89岁，已婚。

初诊：2018年5月5日。

主诉：反复尿频、尿急35年，加重3个月余。

现病史：患者诉近 35 年来反复出现小便淋漓不尽，尿频，夜尿 4 ~ 6 次 / 晚，伴有尿等待、排尿困难，夜间尤其明显，严重影响睡眠质量。曾于当地医院就诊，诊断为"前列腺增生"，予以抗前列腺增生等对症治疗后，症状稍有改善，但时常反复，并出现尿潴留，为寻求手术治疗，遂于 15 年前于我院泌尿外科行"经尿道钬激光前列腺剜除术"，术后恢复可，尿频、尿急、排尿等待等症状明显改善。3 个月前无明显诱因患者又出现尿频、尿急加重，伴夜尿频，为寻求中医调理，经人介绍特来我院男科门诊就诊。现症见：尿频、尿急，夜尿次数多，5 ~ 7 次 / 晚，面色少华，纳食一般，寐欠佳，大便干结。

查体：阴茎及阴囊未见异常；舌淡红稍暗，苔薄白，脉弦细。

西医诊断：前列腺增生。

中医诊断：精癃（肾元亏虚证）。

治法：补肾益气，活血化瘀。

方药：益肾通癃汤加减。山药 15 g，白术 10 g，黄芪 20 g，茯苓 15 g，山茱萸 10 g，甘草 5 g，生地黄 15 g，五灵脂 20 g，党参 15 g，菟丝子 20 g，三棱 10 g，莪术 10 g，补骨脂 10 g。7 剂，水煎服。

二诊：服上药后，患者诉夜尿次数明显减少，2 ~ 3 次 / 晚，尿频、尿急等症状也明显缓解，偶口干，纳食可，寐一般，大便质稀；舌尖稍红，根部黄腻苔，脉弦细。在前方基础上去掉五灵脂，加石斛 10 g，淡竹叶 5 g，藿香 5 g，佩兰 5 g。

三诊：服上药 14 剂后，患者诉晚上小便 1 次，尿频、尿急也明显减轻，无明显口干，纳寐可，大便正常；舌淡红，苔薄白，脉弦细。在上方基础上去淡竹叶、藿香、佩兰、三棱、莪术，加韭菜子 15 g，杜仲 10 g。

四诊：服上药 7 剂后，患者家属过来复诊，诉现患者晚上偶有起来 1 次小便，睡眠和生活质量明显提高，想再服用 2 周来巩固疗效，故守前方继续服用。

【按语】陈其华教授认为前列腺增生为老年人的常见病，其发病率较高，主要临床表现为尿频、尿急、夜尿次数增多、进行性排尿困难，甚至尿潴留等一系列症状。本病属于中医"精癃""癃闭"的范畴。《素问·宣明五气》中有云"膀胱不利为癃"。《素问·上古天真论》中有云"七八，……天癸竭，精少，肾脏衰，形体皆极；八八，则齿发去"，因此随着年龄增长，气血阴阳衰竭，导致肾阳气虚，膀胱气化无力，统摄无权，故尿频、夜尿频多，甚则失禁；气虚则血行无力，气虚血瘀，形成"癃闭"，阻塞溺道，故排尿不畅。本病的治疗应标本兼顾，攻补同施，既要培补肾之元气，又要攻伐气血瘀滞，据此，陈其华教授探索出自拟方益肾通癃汤来治疗本病。方中以黄芪为君药，补脾肺之气以助先天之肾气。气虚致阳虚，最终导致阴阳两虚，故配伍山药、白术、山茱萸、生地黄、补骨脂滋肾阴温肾阳，共为臣药。金樱子，固精缩尿，减轻夜尿频多症状；乳香、没药活血通癃；茯苓在《汤液本草》里记载能祛肾邪，小便多能止之，小便涩能利之，虽利小便而不走气，共为佐药。用甘草调和诸药。全方共奏补肾益气、活血化瘀、涩尿止遗之功效。针对病因，直击主证，故效如桴鼓。

陈其华教授在临床上常用益肾通癃汤加减来治疗前列腺增生患者；考虑患者已到耄耋之年，且病程已久，瘀滞明显，故将原方中的乳香、没药改为活血祛瘀作用较强的三棱、莪术、五灵脂，同时去掉具有固摄作用的金樱子，以防邪气留置；同时兼顾患者高龄，肝肾亏虚明显，故增加党参以健脾益肺，菟丝子补益肝肾，以助原方补肾益气之力量；考虑患者年事已高，各脏器功能已如幼儿之娇嫩，故药物剂量在成人的基础上减半，一剂药分两天服用，一天一次。二诊时，患者服药后，症状已有明显改善，纵观症状舌脉，考虑患者瘀滞已有所缓解，但湿热之邪较前明显，故在前方基础上增强其清热渗湿的作用，故添加石斛、淡竹叶、藿香、佩兰4味药，同时减弱其活血化瘀之力度，去掉五灵脂，继续服用；果不其然，三诊时，患者症状已基本好转，湿、热、瘀象均明显好转，便在前方基础上去掉淡竹叶、藿香、佩兰、三棱、莪术等清热渗湿活血化瘀之品，而增强补益肝肾之功效，添加了韭菜子、杜仲，果然是直中主证，服药后症状基本好转，生活质量明显提高；家属后来复诊硬是强烈要求再服2周中药来巩固疗效。

病案2

吴某，男，53岁，已婚。

初诊时间：2018年11月10日。

主诉：排尿困难逐渐加重2年余。

现病史：患者自诉2年前无明显诱因出现排尿困难，尿频，大约每1小时小便一次，每晚小便2～3次，曾于多家医院就诊，考虑为"前列腺增生"，予以抗前列腺增生等对症治疗后，症状稍有所缓解，但病情反复，且逐渐加重。

现症见：排尿困难，尿频，偶有尿道滴白，小便次数多，约每小时一次，夜尿2～3

次，纳食可，寐欠佳，大便正常。

查体：阴茎及阴囊未见异常；舌红，苔薄黄稍腻，脉细。

前列腺液常规：WBC+++/Hp，LP 稀少 /Hp。

泌尿系彩超：①右肾上盏强光团，约 4 mm×3 mm 大小，考虑结石或钙化灶；②左肾实质多发强光点，考虑钙化灶形成；③前列腺钙化。

西医诊断：①前列腺增生；②慢性前列腺炎。

中医诊断：精癃（湿热瘀阻证）。

治法：清热利湿，活血化瘀。

方药：前列清瘀汤加减。萆薢 10 g，黄柏 5 g，牛膝 15 g，苍术 10 g，白术 10 g，山药 15 g，藤梨根 15 g，郁金 10 g，败酱草 10 g，土茯苓 10 g，延胡索 10 g，乳香 10 g，没药 10 g，川楝子 10 g，三棱 15 g，莪术 15 g，赤芍 10 g，甘草 5 g。14 剂，水煎服。

二诊：服上药 14 日后，患者自诉尿频症状稍有改善，偶有尿道滴白基本消失，每晚小便 1 ~ 2 次，纳食可，寐一般，大便每日 2 次；舌稍红，苔薄黄，脉细。守前方基础上去川楝子、苍术，14 剂，水煎服。

三诊：服上药 14 天后，患者诉尿频症状明显好转，夜尿 0 ~ 1 次，纳食可，寐可，大便正常；舌红，苔薄黄，脉细。湿热之象已解，因病程久，耗伤阴液，临床表现以肾阴亏虚为主，改用养阴补肾汤加减。

治法：滋阴补肾填髓，活血化瘀通癃。

方药：养阴补肾汤加减：山药 15 g，生地黄 15 g，山茱萸 10 g，枸杞子 15 g，牛膝 10 g，杜仲 10 g，菟丝子 10 g，西洋参 5 g，女贞子 15 g，黄芪 20 g，淫羊藿 10 g，当归 10 g，醋三棱 10 g，醋莪术 10 g，煅龙骨 30 g，煅牡蛎 30 g，金樱子 50 g，甘草 5 g，芡实 30 g。14 剂，水煎服。

四诊：服上药 2 周后，患者诉偶有尿频，晚上基本上不起夜小便，纳寐可，大便正常；舌偏红，苔薄白，脉细。在前方基础上加牡丹皮 10 g，14 剂，水煎服。

五诊：服药 14 日后，患者诉尿频基本好转，余无特殊不适，纳寐可，大便正常；舌淡红，苔薄白，脉细。上方去三棱、莪术，煅龙骨、煅牡蛎用量减半，14 剂，水煎服。

【按语】陈其华教授诉随着我国人均寿命逐步延长，老龄人口数已占据全国总人口数相当大的比例，我国正逐步进入老龄化社会。随着老龄人口的增多，老年性疾病也随之增加。前列腺增生不仅发病率高，而且对老年男性的身心健康带来严重影响。有资料表明，男性在 50 岁后前列腺增生发病率随年龄的增长逐渐上升，50 岁以上的男性发病率超过 50%，80 岁以上的老年男性发病率甚至超过 80%。现代医学治疗前列腺增生的方法很多，相关文献报道丰富，但不外乎药物治疗和手术治疗两种方法，而中西联合治疗的方法往往疗效较好。

　　陈其华教授认为本案初诊时表现为前列腺增生与慢性前列腺炎并重，以湿热为主，《素问·至真要大论》有云："诸转反戾，水液混浊，皆属于热。"故治以清热利湿、活血化瘀，方选陈其华教授的经验方前列清瘀汤加减，方中萆薢、土茯苓、败酱草、黄柏为君药，清热利湿；延胡索、藤梨根、乳香、没药、三棱、莪术、赤芍为臣药，活血化瘀通络；牛膝善下行，既能利尿通淋，又能活血化瘀，白术、苍术、山药淡渗利湿、健脾助运，既辅佐君臣的功效，又防止清利通瘀日久损伤脾胃，川楝子、郁金行气止痛，共为佐药；甘草为使药，调和诸药。纵观全方，共奏清热利湿、活血化瘀之功，使湿热得去、气血得畅、精道得通，则病邪除。二诊时，考虑患者湿热之邪较前明显减轻，而患者纳食有所下降，可能是利湿祛邪之品苦燥寒凉碍胃，故去掉川楝子、苍术，以观后效；三诊时，可见患者诸症明显好转，斟酌可见，患者湿热之象已殆尽一二，而病程久，耗伤阴液，致肾阴亏虚，故改用养阴补肾汤加减来滋阴补肾填髓，活血化瘀通癃；四诊时，患者尿频不适基本好转，但舌苔偏红，考虑阴虚化热，故增加牡丹皮清热凉血，以助滋阴补肾之功；果不其然，五诊时，患者已无明显不适，故减轻活血化瘀之力，去掉三棱、莪术，且将收敛固涩之煅龙骨、煅牡蛎减半后，再续服一疗程来巩固疗效。本病案体现了中医治病在不同的阶段使用不同药物的治疗方法，是中医临床辨证施治的具体体现。

（张彪）

第八节　尿路感染

　　尿路感染，又称尿感，属于中医"淋证"范畴，多属实证，为热邪、湿邪、气滞、血瘀，或湿、热、气、瘀交错阻塞尿道所致。多数为热邪或湿热之邪阻塞尿道所致。热重则刺痛，湿重则胀痛，痛越剧则热越重。偶可见于虚证，其痛多为隐痛、空痛、坠痛、冷痛。西医指各种病原微生物在尿路中生长、繁殖而引起的炎症性疾病，多见于育龄期妇女、老年人、免疫力低下及尿路畸形者。常见的临床表现为尿频、尿急、尿痛、排尿困难，甚则出现恶心呕吐、发热恶寒、腰痛等症状，西医治疗方法多为抗生素治疗，适合急性期尿路感染，对于慢性患者疗效欠佳。

病案 1

王某某，男，48 岁，已婚。

初诊：2021 年 8 月 6 日。

主诉：尿频、尿急、尿痛反复 1 年余，再发 7 天。

现病史：患者诉近 1 年来无明显诱因反复出现尿频、尿急、尿痛，曾多次于外院泌尿外科门诊诊治，经抗生素类药物（使用过多种静脉滴注、口服抗生素）治疗，症状虽能缓减但很快复发，患者为此苦恼不已转而求治中医。此次复发。

现症见：尿频、尿急、尿痛，伴有口干，尿道口有轻微红肿，腰部、会阴部无疼痛，精神欠佳，纳食可，寐安，大便调；舌红，苔黄，脉数。

尿常规：白细胞 3 ～ 5 个 /HP，红细胞 ++/HP。

西医诊断：尿路感染。

中医诊断：热淋（湿热下注证）。

治法：清热祛湿，利水通淋。

方药：五淋散加减。赤茯苓 15 g，芍药 10 g，当归 10 g，炒栀子 10 g，甘草 5 g，萹蓄 10 g，盐车前子 15 g，滑石粉 10 g，瞿麦 10 g。7 剂，水煎服。

嘱患者保持心情舒畅，多饮水，多排尿。

二诊：服上药 7 剂后，患者尿频、尿急、尿痛症状缓解，无口干，尿道口红肿消失，腰部、会阴部无疼痛，精神可，纳食可，寐安，二便调；舌淡红，苔薄白，脉滑。尿常规提示白细胞 1 个 /HP。在前方基础上，加薏苡仁 10 g，玉米须 10 g。

三诊：服上药 7 剂后，尿频、尿急、尿痛症状缓解，无口干，尿道口红肿消失，腰部、会阴部无疼痛，精神可，纳食可，寐安，二便调；舌淡红，苔薄白，脉滑。尿常规提示正常。续服前方 7 剂巩固疗效。

【按语】陈其华教授认为尿路感染是泌尿男科的常见病之一，泌尿系统包括尿道、膀胱、输尿管、肾盂，这些部位的感染统称泌尿系统感染或尿路感染。《诸病源候论·淋病诸候》："血淋者，是热淋之甚者，则尿血，谓之血淋。"血淋系"六淋"之一，属淋证范畴。血淋病位主要在膀胱和肾，且与肝脾亦有关。其主要发病机制为湿热蕴结下焦，导致膀胱气化不利。病久则可由实转虚，而见虚实夹杂证。常见原因：外感六淫，饮食不节，嗜食醇酒、肥甘厚腻之品，房事不洁。《丹溪心法》云："淋有五，皆属乎热。"湿热之邪在尿路感染的发生、发展中有着重要的作用。又因本病病程冗长且反复发作，本虚标实、虚实夹杂，故陈其华教授在治疗上慎用峻猛苦寒之品，以免更伤肾气，强调治病需"和缓"，徐徐图之。治疗当以清热祛湿，利水通淋。方用五淋散化裁方，方以赤芍药、当归凉血和血，赤茯苓、炒栀子、萹蓄、盐车前子、滑石粉、瞿麦清热利湿，甘草解毒和中，诸药配伍，有清热祛湿、利水通淋之功。

病案 2

李某，男，23 岁，未婚。

初诊：2022 年 4 月 28 日。

主诉：发现血尿 3 天，小便灼热涩痛 1 天。

现病史：患者 3 天前无明显诱因出现尿血，尿液颜色鲜红，肉眼可见，未到医院就诊，昨日开始出现尿道刺痛，于是到我院门诊寻求治疗。

现症见：小便灼热涩痛，可见尿道口红肿，有尿血、尿频、尿急，伴口干口渴，喜冷饮，口舌生疮，心烦躁扰，夜不能寐，腰部、会阴部无疼痛，精神欠佳，大便正常；舌红，苔黄，脉数。

尿常规：白细胞 1 ~ 2 个 /HP，红细胞 ++++/HP。

西医诊断：尿路感染。

中医诊断：血淋（心火热盛证）。

治法：清心凉血，利水通淋。

方药：导赤散加减。生干地黄 10 g，山木通 10 g，生甘草 10 g，白茅根 20 g，小蓟 10 g。7 剂，水煎服。

嘱患者清淡饮食，多饮水，多排尿。

二诊：服上药 7 剂后，血尿消失，小便灼热涩痛、尿频、尿急症状缓解，口舌生疮、心烦躁扰消失，无口干口渴，尿道口红肿减轻，腰部、会阴部无疼痛，精神可，纳食可，寐安，二便调；舌淡红，苔薄白，脉滑数。尿常规：白细胞 0 ~ 1 个 /HP，在前方基础上，加黄连 2 g，栀子 10 g。

后电话告之尿常规正常，症状消失。

【按语】此证是心经火热下移小肠所致。《医宗金鉴·删补名医方论》："心与小肠为表里也，然所见口糜舌疮、小便黄赤、茎中作痛、热淋不利等证，皆心移热于小肠之证。"陈其华教授认为，尿路感染，大部分医者都会第一反应在下焦，但该患者出现口干口渴、口舌生疮的症状，需要从心火考虑，心火循经上炎，故见心胸烦热、面赤、口舌生疮；火热之邪灼伤津液，故见口渴、意欲饮冷；心热下移小肠，故见小便赤涩刺痛；舌红、脉数，均为内热之象。本证应该选择清心火，心火清则外行之血归络，当先清心火后利小便。本方选择《太平惠民和剂局方》导赤散，本方用于心经火热证，临床应用以心胸烦热、口渴面赤、口舌生疮、小便赤涩、舌红脉数为辨证要点。方中生地黄清热凉血，兼能养阴；木通、竹叶清心降火，利水通淋；生甘草和胃清热，通淋止痛。心火旺盛则加黄连、栀子等清泻心火，尿血多者则加白茅根、小蓟等以止血通淋。方中木通苦寒，生地黄阴柔寒凉，故脾胃虚弱者慎用。灵活加减，方能取得良好疗效。

（龙柳芽）

第九节　阳痿

阳痿是指男性性成熟后，除了正常的性欲衰退时期，性交时阴茎不能勃起，或虽勃起但勃起不坚，或勃起不能维持出现中途疲软，以致不能进行或完成性交全过程的一种疾病。中医学又称之为"阴痿""筋痿"，相当于西医学所说的"阴茎勃起功能障碍"。有数据显示，成年男性中有 5% ~ 10% 患有不同程度的阳痿。西医学认为本病病因复杂，涉及心理、精神、血管、神经、内分泌及某些器质性病变等多种因素。

病案 1

李某，男，35 岁，已婚。

初诊：2020 年 6 月 10 日。

主诉：阴茎勃起无力逐渐加重半年。

现病史：患者诉半年前因与妻子闹矛盾而逐渐出现阴茎勃起无力，或勉强性交，但不能达到性高潮。曾自服"参桂鹿茸丸"等药无效。

现症见：阴茎不能勃起，心情郁闷，烦躁易怒，会阴部胀痛不适，口干口苦，夜寐不安，大便正常，小便黄；舌淡红，苔薄白，脉弦。

B 超检查：双侧睾丸大小正常，前列腺稍大，内有散在小光点。

前列腺液常规：白细胞 3 ~ 5 个 /HP。卵磷脂小体 ++/HP。

阴茎多普勒血流检查：阴茎血流速减弱。

西医诊断：勃起功能障碍。

中医诊断：阳痿（肝气郁结证）。

治法：疏肝解郁。

方药：逍遥散加减。柴胡 10 g，白芍 20 g，当归 10 g，枳实 15 g，茯苓 15 g，薄荷 5 g，栀子 10 g，郁金 10 g，甘草 5 g，王不留行 30 g。14 剂，水煎服。

嘱患者保持心情舒畅，多与妻子沟通，树立战胜疾病的信心。

二诊：服上药 7 剂后，患者觉心情郁闷稍有好转，会阴部胀痛减轻，仍觉阴茎不能勃起，口干口苦，夜难入寐；舌淡红，苔薄白，脉弦。在前方基础上加生地黄 10 g，夜交藤 20 g，丹参 10 g。

三诊：服上药 7 剂后，患者阴茎尚能勃起，但不坚硬，且不能持久，心情较前舒畅，偶有会阴胀痛，口苦口干大减，夜能入寐。在上方基础上去栀子、枳实，加淫羊藿 5 g。

四诊：服上药 7 剂后，症状基本消失，阴茎能勃起，亦有一次较满意性生活，夜寐安，心情舒畅；舌淡红，苔薄白，脉缓。续服前方 7 剂巩固疗效。

【按语】陈其华教授认为阳痿是男科的常见病、多发病，除老年男性因增龄所致阳痿外，青壮年男性阳痿并不少见。西医认为阳痿（勃起功能障碍）有器质性原因和心理性原因两种。从发病情况来看，阳痿有原发性阳痿和继发性阳痿之别。陈其华教授认为心理性阳痿占大多数，特别是青壮年患者和继发性阳痿患者中，心理性阳痿者十有八九。常见原因有情志不舒，所欲不遂或过于自卑，或多愁善感等。肝主宗筋，主疏泄，喜条达，情志不舒，导致肝气郁结，气机不畅，宗筋气血无以充盈舒达，故痿而不起。正如《杂病源流犀烛·前阴后阴源流》："又有失志之人，抑郁伤肝，肝木不能疏达，以致阴痿不起。"此患者因夫妻矛盾，感情不和，肝气郁结而罹患。故此证型之阳痿，治疗应从"肝"入手，疏肝解郁、理气活血为主要治法。首选逍遥散为主方并随证加减。方中柴胡、郁金疏肝解郁，枳实、王不留行理气，薄荷配柴胡轻清宣散，舒达气机。患者口干口苦，为气滞久郁有化热化火之象，故配以栀子清火泄热，肝为刚脏，体阴用阳、肝病易化阳伤阴，故配白芍、当归滋养肝之阴血以助肝脏疏泄功能的早日恢复。待肝郁气滞之病因解除后，又加少量淫羊藿温肾助阳，则效更佳。纵观全方配伍，体现标本兼治，治病求因之根本。临证之时，又不乏随证加减之灵活。适当的心理疏导亦很重要，只有身心同治，方能达到满意疗效。

病案 2

胡某，男，37 岁，已婚。

初诊：2021 年 6 月 10 日。

主诉：阴茎不能勃起 2 年。

现病史：诉近 2 年来无明显诱因出现阴茎勃起无力且逐渐加重，曾在多家医院诊治，疗效不显，自己曾服用补药亦无效。患者 2 年前曾患尿道炎，在外院治疗后基本痊愈，且无固定职业，嗜酒、抽烟多年。

现症见：阴茎基本不能勃起，性欲一般，口干口苦，饮食欠佳，夜寐可，阴囊潮湿瘙痒，小腹会阴胀痛不适，小便黄，尿频，大便稍稀，每日 1 ~ 2 次。小便时尿道有少许白色分泌物溢出。

查体：外生殖器发育正常；舌质偏红，苔黄腻，脉弦细。

前列腺液常规：白细胞 +/HP，卵磷脂小体 +/HP。

前列腺液培养：无菌生长。

阴茎多普勒血流检查：阴茎血流速减慢。

西医诊断：①勃起功能障碍；②慢性前列腺炎。

中医诊断：①阳痿（湿热蕴结证）；②精浊（湿热蕴结证）。

治法：清利湿热。

方药：萆薢渗湿汤加减。萆薢15g，薏苡仁30g，黄柏10g，茯苓15g，丹皮10g，泽泻10g，滑石20g，地龙10g。7剂，水煎服。并嘱患者戒酒，少抽烟。

二诊：服上药7剂后，患者觉阴囊潮湿感减轻，大便正常，小便稍黄，阴茎仍不能勃起，食欲欠佳，会阴小腹仍胀痛不适；舌质偏红，苔薄黄腻，脉细。守前方加王不留行30g，郁金10g。

三诊：服上药7剂后，患者诸症大减，阴茎能短暂勃起，但勃而不坚，且不持久，口稍干，饮食一般，大便调，小便清，小腹轻微胀痛；舌质偏红，苔薄黄腻，脉细。守前方去滑石、丹皮，加淮山药15g，白术10g。

四诊：服上药7剂后，诸症基本消失，阴茎能勃起，但不持久，亦不坚挺，饮食睡眠可，二便调；舌淡红，苔薄黄，脉细。守前方续服7剂。

五诊：患者诉服上药后诸症完全消失，性生活恢复正常。要求巩固疗效；舌淡红，苔薄稍黄，脉缓。遂予知柏地黄丸9g，每日2次，口服，巩固疗效半个月。

【按语】陈其华教授认为阳痿为湿热蕴结下焦所致者临床常见，且好发于青壮年。本证型阳痿多见于兼有下尿路感染、前列腺炎、生殖系统感染病史患者。精浊（慢性前列腺炎）患者病程超过2年时（湿热蕴结不去）多并发阳痿。长期酗酒或过食肥甘厚味者亦易内生湿热，下注肝经，蕴于精室，宗筋弛缓，导致阳痿。如《素问·生气通天论》："湿热不攘，大筋软短，小筋弛长，软短为拘，弛长为痿。"陈其华教授认为凡青壮体盛之人，原本性功能正常，无明显诱因出现阳事难举或不举者，接诊时宜先进行相关检查，首先考虑是否有精浊（慢性前列腺炎）之可能，还要询问其生活饮食习惯、是否酗酒、是否长期过食肥甘厚腻之品、是否长期在潮湿闷热之环境中工作，如此等等皆应详查。再结合舌脉之征象，如见舌红或淡红苔黄腻，脉细或濡细者，此阳痿属湿热蕴结所致者多见，治疗当以清利湿热为主。如为慢性前列腺炎所致阳痿，当先治疗慢性前列腺炎这一原发病；如为饮食不节所致，当及时改变饮食习惯；如为工作环境所致，当改善工作条件，避免久处潮湿之地。

陈其华教授在临床上以萆薢渗湿汤为治疗阳痿（湿热蕴结）的基本方。方中萆薢、薏苡仁、茯苓、泽泻利水除湿，黄柏、丹皮、滑石清热利湿。首诊加地龙，活血通络利湿。二诊时患者小腹胀痛明显，故加郁金、王不留行理气散结以助气血畅行。三诊时患者热邪已衰大半，故去滑石、丹皮等寒凉之品免伤脾胃，同时加淮山药、白术健脾化湿以助运化。至五诊时病邪已清，诸症已消，故用知柏地黄丸缓剂善后，以求进一步疗效巩固。

（覃薇霖）

第十节 早泄

早泄是男性常见疾病之一，主要表现为射精潜伏期短、射精控制能力差、性满足程度低，可分为原发型和继发型两种，临床多以原发为主。由于射精神经生理及早泄的发病机制尚未完全阐明，目前认为主要以心理因素为主，至今仍然没有一种非常有效的西医治疗方法。中医学称之为"鸡精""早泄"，病位在肾、精室。

病案1

郭某，男，32岁，已婚。

初诊：2021年3月8日.

主诉：早泄10年余，加重1年。

现病史：患者诉10余年前无明显诱因出现早泄，时间≤3分钟，患者曾于多家医院就诊，予以西药口服等治疗（具体治疗方案未告知），疗效不佳，后患者未再进行诊治。1年前，患者觉症状加重，同房1分钟左右即射精，遂慕名至陈其华教授处寻求中医治疗。

现症见：患者同房时间≤1分钟即射精，伴勃起无力，腰膝酸软，精神状态欠佳，纳食可，难入寐，二便调；舌淡红，苔薄白，脉细弱。既往有长期手淫史，未从事重体力工作。

西医诊断：早泄。

中医诊断：早泄（肾阳不足证）。

治法：填精益气，温肾壮阳。

方药：温阳补肾汤加减。枸杞15 g，当归10 g，杜仲10 g，山药20 g，山茱萸

10 g，肉桂 5 g，熟地黄 15 g，肉苁蓉 20 g，淫羊藿 20 g，黄芪 20 g，菟丝子 15 g，补骨脂 15 g，牛膝 10 g，首乌藤 20 g，甘草 3 g，14 剂，水煎服，每日 1 剂，分 2 次服，佐以鲜人参䗪、龟鹿二仙膏与中药同服。

嘱患者戒除手淫；节制房事（每周 1 次）；适当锻炼身体；少饮酒；规律作息。

二诊：服药 14 剂后，腰膝酸软好转，精神状态明显改善，早泄时间同前，仍觉勃起无力，无口干口苦，纳食可，寐改善，二便调；舌淡红，苔薄白，脉细弱。患者服药症状有所改善，守原方，续以 14 剂，仍佐以鲜人参䗪、龟鹿二仙膏同服。

三诊：服药 14 剂后，腰膝酸软症状基本消失，精神状态良好，同房时间延长至 2 分钟左右，勃起稍有改善，无明显口干口苦，纳寐可，二便调；舌淡红，苔薄白，脉细弱。前方去杜仲、牛膝、首乌藤，加煅龙骨 30 g，煅牡蛎 30 g，14 剂，佐鲜人参䗪同服，加予利多卡因气雾剂外用。

四诊：服药 14 剂后，同房时间较前明显延长，约 5 分钟，勃起满意，稍口干无口苦，纳寐可，二便调；舌淡红，苔薄白，脉细。前方去肉桂，14 剂，继续配合利多卡因气雾剂外用。

五诊：服药 14 剂后，同房时间延长至 6 分钟左右，已达患者期望疗效，无口干口苦，纳寐可，二便调；舌淡红，苔薄白，脉细。守前方 14 剂巩固疗效。

【按语】中医认为，早泄根本原因责之于肾，肾主生殖，藏精，为先天之本，如《评选继志堂医案》所记载："精之所以能安其处者，全在肾气之，封藏不失其职，虚者反之。"故早泄多见于肾阴阳不足，或兼夹湿、热、痰、瘀。《医林绳墨》言："凡遇阴子之病，当从乎肝治，阴茎之病，亦从乎肝治，阴囊之病，当从乎脾治，精道之病，当从乎肾治。"本案患者因长期手淫，后又长期早泄，致使肾精、肾阳俱不足，治当以填精为主，兼以温肾、益气。患者长期失精，损伤根本，无精以化气，无气以摄精，故早泄日渐加重，予肉苁蓉补肾益精，山茱萸补益肝肾、收涩固脱，以期标本同治；肾精不足，阳气无以化生，故见阳痿，予淫羊藿、菟丝子、补骨脂补肾壮阳，肉桂补火助阳；腰为肾之府且肾主骨，肾阳不足则见腰膝酸软，予牛膝、杜仲补肝肾、强腰膝；脑窍、心神不得肾精上输滋养则见精神欠佳、难入寐，予黄芪、山药健脾益肾补气，首乌藤养心安神；佐以枸杞滋补肝肾，熟地黄益精填髓；当归补血活血，以防药物滋腻碍气；甘草调和诸药。此方纯补无泻，标本兼治，适用于一派虚象者。无形之阳气易补，有形之精液难补，服药14剂后，阳虚症状有所改善，但仍见早泄，故嘱其续服14剂。三诊时，腰膝酸软、寐不安等症基本改善，故去牛膝、杜仲、首乌藤，此时患者仍有失精早泄现象，故应加用收敛之品，如煅龙牡。四诊时疗效明显，肉桂大热，久用恐伤阴液，故去之。五诊时，疗效已达患者期望，诸兼证均已好转，可视为临床治愈，续服原方巩固疗效为宜。

病案2

樊某，男，31岁，已婚。

初诊：2021年6月26日。

主诉：早泄3年余。

现病史：患者诉3年前出现同房2分钟左右即射精，伴勃起不坚，未曾服药治疗。

现症见：患者同房时早泄，时间≤2分钟，伴勃起不满意，性生活每周2次，夜间手足心发热，双侧腰背部酸痛，久站后明显，口干，无口苦，纳寐可，二便调；舌稍红，苔薄白，脉细。既往体健，有手淫史。

西医诊断：早泄。

中医诊断：早泄（肾阴亏虚证）。

治法：填精益髓，滋阴补肾。

方药：养阴补肾汤加减。山药15g，生地黄15g，山茱萸10g，枸杞10g，杜仲10g，菟丝子10g，甘草5g，女贞子15g，黄芪20g，淫羊藿10g，当归10g，熟地黄15g，龟甲20g，鳖甲20g，牛膝10g。14剂，水煎服，每日1剂，分2次服，配合中药膏方养阴膏、龟鹿二仙膏同服。

嘱戒除手淫，忌饮酒，规律作息。

二诊：服药14剂后，早泄时间≤4分钟，勃起功能改善，已无夜间手足心发热，腰背部酸痛稍有好转，稍口干，无口苦，纳可，夜寐多梦，二便调；舌稍红，苔薄白，脉细。前方去龟甲、鳖甲、生地黄，加酸枣仁10g，芦根10g，14剂，佐以龟鹿二仙膏同服。

三诊：服药14剂后，同房时间为7~10分钟，勃起功能可，腰背部酸痛明显好转，重劳力活动后稍有复发，无口干口苦，纳寐可，二便调；舌淡红，苔薄白，脉细。疗效满意，守前方续服14剂巩固疗效。

【按语】本案患者早泄日久，气为阳，精为阴，长期失精可致阴液不足，久不治则阴虚火旺，而复致早泄，《杂病源流犀烛》有云："有因脾胃湿热，气不化精……阴火一动，精随而出。"故治当以填精为主，兼滋肾阴。患者长期早泄失精，予女贞子、枸杞滋补肝肾，山茱萸补益肝肾、收涩固脱；久病阴损及阳，则可见阳事不举，予淫羊藿、菟丝子补肾壮阳，又取其意如《景岳全书·新方八略引》言："善补阴者，必于阳中求阴，则阴得阳升而泉源不竭。"阴液亏损，无以制阳，夜间阳不入阴而致手足心发热，予龟甲、鳖甲滋阴潜阳、退热除蒸；病位在肾则见腰膝酸软，予牛膝、杜仲补肝肾、强腰膝；虚火上炎，耗伤阴津，故有口干，予生地黄滋阴补肾，熟地黄益精填髓，二地黄滋阴兼有凉血之功；佐以黄芪、山药健脾益肾补气，补后天之本使精有所源；当归补血活血，养阴润燥；甘草调和诸药。此方标本兼治，服药14剂即有明显疗效，故暂不予收敛固涩之品。五心烦热之象基本好转，可去龟甲、鳖甲、生地黄等退热之品。肾阴不制心火致夜寐多梦，加酸枣仁养心补肝、宁心安神。续以14剂疗效即达预期。此方未大量使用固涩之品，因观患者虽早泄已久，但精亏症状尚不明显，缓则治其本，故以补益为主。

病案3

刘某，男，31岁，已婚。

初诊：2022年6月15日。

主诉：早泄1年余。

现病史：患者1年前出现同房时间缩短，≤1分钟，曾于当地诊所口服中药7剂（未见具体处方），疗效不满意，后未再治疗。

现症见：早泄时间≤1分钟，勃起尚可，稍感疲乏，口干明显，每日大量饮水，纳食可，夜寐多梦，尿频、尿急，大便偶不成形，每日2～3次；舌稍红，苔黄腻，脉弦。既往有脂肪肝病史，青春期曾有手淫史，体型肥胖，每日饮酒约250 mL。

西医诊断：早泄。

中医诊断：早泄（肝经湿热证）。

治法：泻肝清热利湿。

方药：龙胆泻肝汤加减。龙胆草5 g，栀子10 g，黄芩10 g，柴胡10 g，生地黄10 g，车前子15 g，泽泻10 g，通草5 g，牡丹皮10 g，玄参10 g，知母10 g，莲子心

5 g，淡竹叶 10 g，萆薢 15 g，薏苡仁 30 g，茯苓 15 g。14 剂，水煎服，每日 1 剂，分 2 次服，配合中药膏方三才封髓膏同服。

嘱忌饮酒，少食油炸辛辣等滋腻之品。

二诊：服药 14 剂后，诉早泄明显改善，时间为 4～5 分钟，勃起可，性生活每周 2～3 次，稍感疲乏，口干好转，纳食可，夜寐安，已无明显尿频、尿急，大便仍偶有不成形，每日 2 次；舌稍红，苔薄黄腻，脉弦。前方去通草、玄参、知母、莲子心，泽泻改为 15 g，加黄芪 20 g，14 剂，佐以三才封髓膏。

三诊：服药 14 剂后，同房时间明显延长，≥10 分钟，疲乏感改善，无明显口干口苦，纳寐可，小便调，大便偶不成形，每日 1 次；舌淡红，苔薄白腻，脉细。前方去龙胆草、栀子、牡丹皮，续以 14 剂巩固疗效。

【按语】此案患者形体肥胖，嗜酒，肥人多痰湿，郁久则生热，又如《灵枢·经筋》云足厥阴之筋"上循阴股，结于阴器，络诸筋"，有肝主阴器一说。湿性趋下，易犯肝经，发为早泄。《读医随笔》中记载："凡肝热郁勃之人，于欲事每迫不可遏，必待一泄，始得舒快……肝以疏泄为性，既不得疏于上，而陷于下，遂不得不泄于下。"故治当以泻肝、清热、利湿。湿热侵犯肝经，首选龙胆草、栀子、黄芩、柴疏肝泄热；患者早泄 1 年，精液尚未大量亏损，阳气尚充，故勃起功能可，此时正气未虚，邪气充盛，不可采用固涩之法；湿邪重浊黏滞，易致疲乏及大便溏薄，故选薏苡仁、茯苓淡渗利湿；湿邪郁久化热，灼伤阴液，故有渴欲饮水，予泽泻、萆薢清热利湿，此患者热重于湿，再加牡丹皮、知母清热泻火，佐以玄参生津；热扰心神，致夜寐多梦，予莲子心清心安神；湿热下注，膀胱气化不利，故见尿频、尿急，予车前子、通草、淡竹叶利尿通淋。患者诸症俱实，故此方纯泻无补。二诊时，早泄明显改善，热象稍退，故去通草、玄参、知母、莲子心；湿性黏滞难除，加大泽泻用量；此方大多苦寒之品，恐伤正气，予以黄芪补气健脾。续服 14 剂后已达患者期望目标，热象已除，仍有湿邪留滞，故去龙胆草、栀子、牡丹皮苦寒之品，续服巩固疗效，并嘱患者愈后忌酒，忌食肥甘，适当运动，增强体质。

（易可兰）

第十一节 遗精

遗精是指不在性交时及自慰情况下，精液自行流出的情况，分为生理性和病理性，若频率达到了每周 2 次以上或在有正常性生活的情况下仍然经常遗精则称为病理性遗精，西医通常将病理性遗精视为某些疾病的伴随症状，而不单独作为一种疾病，治疗上多从原发疾病入手，尚无针对遗精的系统治疗方案。中医称生理性遗精为"溢精"，病理性遗精为"遗精"，病位在肾、精室。

病案 1

蔡某，男，18 岁，未婚。

初诊：2022 年 9 月 23 日。

主诉：频繁遗精 3 年。

现病史：患者青春期频繁手淫后，3 年前出现频繁遗精，患者未予重视，后遗精频率逐渐增加，每周 3 ~ 4 次。

现症见：患者频繁梦遗，每周 3 ~ 4 次，伴头晕，腰膝酸软，疲乏无力，口淡，纳食一般，食后胃脘部胀气，夜寐易醒，小便频，大便调；舌淡红，苔白腻，脉细弱。手淫已戒除 3 年，否认性生活史。

西医诊断：遗精。

中医诊断：遗精（肾精不固证）。

治法：补肾摄精，健脾化湿。

方药：金锁固精汤合参苓白术散加减。沙苑子 20 g，芡实 20 g，莲须 10 g，煅龙骨 30 g，煅牡蛎 30 g，莲子 10 g，党参 15 g，茯苓 15 g，白术 15 g，白扁豆 10 g，陈皮 10 g，砂仁 5 g，酸枣仁 10 g，甘草 5 g。14 剂，水煎服，每日 1 剂，分 2 次服，配合中药膏方健脾化湿膏同服。

嘱患者加强锻炼，增强体质。

二诊：服药 14 剂后，遗精频率降低，每周 2 ~ 3 次，现仍偶有头晕，腰膝酸软、疲乏无力均有好转，食欲一般，仍有进食后胃脘部胀满不适，夜寐改善，二便调；舌淡红，苔白腻，脉细弱。前方去酸枣仁，加杜仲 10 g，肉苁蓉 20 g，山楂 10 g，麦芽 10 g，枳实 10 g，厚朴 10 g，续服 14 剂，佐以健脾化湿膏。

三诊：服药 14 剂后，诉服药期间共遗精 3 次，头晕好转，体力活动后有腰膝酸软，已无疲乏感，食欲增强，胃脘部饱胀感减轻，矢气增多，夜寐安，二便调。舌淡红，苔薄白腻，脉细。前方去党参、白术、甘草，续服 14 剂，嘱隔日 1 剂，共服 28 天。

四诊：服药 14 剂后，诉服药期间共遗精 2 次，基本无头晕、腰膝酸软等不适，纳食可，进食后稍有胀满感，活动后即缓解，夜寐安，二便调；舌淡红，苔薄白，脉细。前方去枳实、厚朴、山楂、麦芽、杜仲，续服 14 剂巩固疗效。

【按语】其论述首见于《黄帝内经》："恐惧而不解则伤精，精伤则骨酸痿厥，精时自下。"遗精的主要病机是肾虚、脾弱、君相火旺，病位心、肝、脾、肾均有涉及，其中最主要的是肾虚。陈其华教授认为精藏于肾，无论何种病因所致遗精均应注意补肾。本案患者自青春期起即有手淫习惯，后又长期遗精，在肾气尚未充盛时大量失精，致使精不化气、气不摄精的恶性循环，如《诸病源候论》中所云："肾气虚弱，故精溢也。见闻感触则动肾气，肾藏精，今虚弱不能制于精，故因见闻而精溢出也。故治当补肾摄精。患者遗精频繁，精亏不能上养脑窍故见头晕，肾府失养则见腰膝酸软，予沙苑子、芡实、莲须、莲子补肾固精，煅龙骨、煅牡蛎收敛固涩，以期标本同治；素体脾弱，纳食不化，则见食后饱胀，予陈皮、砂仁健脾理气；脾不运则易生湿，湿气困阻则见疲乏无力，予茯苓、白扁豆健脾化湿，党参、白术、甘草健脾补气；肾精不济心神，心神不安，可见夜寐易醒，予酸枣仁宁心安神。服药后患者遗精频率有所降低，心神得养，去酸枣仁；纳食欠佳，加山楂、麦芽开胃除滞；在原方基础上，加强补肾、行气之功，予杜仲补肝肾、强腰膝，肉苁蓉补肾助阳，枳实、厚朴行气宽中。三诊时遗精再有好转，脾弱诸症基本好转，去党参、白术、甘草，但湿邪黏滞难除，故再予 14 剂，嘱隔天 1 剂延长服药时间。四诊时 1 个月仅遗精 2 次，已达生理性遗精范畴，兼证已除，故去枳实、厚朴、山楂、麦芽、杜仲，续服巩固疗效。此方在补肾固精之时，兼顾健脾除湿，先后天之本相辅相成，使精液化生有源，肾精又可上济脾土，如此可望病愈。

病案 2

周某，男，20 岁，未婚。

初诊：2019年9月9日。

主诉：频繁遗精1年余。

现病史：患者诉1年前出现频繁遗精，每周2～3次，未做治疗，近期稍感疲乏，影响生活学习，遂前来陈其华教授处求治。

现症见：频繁遗精，每周2～3次，精液浓稠，久站后易疲乏，精神不集中，学习压力较大，平素性情急躁，口干口苦，纳寐可，尿频、尿急，大便调；舌红，苔黄腻，脉弦细。既往有手淫史，已戒除1年，否认性生活史。

西医诊断：遗精。

中医诊断：遗精（心肝火旺证）。

治法：清肝泻火，镇心安神。

方药：龙胆泻肝汤加减。龙胆草5g，栀子10g，黄芩10g，柴胡10g，生地黄10g，车前子15g，泽泻10g，通草5g，知母10g，煅龙骨30g，煅牡蛎30g，金樱子30g，芡实30g，甘草5g。14剂，水煎服，每日1剂，分2次服。

嘱放松心情，规律作息，以树立战胜疾病的信心。

二诊：服药14剂后，遗精次数减少，每周1次，仍觉疲乏，精神不集中，稍有口干口苦，纳寐可，稍尿频，无尿急，大便调；舌稍红，苔薄黄腻，脉弦细。守前方，14剂续服。

三诊：服药14剂后，仍每周遗精1次，诉疲乏加重，学习难以集中精力，精神压力大，无口干口苦，纳寐可，二便调；舌稍红，苔薄黄，脉弦细。改方为丹栀逍遥散加减：牡丹皮15g，栀子10g，白芍10g，白术15g，柴胡10g，当归10g，薄荷5g，郁金10g，黄芪20g，补骨脂15g，肉苁蓉15g，熟地黄10g，益智仁20g，金樱子30g，芡实30g，珍珠母30g，甘草5g，14剂，水煎服。

四诊：服药14剂后，诉服药期间未再遗精，疲乏感明显减轻，精力充沛，近期心情愉悦，无特殊不适感，无口干口苦，纳寐可，二便调；舌淡红，苔薄黄，脉细。前方去丹皮、栀子、珍珠母、当归，续服14剂巩固疗效。

【按语】本案患者因学习压力大，精神紧张，肝气郁结不得抒发，《灵枢·经脉》记载，肝足厥阴之脉"循股阴入毛中，过阴器，抵小腹"，肝失疏泄易致阴器为病。肝郁久则化火，上扰及心，心为阳脏，易化火生热，君相火旺，发为遗精，《杂病源流犀烛》记载："心为君，肝肾为相，未有君火动而相火不随之者，故寐时神游于外，欲为云雨，则魂化为形，从而行焉，精亦不容不泄矣。"观其症状，相火重于君火，故治当以清肝泻火为主，兼以镇心安神。患者平素性情急躁，又心思郁结，当选龙胆草、栀子清肝泻火，黄芩、柴胡疏肝理气，煅龙牡镇心安神兼收涩固精；火热伤津见口干口苦，予生地黄清热凉血生津、知母清热止渴；火邪沿肝经入小腹，致使膀胱气化不利，则见尿频、尿急，予车前子、泽泻、通草清热利尿通淋；患者长期失精，致肢体、脑窍失养，故见疲乏、精神不集中，予金樱子固精缩尿，芡实补肾固精，甘草健脾补气。服药1个月后，遗精次数明显减少，火热之象基本缓解，但仍见精亏、肝郁，故改方为丹栀逍遥散以加强疏肝解郁，加以补肾填精之黄芪、补骨脂、肉苁蓉、熟地黄、益智仁。服药后复诊，基本已无遗精，精神压力缓解，心情愉悦，嘱患者须改善生活方式，及时排解不良情绪。此案前期重在泻火，火热之邪已除但疗效欠佳，则须考虑根本病因，患者因学习压力大而致心思郁结，从而产生一系列症状，故应改治法为疏肝解郁，同时须患者配合改善生活方式，调畅情志，则可病愈。

病案3

文某，男，34岁，已婚。

初诊：2021年9月7日。

主诉：频繁遗精9年余。

现病史：患者诉9年前出现遗精，频率不定，其间辗转于多家医院就诊，中西医治疗均有尝试，服药时可改善症状，停药后再次复发，近期遗精次数增多，遂来求诊。

现症见：患者频繁遗精，有时2周1次，有时连续3天均遗精，每当劳累后易遗精，工作易疲劳，性生活每周2次，口干无口苦，纳食一般，难入寐、多梦易醒，尿频尿不尽，夜尿2次，大便调；舌淡红，苔薄白腻，脉细弱。手淫已戒除，平素工作压力大，既往有慢性胃炎病史。

西医诊断：遗精。

中医诊断：遗精（心脾两虚证）。

治法：补心养血，健脾益气。

方药：归脾汤加减。党参15g，白术15g，黄芪20g，当归10g，茯苓15g，远志10g，酸枣仁15g，木香5g，龙眼肉10g，大枣10g，金樱子30g，芡实30g，煅龙骨

30 g，煅牡蛎 30 g，山楂 10 g，麦芽 10 g，柴胡 10 g，郁金 5 g，甘草 5 g。14 剂，水煎服，每日 1 剂，分 2 次服，配合中药膏方安神助眠膏同服。

嘱放松心情，适当锻炼，节制性生活，每周 1 次。

二诊：服药 14 剂后，遗精次数减少，两周共遗精 5 次，疲劳感明显减轻，仍有口干，食欲好转，仍难入寐，睡眠质量较前明显改善，偶有做梦，夜尿减少，仍有尿不尽，大便调；舌淡红，苔薄白腻，脉细弱。前方加淡竹叶 10 g，麦冬 10 g，14 剂，佐安神助眠膏饭后同服。

三诊：服药 14 剂后，诉服药期间共遗精 3 次，高强度工作后有疲乏感，稍有口干，饮水后可缓解，纳食可，夜寐尚可，偶有做梦，夜间偶尔起夜，无尿频、尿不尽等，大便调；舌淡红，苔薄白腻，脉细。守前方续服 14 剂。

四诊：服药 14 剂后，遗精约每周 1 次，已无疲劳感，心情放松，无口干口苦，纳食可，夜寐安，二便调；舌淡红，苔薄白腻，脉细。前方去淡竹叶、麦冬，再予 14 剂巩固疗效。

【按语】本案患者因工作压力大，心思郁结，忧思恼怒，长久以来，暗耗心神，又素有胃病，脾胃虚弱，致使心脾两虚，正如《景岳全书》曰："有因用心思索过度辄遗者，此中气有不足，心脾之虚陷也"。故治当补心养血，健脾益气。患者思虑过度，损伤心脾，脾气下陷，气不摄精而致遗精，故用党参、黄芪健脾补气举陷；脾气不足则见四肢乏力、疲劳，予白术、大枣、甘草健脾益气；脾虚不运则水谷不化，致纳食欠佳，予山楂、麦芽健脾开胃除滞；心思郁结，暗耗心血，心神失养，则有难入寐、多梦易醒等，予以远志、酸枣仁、龙眼肉宁心安神，张介宾在《本草正》记载："远志功专心肾，可镇心止惊，辟邪安梦，壮阳益精，强志助力，以其气升，故同人参、甘草、枣仁，极能举陷摄精，交接水火。"心血不足，予当归补血活血；情志郁结，予以木香、柴胡、郁金疏肝解郁；佐以金樱子固精缩尿，芡实补肾固精，煅龙牡收敛固涩，以期急则治标。服药后诸症减轻，加用淡竹叶利尿除烦，麦冬生津止渴。服药 1 个月后遗精频率已达生理性遗精范畴，其余兼证均有所缓解，去偏寒之淡竹叶、麦冬，续服巩固疗效。此案患者因平素思索过度，伤及心血，后涉及脾，虽兼有情志郁结之证，但要分清主次，勿与肝气郁结证混淆，可在方中佐以疏肝之品，以达到更好疗效。

（林梦姣）

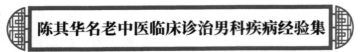

第十二节 少精子症

少精子症是指正常生育期男性禁欲 2 ~ 7 日，3 次以上精液化验精子密度 < 15×10^6/mL，或每次射精总数 < 39×10^6 个，而其他精液参数基本正常的病症。本病一般无明显临床症状，通常因不育就诊完善检查而诊断。少精子症归属于中医学"不育""精少""精薄""精清"等范畴，其核心病机为肾精亏损。现代医学认为该病与内分泌、感染、精索静脉曲张、遗传、药物等因素有关。

病案 1

孙某，男，32 岁，已婚。

初诊：2021 年 4 月 8 日。

主诉：婚后不育 3 年。

现病史：患者自诉与妻子结婚 3 年来一直未育，夫妻感情和睦，性生活基本正常，未采用避孕措施，女方检查未见异常。

现症见：平素规律性生活，偶有早泄、腰部酸软，自觉手足心发热，口干不口苦，伴盗汗，夜寐多梦，纳食可，二便正常；舌淡红，苔薄白，脉弦细。

精液常规检查：乳白色，精液量为 2 mL，pH 为 7.4，液化时间 < 30 分钟，浓度为 13.5×10^6/mL，前向运动精子百分比（PR）为 18%。

西医诊断：少精子症。

中医诊断：少精（肾精亏虚证）。

治法：滋阴填精。

方药：养阴补肾汤加减。山药 15 g，熟地黄 15 g，酒山茱萸 10 g，枸杞子 10 g，牛膝 10 g，杜仲 10 g，菟丝子 10 g，女贞子 15 g，淫羊藿 10 g，甘草 6 g，当归 10 g，首乌藤 20 g，酸枣仁 10 g，牡丹皮 10 g，赤芍 10 g。14 剂，水煎服，每日 1 剂，分 2 次服。配合口服赖氨葡锌颗粒、左卡尼汀溶液、维生素 E 胶囊。

二诊：服上药 14 剂后，患者觉手足心热、口干、腰部酸软稍有好转，仍夜寐不安、盗汗，二便正常；舌淡红，苔薄白，脉弦细。在前方基础上加五味子 10 g，合欢皮 10 g。14 剂，水煎服，每日 1 剂，分 2 次服。继续配合西药口服。

三诊：服上药 14 剂后，患者诉盗汗明显好转，手足心热基本消失，无明显口干、腰部酸软，夜寐较前明显改善，大便稍软，小便正常；舌淡红，苔薄白，脉细。前方基础上去当归、熟地黄、女贞子、牡丹皮、赤芍。14 剂，水煎服，每日 1 剂，分 2 次服。继续服用西药。

四诊：服上药 14 剂后，症状基本消失，夜寐安，二便调；舌淡红，苔薄白，脉稍细。续服前方 14 剂巩固疗程。嘱患者服完药 1 个月后于当地医院复查精液常规。

后电话告知精液检查结果：精液浓度为 $22.3 \times 10^6/\text{mL}$，前向运动精子百分比（PR）为 34%；半年后电话告知其妻已怀孕 2 个月。

【按语】如果经 3 次以上的精液检查，精子计数均低于 $15 \times 10^6/\text{mL}$ 时，就称为少精子症。引起少精子症的原因很多，较常见的有精索静脉曲张、生殖系统感染、内分泌失调、放射线及吸烟喝酒等。随着社会的发展，环境恶化、生活压力过大和生活习惯不规律等因素日益影响着男性的精子质量，临床中少精子症和弱精子症常常同时出现。陈其华教授认为辨治少精子症时首当分虚实，虚证多与肾阴或肾阳亏虚密切相关，实证多为湿热下注所致。

该患者为典型的肾阴亏虚之象，治疗应补肾填精，选用自拟方养阴补肾汤加减。养阴补肾汤为经方六味地黄丸和五子衍宗丸化裁而来，方中山药、熟地黄、酒山茱萸、当归滋养肾阴，枸杞子、菟丝子、女贞子补肾填精，佐以温补肾阳之杜仲、淫羊藿，取"阳中求阴"之义。患者盗汗，为阴虚难以制阳，迫津外出，阴本不足加之汗液外泄，津难上承口咽故见口干，故配以牡丹皮、赤芍养阴清热；夜寐不安，配以首乌藤、酸枣仁养心安神。二诊时仍夜寐欠佳，仍有盗汗，加以五味子固涩收敛、合欢皮解郁安神。三诊时症状已明显改善，疗效颇显，但考虑当归、熟地黄为补血养阴要药，久服恐碍胃助生滋腻之邪，赤芍、牡丹皮、女贞子性寒，现热象不显，故去之。"善补阴者，必于阳中求阴，则阴得阳升而泉源不竭"，纵观全方配伍，重在补阴，少以温阳，体现阳中求阴，故成效卓著。

病案 2

杨某，男，29 岁，已婚。

初诊：2020 年 6 月 12 日。

主诉：婚后不育2年。

现病史：患者自诉结婚2年来其妻一直未孕，夫妻同居，对性生活不满意，未采用避孕措施，女方检查正常。曾自服他达拉非等药无效。

现症见：阴茎勃起不坚，易中途疲软，伴早泄，时间＜3分钟，疲乏无力，纳食一般，夜寐尚可，无口干口苦，大便不成形，小便正常；舌淡红，苔白腻，脉细弱。

精液常规检查：乳白色，精液量为3 mL，pH为7.6，液化时间＞60分钟，浓度为13.2×10^6/mL，精子总活力（PR+NR）为36%。

西医诊断：少精子症。

中医诊断：少精（肾气不足证）。

治法：温肾壮阳，补肾益气。

方药：温阳补肾汤加减。枸杞子15 g，黑蚂蚁10 g，原蚕蛾10 g，杜仲10 g，山药15 g，山茱萸10 g，肉桂5 g，生地黄10 g，肉苁蓉10 g，淫羊藿10 g，黄芪10 g，菟丝子10 g，党参10 g，白术10 g，茯苓10 g，薏苡仁15 g。14剂，水煎服，每日1剂，分2次服。配合口服龟鹿二仙膏（自制膏方）、赖氨葡锌颗粒、左卡尼汀溶液、维生素E胶囊。

二诊：服上药14剂后，诉疲乏无力感较前减轻，食欲增加，仍觉阴茎勃起不坚，早泄，大便有时不成形，小便正常；舌淡红，苔薄白腻，脉细弱。守前方，14剂，水煎服，每日1剂，分2次服。继续配合膏方和西药口服。

三诊：服上药14剂后，诉疲乏无力感大减，阴茎勃起硬度较前增强，但中途仍易疲软，射精时间稍延长，3～5分钟，大便成形，小便正常；舌淡红，苔薄白腻，脉细。在前方基础上去肉桂，加补骨脂10 g。14剂，水煎服，每日1剂，分2次服。继续配合膏方和西药口服。

四诊：服上药14剂后，诉射精时间＞5分钟，阴茎勃起尚可，余无特殊不适，二便正常。舌淡红，苔薄白，脉稍细。守前方，14剂，水煎服，每日1剂，分2次服。继续配合膏方和西药口服。

五诊：服上药14剂后，阴茎勃起可，性生活较为满意，二便正常；舌淡红，苔薄白，脉稍细。患者要求续服前方14剂巩固疗程。

六诊：服完上药半个月后，复查精液检查结果：乳白色，精液量为3 mL，pH为7.5，液化时间30分钟，浓度为25.3×10^6/mL，精子总活力（PR+NR）为48%。

3个月后电话随访，其妻已怀孕。

【按语】《诸病源候论·虚劳少精候》曰："肾主骨髓，而藏于精，虚劳肾气虚弱，故精液少也。"陈其华教授认为少精子症因肾气亏虚所致者临床常见，且常伴有阳痿、早泄等症状。精有先天、后天之分，二者皆藏贮于肾，先天之精的充养有赖于后天之精。先天禀赋不足，或劳欲无度，致肾精亏损，肾气虚弱，生殖功能减退，精冷而不育；或后天脾胃虚弱，水谷之精化生不足，无以充养先天之精，致精少而不育。该案患者青少年时期频繁手淫，肾精施泄过度，精无藏于肾，阴衰而阳亦弱，精少而气亦虚，肾气虚弱，天癸不化，生殖能力降低而不育，肾阳虚衰，阴茎软而不举。治疗时注重温肾壮阳，补益肾气，若兼见口淡、纳差、大便溏等脾虚症状，则应脾肾双补。

温阳补肾汤为陈其华教授治疗肾气不足型少精子症的自拟方。方中黑蚂蚁、原蚕蛾、淫羊藿、肉苁蓉、菟丝子、杜仲、肉桂补肾阳、益肾气，枸杞子、生地黄、山茱萸滋肾阴、填肾精，患者食欲一般，大便不成形，苔白腻，具脾虚湿困之征，施治时更添山药、茯苓、白术、薏苡仁、党参等健脾利湿之品。二诊时脾胃运化功能稍强，食欲增加，水谷之精渐充。三诊时，恐辛温之肉桂久服伤阴，去之，并改用补骨脂补肾。至五诊时，肾精充，肾气实，肾阳壮，阴茎举而挺，诸症皆消，故续服前方巩固疗效。陈其华教授认为若一味投以补肾壮阳药物，易耗伤真阴肾水，故在治疗时应阴阳双补，并在临证之时，灵活加减，方能取得良好疗效。

病案3

陈某，男，27岁，已婚。

初诊：2021年10月30日。

主诉：备孕前调理。

现病史：性生活正常，备孕期间在外院行精液检查提示精子浓度10.2×10^6/mL，前向运动精子百分比（PR）为20%，精子存活率22.4%。服用西药后效果不显（具体不详）。

现症见：小腹胀痛不适，会阴潮湿，尿频、尿急、尿不尽，稍口干口苦，纳食可，夜寐可，大便不成形，小便稍黄；舌红，苔黄腻，脉细滑。

前列腺液常规检查：WBC 2～3个/HP，CP +++。

西医诊断：少精子症。

中医诊断：少精（湿热下注证）。

治法：清热利湿。

方药：前列清瘀汤加减。白术10 g，山药15 g，猕猴桃根15 g，萆薢10 g，黄柏10 g，牛膝15 g，王不留行10 g，苍术10 g，郁金10 g，败酱草15 g，土茯苓15 g，甘草5 g，川楝子10 g，延胡索15 g，乳香10 g，没药10 g，泽泻10 g。14剂，水煎服，每日1剂，分2次服。配合口服赖氨葡锌颗粒、左卡尼汀溶液、维生素E胶囊。

二诊：服上药14剂后，小腹部胀痛明显减轻，仍觉会阴部潮湿，稍尿频、尿急、尿不尽，稍口干口苦，纳食可，寐可；舌稍红，苔薄黄腻，脉细稍滑。前方去郁金、乳香、没药加车前草15 g，黄芩10 g，芡实30 g。共14剂，水煎服，每日1剂。14剂，水煎服，每日1剂，分2次服。继续配合西药口服。

三诊：服上药14剂后，小腹部无明显胀痛，尿频、尿急、尿不尽稍改善，会阴部稍潮湿，晨起稍口苦，纳食可，夜寐可；舌稍红，苔根部稍黄腻，脉细。前方去延胡索、川楝子加栀子10 g、半枝莲15 g、金钱草25 g，泽泻改为15 g。14剂，水煎服，每日1剂，分2次服。继续配合西药口服。

四诊：服上药14剂后，诉稍尿频、尿急、尿不尽，会阴部潮湿大减，无明显口干口苦，纳食可，夜寐可；舌淡红，苔薄白腻，脉细。前方基础上去栀子，14剂，水煎服，每日1剂，分2次服。配合益肾生精膏（自制膏方）和西药口服。

五诊：服上药14剂后，稍尿频、尿急、尿不尽，会阴部潮湿感消失，纳食可，夜寐可；舌淡红，苔薄白，脉细。守前方续服14剂。继续配合膏方和西药口服。

2个月后患者电话告知，复查精液常规及前列腺液常规结果均正常。

【按语】《素问·生气通天论》记载"膏粱之变，足生大丁"。朱丹溪《格致余论》云："醉饱则火起于胃。"人体感受湿热之邪，或长期处于潮湿闷热环境中，或偏嗜辛辣之品，或多食鱼腥油腻肥甘之品，或吸烟酗酒，使中焦运化不调，湿热内生，湿性趋下，侵袭精宫，阻滞气机运行，影响精子的产生。湿热致病，施施而行，在临床诊察时需考虑是否伴有慢性前列腺炎症的可能。治疗时先以清热利湿为主，待湿邪祛除后再填补肾精。

本例患者首诊时会阴部潮湿、尿频、尿急，为湿热缠绵下焦所致，湿邪阻滞，气机运行不畅，故见小腹部胀痛不适，予清热利湿之前列清瘀汤加减。方中土茯苓、败酱草、黄柏、草薢、猕猴桃根可清热利湿解毒；王不留行、延胡索、川楝子共为臣药，可行气通络止痛；白术、山药、苍术可淡渗利湿、健脾助运，气不通则血不行，可少投牛膝、乳香、没药等活血行气之品。二诊时小腹胀痛明显减轻，气血畅行，故去郁金、乳香、没药，湿邪难去，加车前草、黄芩清热利湿，芡实健脾除湿助湿邪速去。三诊时无明显腹痛，故去延胡索、川楝子，但会阴部潮湿、舌苔根部黄腻，湿热之邪仍在，加栀子、半枝莲、金钱草、泽泻等清热利湿之品。至四诊时，湿邪已去八分，可逐渐填补肾精助精子化生，故在前方基础上去寒凉之栀子，配合少量滋补膏方填补肾精。五诊时，湿热已去，但恐病复，故续服前方以巩固疗效。临证之时四诊合参，补泻兼施，疗效甚佳。

（易可兰）

第十三节　无精子症

无精子症是指连续 3 次或 3 次以上射出精液经离心沉淀镜检均未发现精子。无精子症属中医"绝孕""无子""难嗣"等范畴，与肾、肝、心、脾等脏腑有关，其中与肾的关系最为密切。无精子症占男性不育症的 15% ~ 20%，临床上可分为梗阻性无精子症、非梗阻性无精子症、混合型无精子症，常见病因有睾丸发育不全、隐睾、睾丸肿瘤、外伤、内分泌失调等。

病案 1

李某，男，25 岁，已婚。

初诊：2021 年 2 月 25 日。

主诉：婚后不育 1 年。

现病史：患者自诉结婚后妻子一直未孕，性生活正常，未采用避孕措施，女方检查未见异常，曾在外院被诊断为梗阻性无精症，行睾丸穿刺提示精子数量偏少，行前列腺液培养提示支原体感染，目前服用阿奇霉素抗感染。

现症见：性生活基本正常，自觉阴囊潮湿感，稍口干口苦，平素易焦虑，寐一般，纳食可，大便可，小便黄；舌稍红，苔薄黄腻，脉细。

西医诊断：无精子症。

中医诊断：无子（湿热下注证）。

治法：清热利湿。

方药：萆薢分清饮加减。川萆薢 10 g，石菖蒲 10 g，黄柏 10 g，白术 10 g，茯苓 10 g，莲子心 6 g，丹参 10 g，车前子 15 g，栀子 10 g，白花蛇舌草 15 g，香附 10 g，郁金 10 g。14 剂，水煎服，每日 1 剂，分 2 次服。配合口服赖氨葡锌颗粒、左卡尼汀溶液、维生素 E 胶囊、阿奇霉素。同时嘱咐患者清淡饮食，戒酒戒烟，保持心情舒畅。

二诊：服上药 14 剂后，诉夜间睡觉时脚心发热，仍觉阴囊潮湿，口干口苦，纳食可，寐可，大便正常，小便稍黄；舌稍红，苔薄黄腻，脉细。前方基础上加牡丹皮 10 g。14 剂，水煎服，每日 1 剂，分 2 次服。停用阿奇霉素，其余西药服用方法同前。

三诊：服上药 14 剂后，诉心情较前平和，阴囊潮湿感稍减轻，久坐后会阴部不适，稍口干，不口苦，纳食可，寐可，大便偏软，小便稍黄；舌淡红，苔薄白腻，脉细。前方去栀子，加玉米须 10 g，灯心草 10 g，延胡索 10 g。14 剂，水煎服，每日 1 剂，分 2 次服。西药服用方法同前。

四诊：服上药 14 剂后，诉阴囊潮湿感明显减轻，心情较舒畅，无口干口苦，纳食可，寐可，二便正常；舌淡红，苔根部稍白腻，脉细。前方基础上去丹参，14 剂，水煎服，每日 1 剂，分 2 次服。继续配合西药口服。

五诊：服上药 14 剂后，诸症消失，无特殊不适，纳寐可，二便调；舌淡红，苔薄白，脉细。因湿热已去，当以补肾生精为主，用益肾生精膏（自制膏方）滋补以收全功。同时嘱咐患者放松心情，建立战胜疾病的信心。

3 个月后患者电话告知，其妻已怀孕。

【按语】无精子症分为先天性、获得性、遗传性和不明原因性，可致男性不育。现代医学研究表明，支原体、衣原体、大肠杆菌感染可明显影响精子的产生和质量。无精子症属于中医"无子"范畴，古代医家多由先天禀赋不足、后天久劳病伤论治无精子症，陈其华教授认为湿热之邪侵扰精室亦是无精子症的重要病因病机之一，辨证时不可拘泥于脏腑亏虚，治疗时不可墨守于滋补填精。

本例患者前列腺液培养提示支原体感染，为湿邪困扰精宫，湿邪蕴久化热，煎耗阴精津液，故无精、小便黄，又因忧虑无子，肝气郁滞，气郁化火，见口干口苦，治应清热化湿、疏肝解郁，方用草薢分清饮加减。黄柏、白花蛇舌草长于清热燥湿；川草薢、白术、茯苓擅长祛湿，香附、郁金、莲子心、栀子、丹参疏肝行气、清解郁热；石菖蒲化痰行气；车前子质重，引药下行，直达病所。诸药配伍，共奏清热利湿、行气解郁之功。二诊时患者诉脚心发热，为阴虚内热之征，加牡丹皮清虚热。三诊时热邪已清，但湿去不显，去清热之栀子，加投利水渗湿之玉米须、灯心草。四诊时湿邪仅存一二，患者心情舒畅，去丹参，继续服前方以除湿邪。只有湿热已解，方可行滋补之药，故五诊时才予膏方益肾生精，遵"实者泻之，虚者补之"之治则。

病案 2

雷某，男，45 岁，已婚。

初诊：2019 年 7 月 3 日。

主诉：不育 3 年。

现病史：患者诉 16 年前已生育一个小孩，近 3 年准备二胎，但一直未育，其妻检查正常，外院行精液常规检查未发现精子。

现症见：阴茎勃起无力，早泄，射精时间 < 3 分钟，平素怕冷，失眠，尿频，每晚小便 4 ~ 5 次，纳食一般，无口干口苦，大便正常；舌稍暗，苔薄白，脉细弱。

西医诊断：无精子症。

中医诊断：无子（肾虚血瘀证）。

治法：补肾益气，化瘀散结。

方药：益肾通癃汤加减。山药 10 g，黄芪 20 g，山茱萸 10 g，茯苓 10 g，白术 10 g，补骨脂 15 g，没药 15 g，乳香 10 g，甘草 6 g，生地黄 10 g，金樱子 20 g，肉桂 6 g，首乌藤 20 g，合欢皮 15 g。14 剂，水煎服，每日 1 剂，分 2 次服。配合口服正阳膏（自制膏方）、赖氨葡锌颗粒、左卡尼汀溶液、维生素 E 胶囊。

二诊：服上药 14 剂后，诉易入睡，但仍怕冷、阴茎勃起不坚、尿频无明显改善，纳食可，大便正常；舌稍暗，苔薄白，脉细弱。前方基础上加干姜 10 g，黑蚂蚁 10 g，原蚕蛾 10 g。14 剂，水煎服，每日 1 剂，分 2 次服。膏方和西药服用方法同前。

三诊：服上药 14 剂后，诉尿频改善，夜尿 2 ~ 3 次，怕冷较前明显缓解，阴茎勃起仍不理想，纳食可，夜寐可，大便正常；舌淡红，苔薄白，脉细。前方基础上加酒苁蓉 15 g，14 剂，水煎服，每日 1 剂，分 2 次服。膏方和西药服用方法同前。

四诊：服上药 14 剂后，诉阴茎勃起可，射精时间 5～6 分钟，夜尿 1～2 次，纳食可，寐可，大便正常；舌淡红，苔薄白，脉细。前方基础上去干姜、肉桂，14 剂，水煎服，每日 1 剂，分 2 次服。膏方调整为益肾生精膏，其余西药同前。

后服用益肾生精膏 2 个月，半年后电话告知其妻已怀孕。

【按语】《素问·上古天真论》曰："丈夫八岁，肾气实，发长齿更；二八，肾气盛，天癸至，精气溢泻，阴阳和，故能有子……七八，肝气衰，筋不能动，天癸竭，精少，肾脏衰，形体皆极；八八，则齿发去。"肾为先天之根本，为阴阳水火之宅，藏生殖之精与脏腑之精，与人体的生长及生殖关系密切。肾阳主温煦、推动，促进气化，肾阴主滋润、成形，使气聚成形，肾气充则精液盈。若先天禀赋不足，或房劳不节，致肾气亏虚，气不足则阴精不充，血行无力，最终形成肾虚血瘀之机。瘀血不去，新血不生，精府不充，唯有活血行气散其瘀结，方能温补肾阳助其生精。

益肾通癃汤为陈其华教授治疗肾虚血瘀型无精症的自拟方，方中乳香、没药活血散瘀，黄芪、山茱萸、补骨脂、生地黄配伍平补阴阳，白术、山药、茯苓健脾助运，促进水谷之精化生，甘草调和诸药，本案患者平素怕冷，阴茎勃起无力，以肾阳亏虚为主，随证灵活加减，予肉桂温肾助阳，又兼见失眠，辅以首乌藤、合欢皮安神助眠。二诊时仍有寒象明显，勃起不满，加强补阳，辅以干姜、黑蚂蚁、原蚕蛾。三诊时，再投以酒苁蓉以助阳器勃起。至四诊，患者已无寒象，恐干姜、肉桂化燥生火，劫伤少阴，故去之，并予益肾生精膏补肾填精。

（林雅思）

第十四节　弱精子症

弱精子症是导致男性不育的临床常见因素，是指连续 3 次以上精液检查发现前向运动精子活力＜32% 或者精子总活力＜40%。中医学认为本病与"精寒""精冷"有关，

《金匮要略·血痹虚劳病脉证并治第六》云："男子脉浮弱而涩，为无子，精气清冷"。现代医学认为本病病因复杂，可能与生殖系统感染、自身免疫、内分泌因素、遗传因素、精索静脉曲张及高温环境等相关。

病案1

姚某，男，31岁，已婚。

初诊：2020年12月14日。

主诉：婚后2年未育。

现病史：患者诉结婚2年，夫妻感情好，同居，未采用避孕措施而不育，女方检查正常。精液常规：pH为7.4，液化约30分钟，活动率（PR+NP）27.7%，PR 26.10%，NP 1.6%，正常形态精子46.84%。经多家医院中西医治疗无效（具体用药不详）。

现症见：腰背酸痛，夜尿1～2次/晚，神疲乏力，耳鸣，食欲可，失眠多梦，盗汗，大便尚可；舌红，苔薄白，脉细。

西医诊断：弱精子症。

中医诊断：精弱（肾阴亏虚）。

治法：养阴益肾，强精种子。

方药：养阴补肾汤加减。山药15g，生地黄15g，山茱萸10g，枸杞子15g，牛膝10g，杜仲10g，菟丝子10g，甘草5g，女贞子15g，西洋参5g，黄芪10g，淫羊藿10g，肉苁蓉10g，墨旱莲10g。28剂，水煎服，每日1剂，分2次服。

二诊：服上药28剂后，患者腰背酸痛明显减轻，小便基本正常，无明显盗汗及耳鸣，仍有神疲乏力，食欲可，夜寐尚可，大便正常；舌淡红，苔薄白，脉细。在前方的基础上去生地黄，黄芪改为20g，加白术15g。

三诊：服上药14剂后，患者无神疲乏力，食欲可，夜寐尚可，大便正常；舌淡红，苔薄白，脉数。守方再服28剂，复查精液常规：pH为7.4，液化约30分钟，活动率（PR+NP）45.7%，PR 35.10%，NP 10.6%，正常形态精子48.0%。3个月后其妻成功受孕。

【按语】陈其华教授认为，肾为先天之本，主生长发育。《素问·上古天真论》曰："丈夫八岁，肾气实，发长齿更；二八，肾气盛，天癸至，精气溢泻，阴阳和，故能有子；……五八，肾气衰，发堕齿槁；……七八，肝气衰，筋不能动天癸竭，精少，肾脏衰形体皆极；八八，则齿发去。"患者房劳过度，耗伤肾阴，肾阴亏虚，生精功能低下，故精弱而无子，治当养阴益肾、生精种子。养阴补肾汤为六味地黄丸化裁而成，本方为治疗肾阴亏虚之代表方，但该患者腰背酸痛、神疲乏力、耳鸣、食欲可、失眠多梦、盗汗、大便尚可、舌红、苔薄白、脉细，为肾阴亏耗之证。《景岳全书·补略》说："善补阳者，必于阴中求阳，则阳得阴助而生化无穷；善补阴者，必于阳中求阴，则阴得阳升而泉源不竭。"由于阴阳相偶，二者之间具有互相依存、互相转化的特殊关系，阳虚会损及阴，阴虚亦可损及阳，故临证往往不能单纯地补阴或补阳，而是补阳当于阴中求阳气之生，补阴当于阳中求阴精之长。故陈其华教授在养阴补肾方中加入菟丝子、淫羊藿、杜仲、肉苁蓉等补肾壮阳之品，服28剂后二诊，肾阴虚表现不明显，仍有神疲乏力，故加重黄芪，意在补气。再服14剂，三诊时基本无明显症状，守方续服28剂巩固疗效，肾阴得补，阴阳平衡，故能有子。

病案2

陈某，男，28岁，已婚。

初诊：2021年5月8日。

主诉：婚后1年未育。

现病史：患者诉结婚1年夫妻同居，房事和谐，未采用避孕措施而不育，女方妇科检查正常。男方多次精液常规检查异常：pH 7.3，液化约30分钟，活动率（PR+NP）6.4%，PR 5.4%，NP 1.0%。经多家医院中西医治疗无效（具体用药不详）。

现症见：性欲减退，勃起功能下降，阴囊潮湿，腰酸，口干口苦，小便黄，偶有热感，大便正常，偶有小腹胀痛不适；舌红，苔稍黄微腻，脉弱。

西医诊断：弱精子症。

中医诊断：精弱（肾虚湿热）。

治法：清热利湿，补肾强精。

方药：萆薢渗湿汤合肾气丸加减。盐泽泻10 g，滑石粉20 g，绵萆薢20 g，黄柏5 g，牛膝15 g，苍术15 g，薏苡仁15 g，甘草5 g，茯苓15 g，小通草5 g，盐车前子20 g，土茯苓15 g，败酱草10 g，王不留行20 g，蜈蚣1条。水煎，与肾气丸吞服。14剂，水煎服，每日1剂，分2次服。

嘱少进酒、葱、蒜等刺激性食品，忌牛肉、狗肉、羊肉等温热之品。

二诊：服上药14剂后，患者阴囊潮湿、口干口苦等明显减轻，勃起及性欲改善，小便基本正常，食欲可，夜寐尚可，大便正常；舌淡红，苔白微腻，脉弱。在前方的基础上去黄柏。

三诊：服上药 28 剂后，患者诸症基本消失，未诉明显不适；舌淡红，苔薄白，脉滑。守方再服 28 剂，复查精液常规：pH 为 7.4，液化约 30 分钟，活动率（PR+NP）41.5%，PR 33.10%，NP 8.4%。半年后其妻成功受孕。

【按语】陈其华教授认为，该患者肾阳不足，不能温煦，蕴而化热，湿热蕴结下焦，留恋不去，影响气机运行，久而伤肾，进一步导致肾虚。故本病临床多为虚实夹杂之证，肾虚为本，而湿热为标，治当清利湿热，兼顾补肾。本案患者性欲减退，勃起功能下降以肾虚为本，阴囊潮湿、口干口苦、小便黄等为湿热为标，故初诊时用萆薢渗湿汤合肾气丸清热利湿，补肾强精。方中绵萆薢、黄柏、盐车前子擅走下焦，清热利湿泄浊；茯苓、苍术、薏苡仁善运中焦，健脾利湿，能杜绝生湿之源；蜈蚣、王不留行、败酱草、土茯苓活血化瘀，清热解毒；牛膝引药下行；甘草调和诸药；肾气丸补肾壮阳，标本兼顾，与之同服使全方共奏清热利湿、补肾强精之功效。有如《本草正义》所言"湿浊去而肾无邪热之扰，肾气自能收摄"，肾主生殖，肾功能正常才能生精有源，生精正常。陈其华教授建议弱精子症患者在积极治疗的同时，还要注意起居有节，少吃辛辣刺激食物，忌烟、酒等增生湿热之品。二诊时患者湿热症状明显改善，勃起及性欲好转，小便基本正常，食欲可，夜寐尚可，大便正常；舌淡红，苔白微腻，脉弱。热邪已去，故去黄柏等苦寒之品，久服恐伤脾胃。再服 28 剂后症状基本消失，正气得固，邪气已去，为巩固疗效，守方续服 28 剂，后复查精液常规基本正常，半年后其妻成功受孕。

病案 3

舒某，男，26 岁，已婚。

初诊：2019 年 12 月 16 日。

主诉：婚后 1 年未育。

现病史：患者诉结婚 1 年，夫妻感情好，同居，未采用避孕措施而不育，女方妇科检查正常。精液常规：pH 为 7.4，液化约 60 分钟，活动率（PR+NP）11.6%，PR 11.1%，NP 0.6%，精子存活率 12.8%。经多家医院中西医治疗无效故慕名而来。

现症见：腰膝酸软，怕冷，性欲低，小便清长，食欲可，神疲乏力，夜寐欠佳，大便尚可；舌淡红，苔薄白，脉弱。既往有频繁手淫史。

西医诊断：弱精子症。

中医诊断：精弱（肾阳亏虚）。

治法：温阳补肾，强精种子。

方药：温阳补肾汤加减。肉桂5g，山药15g，熟地黄15g，山茱萸10g，枸杞子15g，当归10g，杜仲10g，菟丝子15g，甘草5g，原蚕蛾5g，黑蚂蚁10g，西洋参5g，黄芪10g，淫羊藿10g，肉苁蓉15g，韭菜子15g。28剂，水煎服，每日1剂，分2次服。

二诊：服上药28剂后，患者腰膝酸软明显减轻，性欲得到改善，小便基本正常，仍有神疲乏力，食欲欠佳，夜寐正常，大便正常；舌淡红，苔薄白，脉弱。在前方的基础上减肉桂，加上白术10g，山楂15g。

三诊：服上药28剂后，患者诸症得消，无神疲乏力，食欲改善，夜寐尚可，大便正常；舌淡红，苔薄白，脉数。守方再服14剂，复查多次精液常规均正常，3个月后其妻成功受孕。

【按语】陈其华教授认为"人之有肾，如树木有根"，肾乃人体脏腑阴阳之根本，生命之根源，为先天之本，主生殖发育。若患者房事劳累过度，频繁手淫，或久病之后，损伤肾阴肾阳或者先天禀赋不足，素体亏虚，皆可导致肾阴阳亏损，下元虚惫，命门火衰。本案初诊时患者婚后1年未育，腰膝酸软，怕冷，性欲低，小便清长，食欲可，神疲乏力，夜寐欠佳，大便尚可；舌淡红，苔薄白，脉弱。既往有频繁手淫史，肾阳亏耗，故治以温阳补肾、强精种子，正如《景岳全书》"元阳不足，精气两虚者，当专培其本"之旨，方用温阳补肾汤加减，本方乃金匮肾气丸化裁而用，方中运用肉桂、杜仲、菟丝子、原蚕蛾、黑蚂蚁、淫羊藿、肉苁蓉、韭菜子等大量温肾壮阳之品使亏损肾阳得到补充，《景岳全书·新方八略》曰："善补阳者，必于阴中求阳，则阳得阴助而生化无穷。"通过肾阳之气的蒸腾气化，精化为气，使水有其源，树有其根，体现了"气化则精生"之理，故能育子。所以加入熟地黄、山药、枸杞子等补肾填精之品。当归、黄芪补气养血，行气活血，使一身阴阳气血俱补，精血有源，又可防止补肾药太过滋腻。二诊时患者阳虚症状明显减轻，食欲欠佳，夜寐正常，大便正常；舌淡红，苔薄白，脉弱。陈其华教授认为阳虚症状得到控制，肉桂等大热之品不可久服，恐耗损机体阴液，故在前方的基础上减肉桂，因为食欲欠佳，加上白术 10 g，山楂 15 g 健脾益胃，三诊时基本无明显症状，续服 14 剂后复查精液常规基本正常，其妻成功受孕。

（陈雅玲）

第十五节　畸形精子症

畸形精子症是指精液检查中发现精子的头、体、尾部出现形态变异，如头部畸形表现有巨大头、无定形、双头等；体部畸形表现有体部粗大、折裂、不完整等形态；尾部畸形表现有卷尾、双尾、缺尾等，《世界卫生组织人类精液检查与处理实验室手册》（第 5 版）规定精子正常形态参考值下限是 4%，正常形态精子百分率低于参考值下限即可诊断为畸形精子症，畸形精子症需要现代医学手段才能诊断，故中医学无此病名，因为该病能导致男性不育，古籍认为为可能与"少精""精清"相关，为后世提供了丰富的理论基础。

病案 1

吴某，男，32 岁，已婚。

初诊：2019 年 12 月 30 日。

主诉：婚后 4 年未育。

现病史：患者诉结婚 4 年，夫妻感情好，同居，未采用避孕措施而不育，女方检查正常。精液常规：精子畸形率 97.16%，经多家医院中西医治疗无效（具体用药不详）。

现症见：神疲乏力，纳呆，小便黄，大便稀溏；舌稍红，苔白腻，脉细。

西医诊断：畸形精子症。

中医诊断：无子（脾虚湿盛）。

治法：健脾益气，生精种子。

方药：参苓白术散加减：山药 15 g，党参 15 g，白术 10 g，茯苓 10 g，牛膝 10 g，白扁豆 10 g，莲子 10 g，砂仁 5 g，薏苡仁 15 g，甘草 5 g，黄芪 15 g，苍术 10 g，车前子15 g，赤小豆15 g。28剂，水煎服，每日1剂，分2次服。

二诊：服上药28剂后，患者神疲乏力明显减轻，小便基本正常，食欲改善，夜寐尚可，大便干；舌淡红，苔白腻，脉细。在前方的基础上去白术，加用生地黄15 g。

三诊：服上药14剂后，患者腰背酸痛消失，无神疲乏力，食欲可，夜寐尚可，大便正常；舌淡红，苔薄白，脉细。守方再服28剂后复查精液常规：正常形态精子48.0%。3个月后其妻成功受孕。

【按语】中医学中无"畸形精子症"的名称。陈其华教授认为，本病多因于脾肾亏虚和湿热之邪下注，精失所养而出现畸形精子增多，导致男性不育。肾乃人体脏腑阴阳之根本，生命之根源，为先天之本。脾为后天之本，肾所藏先天之精及其化生的元气，有赖于脾气运化的水谷之精及其化生谷气的不断充养和培育。若患者劳累过度，或久病之后，损伤脾胃之气，则气血生化无权。气血生化无权则精血生化不足而致不育。本案患者初诊时以脾虚为主要表现，神疲乏力，纳呆，小便黄，大便稀溏；舌稍红，苔白腻，脉细。脾胃虚弱，纳运失司，水谷不化，反成湿滞，清浊不分，升降失调，则便溏；湿滞中焦，气机不畅，脾虚化源不足，故神疲乏力；针对脾胃气虚，运化失司，湿浊内生之病机，治宜补益脾胃，兼以祛湿。本方以四君子汤为基础，甘温补脾益气。山药益气补脾，莲子肉补脾涩肠，二药协助党参、白术健脾益气，厚肠止泻。白扁豆健脾化湿，薏苡仁健脾渗湿，二药协助茯苓、白术健脾助运，渗湿止泻。脾胃喜通而恶滞，脾胃气虚，运化功能薄弱，而补气之品易于碍胃，故配伍砂仁芳香行气，化湿和胃，寓行气于补益之中，使诸甘温补益之品补而不滞。全方诸药配伍，补中焦之虚，助脾气之运，渗停聚之湿，行气机之滞，恢复脾胃受纳与健运之职，则诸症自除，正如《太平惠民和剂局方》所云："其药中和不热，久服养气育神，醒脾悦色，顺正辟邪。"二诊时患者其余症状得到改善，大便反干，可能由于除湿药过多，反而损伤津液，故去白术加生地黄增液生津，三诊时症状基本消失，续服原方后复查精液常规后基本正常，参苓白术散以大量的健脾益气之药而治之，体现了培后天以养先天，使水有其源，树有其根，体现了"气化则精生"之理，故能育子。

病案2

刘某，男，30岁，已婚。

初诊：2022 年 5 月 7 日。

主诉：婚后 3 年未育。

现病史：患者诉结婚 3 年，夫妻感情好，同居，性生活规律，未采用避孕措施而不育，女方妇科检查正常。精液常规：正常形态精子 3.2%。经多家医院中西医治疗无效故慕名而来。

现症见：精液清冷，精子畸形率增高，婚后不育，并见阳痿早泄，畏寒肢冷，腰膝酸软，小便清长，夜尿频多；舌淡胖，苔薄白，脉沉细。

西医诊断：畸形精子症。

中医诊断：无子（肾阳亏虚）。

治法：温阳补肾，生精种子。

方药：温阳补肾汤加减。肉桂 5 g，山药 15 g，熟地黄 15 g，山茱萸 10 g，枸杞子 15 g，当归 10 g，杜仲 10 g，菟丝子 15 g，甘草 5 g，原蚕蛾 5 g，黑蚂蚁 10 g，黄芪 10 g，淫羊藿 10 g，肉苁蓉 15 g，韭菜子 15 g。28 剂，水煎服，每日 1 剂，分 2 次服。

二诊：服上药 28 剂后，患者腰膝酸软明显减轻，性功能得到改善，小便基本正常，夜寐正常，大便正常，舌淡红，苔薄白，脉弱。续服前方无须调整。

三诊：服上药 28 剂后，患者诸症得消，无神疲乏力，食欲改善，夜寐尚可，大便正常；舌淡红，苔薄白，脉数。守方再服 28 剂后复查 2 次精液常规均正常，半年后其妻成功受孕。

【按语】陈其华教授认为，肾乃人体脏腑阴阳之根本，生命之根源，为先天之本，主生殖发育。肾阳虚衰，温煦失职，精失温养，故精液清冷，畸形精子增多，婚后不育，畏寒肢冷；肾为作强之官，肾藏精，命门火衰，肾不作强，精关不固，故阳痿早泄；肾阳虚，气化无权，故小便清长，夜尿频多；舌淡胖，脉沉细均为肾阳虚衰、命门火衰之象。本案患者初诊时以阳虚症状为主，故治以温阳补肾、生精种子，方用温阳补肾汤加减，方中运用肉桂、杜仲、菟丝子、原蚕蛾、黑蚂蚁、淫羊藿、肉苁蓉、韭菜子等大量温肾壮阳之品使亏损肾阳得到补充，同时加入熟地黄、山药、枸杞子等补肾填精之品。使肾阴阳俱补，精血有源，肾为先天之本，是水火同居之脏，肾中阴阳互相制约，互为依附，互相转化。阴没有阳不能化，同样，阳没有阴不能长。即所谓"孤阴不长，独阳不生"。由于肾中阴阳相互维系，因此在补阳的时候，必须考虑到在补阴的基础上补阳，从而使阳气温温而生，如此便可使阴阳相合，少火生气，阳也不会暴生而成壮火以食气而生后患。同时应该注意饮食起居有节，节制同房，保持私处干燥清洁也有利于提高疗效。

病案3

宋某，男，31岁，已婚。

初诊：2022年5月18日。

主诉：婚后2年未育。

现病史：患者诉结婚2年，夫妻感情好，同居，未采用避孕措施而不育，女方检查正常。精液常规：正常形态精子1%。经多家医院中西医治疗无效（具体用药不详）。

现症见：精液量少而畸形精子增多，婚后多年不育，形体消瘦，腰膝酸软，五心烦热，头昏耳鸣；舌红少苔，脉细数。

西医诊断：畸形精子症。

中医诊断：无子（肾阴亏虚）。

治法：养阴益肾，生精种子。

方药：养阴补肾汤加减。山药15g，生地黄15g，山茱萸10g，枸杞子15g，牛膝10g，杜仲10g，菟丝子10g，甘草5g，女贞子15g，西洋参5g，黄芪10g，淫羊藿10g，牡丹皮10g，知母10g，肉苁蓉10g。28剂，水煎服，每日1剂，分2次服。

二诊：服上药28剂后，患者腰膝酸软明显减轻，小便基本正常，无明显盗汗及耳鸣，仍有神疲乏力，食欲可，夜寐尚可，大便正常；舌淡红，苔薄白，脉细。在前方的基础上加用白术10g，党参15g。

三诊：服上药14剂后，患者无明显不适，食欲可，夜寐尚可，大便正常；舌淡红，苔薄白，脉滑数。守方再服28剂后复查精液常规：正常形态精子38.0%。3个月后其妻成功受孕。

【按语】陈其华教授认为，该患者精液量少而畸形精子增多，婚后多年不育，形体消瘦，腰膝酸软，五心烦热，头昏耳鸣；舌红，少苔，脉细数。肾阴不足，精失滋养，或精液量少而畸形精子多，故婚久不育；肾阴虚，筋骨失养，髓海不充，故形体消瘦、腰膝酸软、头昏耳鸣；阴虚则内热，故五心烦热；舌红少苔，脉细数均为阴虚内热之象。养阴补肾汤为六味地黄丸化裁而成，本方为治疗肾阴亏虚之代表方，王冰谓："寒之不寒，是无水也，壮水之主，以制阳光。"肾阴亏损，虚热内生，治宜壮水制火，养阴配阳。此方用生地黄补肾滋阴，使肾阴得充，阴阳才能逐渐平衡，故是补肾滋阴主药。山茱萸固精敛气，收敛浮火，使肝不妄行疏泄，肾精才能固藏。山药补脾固精，使脾气健运，肾精来源才不匮乏。柯韵伯曾谓："一阴一阳者，天地之道；一开一合者，动静之机。精者属癸，阴水也，静而不走，为肾之体；溺者属壬，阳水也，动而不居，为阳之用，以肾主五液，若阴水不守，则真水不足；阳水不流，则邪水逆行。"故临证治肾往往不能单纯地补阴或补阳，而是补阳当于阴中求阳气之生，补阴当于阳中求阴精之长。故陈其华教授在养阴补肾方中加入菟丝子、淫羊藿、杜仲、肉苁蓉等补肾壮阳之品。肾之阴阳相偶，二者之间具有互相依存、互相转化的特殊关系，阳虚会损及阴，阴虚亦可损及阳。纵观全方配伍，体现阴阳同治、治病求因之根本。临证之时，又不乏随证加减之灵活。二诊时该患者仍有神疲乏力，其余症状均有改善，故加用白术、党参等健脾益气之品；三诊时巩固疗效后复查精液常规：正常形态精子38%。3个月后其妻成功受孕。

（彭涛）

第十六节　精液液化不良

精液射出体外后迅速形成典型的半透明凝块，一般室温下在数分钟内，精液开始液化（变稀），液化完全后，精液将变成均匀的水样物，室温下这一过程一般在15分钟内，很少超过60分钟，若超过60分钟仍未液化或液化不完全，则视为精液液化异常。精液液化异常是男性不育症精液质量异常的常见表现之一，包括完全不液化的持续凝固状态，不完全液化（部分持续呈凝固状态），精液液化异常的发病机制尚未阐明，目前多数研究倾向归因于前列腺炎症。《素问·阴阳应象大论》载"阳化气，阴成形"，精液液化离不开阳气的气化。当代中医男科学者多认为精液液化异常的发生与阳衰、痰湿、湿热、瘀阻、阴虚致虚火内扰精室关系密切。

病案 1

刘某，男，39 岁，已婚。

初诊：2018 年 8 月 13 日。

主诉：婚后未避孕情况下 1 年不育。

现病史：诉成婚后未避孕情况下 1 年不育，女方相关检查正常，平素工作压力大，情志抑郁，情绪不稳定。

现症见：胸胁胀痛，喜太息，勃起欠佳，持续时间 ≤ 3 分钟，性欲较低，精液淡白有凝块，腰酸乏力数月，伴见畏寒，神疲乏力，工作繁忙，缺乏运动。小便清冷，大便正常，纳食可，夜寐欠佳。舌淡红，苔薄白，脉沉弦。

精液常规：量 2 mL，pH 为 7.2，30 ~ 60 分钟液化，密度 35.1 × 10^6/mL，前向运动精子比例总数（PR）：26.7%，总活力（PR+NP）：35.6%。

西医诊断：①男性不育症；②精液液化不良；③男性勃起功能障碍。

中医诊断：①不育（肝郁肾虚型）；②精凝（肾阳亏虚证）；③阳痿（肾阳亏虚证）。

治法：疏肝行气，补肾化气。

方药：自拟方加减。川芎 15 g，郁金 10 g，刺蒺藜 20 g，枸杞 20 g，熟地黄 15 g，生地黄 10 g，淫羊藿 20 g，巴戟天 20 g，仙茅 15 g，肉苁蓉 20 g，韭菜子 20 g，菟丝子 20 g，黄芪 30 g，当归 30 g，陈皮 15 g，阳起石 20 g，九香虫 10 g。14 剂，水煎服，每日 1 剂，分 2 次服。嘱患者增加运动量，适当出汗。

二诊：胸胁胀痛、腰酸乏力均有所减轻，勃起功能有所改善，诉不能久吹空调，否则容易便溏，饮食尚可，舌淡红，苔薄白，脉沉。上方去肉苁蓉，加补骨脂 10 g，鹿角胶（烊化）12 g。14 剂，每日 1 剂，分 2 次服。

三诊：诸症状较前明显缓解，心情舒畅，勃起功能明显改善，原方 21 剂巩固疗效，嘱患者放松心情，保持运动，服药期间可以备孕。

四诊：复查精液常规：量 3 mL，液化时间：15 ~ 30 分钟完全液化，PR：48.3%，PR+NP：61.3%。继续服药 14 剂以巩固治疗。

【按语】中医古代医籍对精液液化不良并无专论，统称无子。中医认为精液属阴津之类。《黄帝内经》曰"阳化气，阴成形"，精液的正常液化有赖于肾中阳气的气化和推动作用，使凝固状态的精液气化成液化状态，激发、促进、兴奋精子进入女体进行结合。气化也依赖肾中阴阳的互根互用，阳气的不足或亢盛，以及男子阴精的缺乏，均不能保持正常的气化功能。陈其华教授认为精液不液化的致病原因关键在于肾的阴阳平衡失调，影响肾精气化功能，肾阳不能自主化气，为精液成形不能自主液化的根本原因，此为"肾虚"之病机。同时患者多伴随工作及因婚后多年不育带来的压力，心情不畅导致肝郁气滞，轻者可出现胸胁胀痛，易怒易躁，日久肝气不疏，水液代谢失常，水湿停滞，气滞则津血不行导致瘀血内生，形成有形实邪，下注精室，湿瘀停留，阻碍肾精气化，此为"肝实"之病机。加之本身肾阳不足，形成"肝实肾虚"之机，致使精液凝结难化。

　　本案患者考虑为肾阳虚衰，气化失司，精液难化伴见精子活力降低，肝郁气滞，导致精血失运，继而加重精液凝聚不化，并出现勃起欠佳。故肾阳虚衰为首要矛盾，陈其华教授所用自拟方依据《素问·阴阳应象大论》"阴在内，阳之守也；阳在外，阴之使也"的"阴阳互根""阴阳相成"理论基础，用淫羊藿、巴戟天、仙茅、肉苁蓉等药补益肾阳，以达"暖水"之效，助精液气化有力；生地黄、熟地黄、枸杞补养阴精，起到阴阳互生之效。关键在于大量黄芪、当归，可谓当归补血汤，以生阴血，以顺精血同源之理，并且血可养精，在精子源头上补养生机，极大提高疗效。川芎、郁金、刺蒺藜同走肝经，行气解郁，达"疏木"之功，辅助肾阳气化和精液滋生以助精液液化。针对患者肝郁气滞，日久精血难运的情况，刺蒺藜具有疏肝解郁、补肾利尿的功用，可增强性腺功能，国内外学者研究发现，蒺藜总皂苷能促进精子产生，增加性欲，促进雌性大鼠发情，提高生殖能力，且无毒性和致畸性。二诊在原方的基础上加入补骨脂旨在加强温肾阳之效。陈其华教授同时加鹿角胶12 g，认为此类血肉有情之品，助肾之阴阳更速，其味甘养血，所以可止腰痛，气平可益肺滋肾，现代药理研究表明鹿角胶还有补血活血的作用，可使化学物质导致的血虚小鼠的凝血酶原时间及活化凝血活酶时间明显提升。本案肝肾同调，补疏结合，灵活运用"疏木暖水"法，取得较好的疗效。

病案2

孙某，男，30岁，已婚。

初诊：2013年12月20日。

主诉：结婚5年未避孕，4年未育。

现病史：诉婚后数年一直未育，其妻检查正常，在外院查精液常规示液化不良（具体不详），治疗1年多疗效不著，前来求治。

现症见：常腰痛，尿赤短，五心烦热，时有盗汗，寐差，舌红，苔少，脉细数。嘱患者查精液常规。

西医诊断：①精液液化不良；②腰肌劳损。

中医诊断：①精凝（肾阴亏虚，湿热下注证）；②腰痛（下焦湿热证）。

治法：滋阴清热，益肾化浊。

方药：生地黄10 g，熟地黄10 g，赤芍10 g，白芍10 g，石斛12 g，山茱萸10 g，枸杞子15 g，菟丝子15 g，野菊花15 g，麦冬10 g，生山楂15 g，生麦芽30 g，土茯苓15 g，萆薢10 g，丹参15 g，生甘草10 g。7剂。水煎服，每日1剂，分2次服。

二诊：患者诉诸症改善，查精液常规示液化不良，精子密度13.39×10⁶/mL，活动精子百分比12.77%，a级精子百分比2.13%，b级精子百分比5.38%。舌红，苔薄白，脉细数。处方：生地黄10 g，熟地黄10 g，赤芍10 g，白芍10 g，山茱萸10 g，枸杞子15 g，菟丝子15 g，紫河车粉（冲服）6 g，麦冬10 g，续断10 g，肉苁蓉10 g，生麦芽30 g，生山楂15 g，野菊花15 g，土茯苓15 g，丹参15 g，生甘草10 g。10剂。水煎服，每日1剂，分2次服。

三诊：患者服药45天后，复查精液常规示精液已液化，活动精子百分率、精子密度较前改善，腰痛症状消失，小便正常，寐可，无自觉发热症状，舌淡红，苔薄白，脉细。上方去生地黄、赤芍、野菊花、丹参、续断、麦冬，熟地黄改为15 g，加补骨脂、黄芪、党参各15 g，继续口服中药治疗，3个月后其妻顺利妊娠。

【按语】本例患者多年不育，肾阴亏虚，阴不敛阳，虚火外炎则见五心烦热、时有盗汗。虚火扰动心神则见夜寐不安。阴虚火旺，燔灼下焦，与湿搏结，久则湿热内蕴，故见小便短少。舌红，苔少，脉细数，均为阴虚火热之象。故病机为肾阴亏虚，湿热下注。精液不液化辨证当分清虚实、寒热，但总体而言，以扶正祛邪，使肾阴阳平衡，恢复气化功能为治疗原则。初诊方中熟地黄、山茱萸、枸杞子、菟丝子滋补肾阴以养阴益血；生地黄、白芍、石斛、麦冬养阴生津，滋阴清热；生山楂、生麦芽、生甘草相伍，取其酸甘化阴之意；《本草正义》载"土茯苓，利湿去热，能入络，搜剔湿热之蕴毒……以渗利下导为务""萆薢……主治下焦，虽微苦能泻，而质轻气清，色味皆淡，则清热利湿，多入气分，少入血分"，野菊花入心、肝经，外阴为肝经循行所过之处，以野菊花为引经药，清热解毒，故以野菊花、土茯苓、萆薢三药相伍，以祛除下焦湿热；丹参、赤芍疏肝理气，活血化瘀，除下焦瘀热。全方标本兼顾，清补结合，共奏益肾化浊以液化生精、孕育之功。二诊时发现尚有少精、弱精症，故加用紫河车、肉苁蓉以益肾填精。另外，生山楂、生麦芽二药相伍，本为健脾开胃、消食化积之药对，用于治疗精液不液化症时，乃取酸甘化阴之意，借以酸化血液，以降低精液 pH，与西医用维生素 C 治疗本病有异曲同工之妙。现代研究认为，精液液化不良与蛋白酶缺乏有关，而山楂、麦芽富含蛋白酶，配伍用之有利于精液液化。

（陈雅玲）

第十七节　不射精症

不射精症又称射精不能症，是指性交时有正常的性兴奋，阴茎勃起坚硬，性交持续时间长，但无性欲高潮，没有精液排出的一种病症。本病常导致男性不育症，约占性功能障碍所致不育症的 72%，可严重影响夫妻感情，给患者精神心理造成较大的压力。西医主要以加强性教育、心理疏导、经直肠探头电刺激诱发射精等方式治疗本病，但在一定程度上受到患者的排斥，难以达到满意的疗效。中医学称该病为"精瘀""精闭""精不泄"的范畴，其病位在精室。本病以"精气亏虚，瘀血阻窍"为基本病机，且多夹兼证，病机特点为虚实错杂，临床上常运用"益肾填精，温阳化气，活血通窍"的思路治疗。

病案1

李某，男，30 岁，已婚。

初诊：2011 年 9 月 1 日。

主诉：持续性不射精 1 年。

现病史：诉结婚 1 年无明显诱因出现性交久不射精，却有梦遗出现，一直未予系统诊治。患者 3 年前曾患慢性前列腺炎，在外院治疗后基本痊愈。吸烟、饮酒 10 年。平素性格内向，沉默寡言，闷闷不乐。

现症见：夫妻行房时久不射精，时有梦遗，胸闷不舒，两肋作胀，太息频作，饮食欠佳，夜寐可，小便正常，大便偏稀，每日 1～2 次。

查体：包皮不长，双侧睾丸 18 mL，质地正常，无阳痿现象，舌边紫暗，苔薄而略黄，脉弦涩。

西医诊断：不射精症。

中医诊断：精闭（肝郁血瘀证）。

治法：疏肝化瘀，通精开窍。

方药：柴胡疏肝散合桃红四物汤加减。柴胡 12 g，白芍 10 g，当归 10 g，桃仁 10 g，红花 10 g，枳壳 6 g，川牛膝 15 g，王不留行 10 g，郁金 10 g。14 剂，水煎服，每日 1 剂，分 2 次服。嘱患者戒酒，戒烟，注意性生活的姿势和方法。

二诊：患者服用上药无不适但仍不射精，继以前法增强开窍力量：柴胡 12 g，白芍 10 g，枳壳 6 g，川牛膝 15 g，当归 10 g，桃仁 10 g，红花 10 g，王不留行 10 g，郁金 10 g，路路通 10 g，全蝎 3 g，蜈蚣 1 条。

三诊：患者服用上药 14 剂后，已可以射精，纳食可，二便正常，再守前方服用 14 剂，以巩固疗效。

四诊：停药 1 个月后，电话复诊已痊愈。

【按语】陈其华教授认为功能性不射精的主要病机为肝郁肾虚，治疗当以疏肝补肾为重，而疏肝解郁、通利精关是治疗本病的关键。正如陈世铎在《辨证录》所说："血藏肝中，精函肾内，若肝气不开，则精不能泄。"肝主疏泄，调节精关之开阖，因此治疗功能性不射精症的方中常加入柴胡、郁金、石菖蒲等，既可调达肝气而疏肝解郁，又可引药入肝经。陈其华教授认为，不论功能性不射精症辨证为何种证型，都有精窍郁阻的病理存在，因此在治疗中开窍贯彻始终，常选药物有石菖蒲、远志、路路通、王不留行、牛膝等。同时功能性不射精症的治疗除药物疗法外，还应包括精神心理治疗等。心理治疗包括必要的性教育，应使男女双方充分了解生殖系统的解剖生理和性反应过程，注意性生活的姿势和方法。对于绝大多数功能性不射精症患者，开展性教育、普及性知识十分必要，应对其性活动加以指导，注意夫妻之间的相互体贴和配合，一旦出现不射精不可相互责备、埋怨，而应找出原因，共同配合治疗，消除可能引起的各种不良的心理反应，解除顾虑，树立战胜疾病的信心。

　　本例患者，其不能射精者归之于肝郁血瘀，精道闭塞。厥阴肝木主疏泄，患者的症状系肝失疏泄之象，乙癸同源，以致使肾之关门不利。故从疏泄肝肾之气出发，选用柴胡疏肝散合桃红四物汤加减。方中重用柴胡疏泄肝气，郁金行气解郁凉血，枳壳行气导滞，三药合用而开气郁；王不留行通利而通窍，当归养血活血，桃仁、红花活血化瘀，诸药合用，活血通经而开血郁。一诊后，患者没有射精，说明病重药轻。二诊在一诊的基础上，加用全蝎、蜈蚣、路路通，服用 14 剂后已可以射精，前后两诊用药区别不大，而第二诊能见效，恐系全蝎、蜈蚣的作用。每在治疗功能性不射精症时，陈其华教授大多加入虫类药物，如蜈蚣、地龙、全蝎、蜂房等。虫类擅动，飞升走窜，虫能入窍络，性峻力猛而专，有通水道、通利血脉及九窍之功，使宗筋调节有制，疏通精关。全蝎、蜈蚣中含组织胺样物质及溶血蛋白质，与他药配伍应用，如柴胡、白芍、路路通等，既能活血又能通络。《医学衷中参西录》："蜈蚣，走窜之力最速，内而脏腑，外而经络，凡气血凝聚之处皆能开之。"此外药理研究发现，蜈蚣有性激素样作用，可明显提高男子的性兴奋。

病案 2

王某，男，40 岁，已婚。

初诊：2015 年 11 月 25 日。

主诉：功能性不射精 2 年。

现病史：诉近 2 年来无成功性交射精，其间在南京某三甲医院行静脉曲张结扎术，2015 年初于某妇幼保健院予蚕蛹补肾胶囊加他达拉非治疗，疗效不显。患者无手淫史，无遗精，性欲及勃起正常，无吸烟饮酒史。

现症见：同房时无成功性交射精，怕热，精液量少，无腰痛，无口干口苦，纳可，夜寐可，二便调。

查体：包皮环切术后，右侧睾丸 14 mL，左侧睾丸 17 mL，其余未见明显异常。舌质红，苔薄白，脉弦细。

辅助检查：精液 RT：精液 1 mL，液化时间 3 分钟，密度：149.9×10^6/mL，PR：22.9%/102.9×10^6，VSL：11.9%。精子正常形态 9%；性激素五项：FSH 5.18 IU/L、LH 8.36 IU/L、E 2 55 pg/μL、T 11.39 μg/mL；生殖系 B 超：前列腺钙化灶，余（－）。

西医诊断：①不射精症；②少精症。

中医诊断：①精闭（肝肾亏虚证）；②精少（肾精亏耗证）。

治法：补益肝肾，滋阴清热。

方药：自拟方加减。生地黄10g，熟地黄12g，南沙参15g，北沙参15g，锁阳10g，淫羊藿10g，沙苑子10g，枸杞子10g，桔梗6g，车前子（包煎）10g，泽泻10g，柴胡9g，郁金10g。14剂，水煎服，每日1剂，分2次服。

二诊：服药期间2次性交，1次射精，服药后无明显不适，舌质红，苔薄白，脉弦细。原方加麦冬15g，天冬15g，共14剂，继服。

三诊：患者性生活可正常射精，每周2～3次，自觉精液量较之前有增多，无其余不适，守方再服14剂巩固疗效。

【按语】患者性欲及勃起功能正常，然性生活不射精，并无手淫史，平素无遗精，从以上信息我们可以获知，患者精液分泌出现异常，射精的第一个过程泌精即无法完成。故用生熟地黄、天麦冬、南北沙参滋阴补肾以增精水之源，锁阳、淫羊藿、沙苑子补肾益精，车前子、泽泻以利水，柴胡、郁金以疏肝气，使气机条达。各本经典之中也有提到淫羊藿的功效，《本经》："主阴痿绝伤，茎中痛。利小便，益气力，强志。"《日华子本草》："治一切冷风劳气，补腰膝，强心力，丈夫绝阳不起，女子绝阴无子，筋骨挛急，四肢不任，老人昏耄，中年健忘。"《医学入门》："补肾虚，助阳。治偏风手足不遂，四肢皮肤不仁。"现代药理学研究中发现淫羊藿能促进性功能恢复是由精液分泌亢进，精囊充满后，刺激感觉神经，间接兴奋性欲而引起。淫羊藿能明显促进幼年小鼠附睾及精囊腺的发育，具有雄性激素样作用。

陈其华教授在长期的临床实践及基础研究中得出，在促进精囊腺的分泌情况下，精囊液积攒到一定量后，精囊内的压力增高，作用于分布精囊壁上的神经，精囊壁平滑肌收缩，从而产生性欲，引起射精发生，也就是说精囊分泌越旺盛，性欲越强，越容易诱发射精。而中医理论亦认为，精津同源，精液与津液互相转化。

（杨雪圆）

第十八节　阴茎异常勃起

阴茎异常勃起是指与性无关，突发持久性阴茎勃起，增粗变硬，可伴有阴茎疼痛，勃起时间可为数小时、数天、数周，对患者心理和或生理有不良影响的一类疾病。西医认为本病为镰状细胞病、血液病的恶病质、肿瘤综合征和部分药物所致，但大部分病例仍无法确定病因。中医认为，肝主筋，司疏泄，肝脉络阴器，阴茎为宗筋之所聚；肾藏精，主生殖，出伎巧，肾开窍于前后二阴，阴茎为肝肾之所聚。中医将本病纳入阳强易举的范畴，由阴虚火旺，肝郁化火或瘀血败精阻络造成，实为肾虚肝实，和"阳气太盛"无关。

病案 1

熊某，男，57 岁，已婚。

初诊：2022 年 4 月 13 日。

主诉：阴茎异常勃起 3 年余。

现病史：患者诉近 3 年余经常出现夜间阴茎异常勃起，伴夜尿增多，患者未予以重视，3 年间病情反复。

现病史：仍诉夜间阴茎异常勃起，伴轻微胀痛，影响睡眠，夜间小便 2 ~ 3 次，患者性生活基本正常，纳食可，无明显口干口苦，大便可；舌稍红，苔黄腻，脉弦细。

查体：正常男性第二性征，阴茎、阴囊及其内容物未见异常。

实验室检查：性激素、血常规均在正常范围。泌尿系超声未见明显异常。

西医诊断：阴茎异常勃起。

中医诊断：阳强易举（湿热下注）。

治法：清热利湿。

方药：龙胆泻肝汤加减。龙胆草 5 g，黄芩 10 g，栀子 10 g，泽泻 15 g，木通 5 g，车前子 10 g，当归 10 g，生地黄 20 g，柴胡 10 g，生甘草 5 g，竹叶 5 g。14 剂，水煎服，每日 1 剂，分 2 次服。

嘱患者清淡饮食，服药期间戒烟酒，保持心情舒畅，适度运动。

二诊：患者诉服药 7 剂后，夜间阴茎勃起时间减短，无明显胀痛不适，仍有尿频，夜间小便 2 ~ 3 次，大便正常，夜间稍口干，无盗汗；舌稍红，苔黄腻，脉弦。在原方基础上加白茅根 15 g，天花粉 10 g，7 剂。

三诊：患者诉服药后，现偶有夜间勃起，尿频改善，夜间小便 1 ~ 2 次，夜寐欠佳，大便正常，纳食可；舌淡红，苔稍黄腻，脉弦。在原方基础上加首乌藤 20 g，合欢皮 10 g，7 剂巩固疗效。

【按语】陈其华教授提示本病为男科疑难杂病，临床上需与性欲亢进相鉴别，后者是阴茎勃起受性欲影响较大，得到性满足、精液排出后，则立刻松软下来。西医多认为本病与药物、神经系统疾病及麻醉影响、盆腔感染、肿瘤、外伤等相关。陈其华教授认为阳强多由于情志不舒，肝郁化火，火灼宗筋，致使筋体拘急；或湿热闭阻宗筋脉道，脉络阻滞，而致茎体强硬不衰。阴器乃肝脉所络，为宗筋所聚而成；肾主精，司生殖，阴茎为肾之所系。本病分虚实，虚证多见肾虚，实证常见肝病，总体治法是滋阴清热，潜阳软坚，清肝泻火，滋阴软坚。陈其华教授临床常根据病情的轻重而选择不同的治疗方法。本案患者日常好醇酒厚味，多酿生湿热，舌稍红，苔黄腻，脉弦，辨证为肝经湿热证，予以龙胆泻肝汤加减，方中龙胆草清泻肝胆实火，清利肝胆湿热，黄芩、栀子燥湿清热，车前子、木通、泽泻、竹叶导湿热下行，生地黄、当归养血补血，防苦寒渗利之品伤阴，柴胡舒畅肝胆之气，甘草缓苦寒之品防其伤胃。待症状缓解后，予以天花粉生津止渴，首乌藤、合欢皮养心安神。湿性黏腻重浊，善趋下焦肝肾，湿热下注，纠缠胶着，阻滞肝脉，困阻宗筋，加之患者平素嗜烟酒，故投以清肝泻火利湿之剂，二便分消，邪有出路，经脉清顺，阳强自收。

病案 2

桂某，男，26 岁，已婚。

初诊：2019 年 3 月 25 日。

主诉：阴茎异常勃起伴疼痛 2 年余。

现病史：患者诉近 2 年余每因睡着时阴茎勃起伴疼痛、尿频，影响睡眠，遂于外院泌尿外科就诊，诊断为"阴茎异常勃起"，予以对症治疗（具体不详）后未见明显缓解。

现症见：夜间睡着后出现阴茎异常勃起伴有疼痛，夜间小便 2 ~ 3 次，色黄，侧卧位时阴茎勃起明显，双足麻木，左大腿根部胀痛不适，口干口苦，易怒烦躁，纳食可，大便稍干；舌偏红，苔薄白，脉弦细。

查体：正常男性第二性征，阴茎、阴囊及其内容物未见异常。

实验室检查：性激素、血常规、尿常规均在正常范围。泌尿系超声未见明显异常。

西医诊断：阴茎异常勃起。

中医诊断：阳强（肝郁化火兼阴虚火旺证）。

治法：疏肝解郁，滋阴降火。

方药：知柏地黄汤合丹栀逍遥散加减。熟地黄 20 g，山茱萸 10 g，山药 10 g，泽泻 10 g，茯苓 10 g，丹皮 10 g，知母 20 g，黄柏 20 g，栀子 10 g，白芍 10 g，白术 10 g，柴胡 10 g，当归 10 g，甘草 5 g。14 剂，水煎服，每日 1 剂，分 2 次服。

嘱患者适度运动，保持心情舒畅。

二诊：患者诉服药后阴茎异常勃起稍好转，阴茎根部有异常痛感向阴茎放射，稍口干口苦，纳食可，夜尿频次较前减少，大便正常；舌淡红，苔薄白，脉弦细。守前方加郁金 10 g，王不留行 10 g，7 剂。

三诊：患者诉服药后仍有阴茎异常勃起，稍尿频，久站后手足心有麻木感，有时盗汗，多梦，纳食可，口干，大便正常；舌尖红，苔薄白，脉细。守前方续服 7 剂。

四诊：经治疗患者诉诸症较前明显好转，要求巩固疗效，舌淡红，苔薄白，脉细。遂予以知柏地黄丸 10 g，每日 2 次，口服半个月以巩固效果。

【按语】《黄帝内经》云："阴平阳秘，精神乃治。"患者平素情志不舒，恼怒伤肝，中医认为肝在五行中属木，木的性质是升散，不受遏郁，喜条达，恶抑郁，主疏泄。肝气郁结，气机阻滞则化火。患者素体阴虚，肝肾不足，相火妄动易于勃起，加之肝郁化火损伤阴津，阴虚进一步加重。方中以熟地黄滋肾养阴为君药；山茱萸、山药滋肾补肾为臣药；佐以泽泻泻肾降浊，丹皮配山茱萸泻肝火，茯苓配山药渗脾湿，知母、黄柏滋肾泻火，丹皮、栀子清火并导热下行，柴胡疏肝解郁，白芍酸甘敛阴，当归养血活血，白术、茯苓、甘草益气健脾。诸药合用疏肝解郁，清泻郁火，滋补肝肾，使肝之阴阳协调，气血冲和，阳强消失。二诊患者异常痛感不减，久病易瘀，投以郁金行气止痛，王不留行活血通经，通利血脉；三诊诸症减轻，守前方续服；四诊予以知柏地黄丸巩固疗效。

（胡金辉）

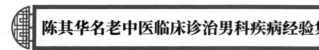

第十九节　前列腺癌

前列腺癌是男性泌尿系统中最常见的恶性肿瘤，被称为"沉默的杀手"，早期发病具有隐匿性，多数患者就诊时，已经失去手术的机会。早期几乎没有症状，中晚期以排尿异常为主，可能出现尿频、尿急、排尿无力、尿流变细、中断、偏斜、分叉等症状，与前列腺炎类似。前列腺肿瘤也可以引起间断性血尿，大多没有疼痛，晚期肿瘤转移到骨骼，可出现脊柱、肋骨或肩部的疼痛，甚至是骨折。西医认为前列腺癌的病因多同遗传、炎症与感染、激素水平异常、输精管结扎、年龄（尤其是 65 岁以上）等有关。前列腺癌的中医病因病机复杂，正虚是其内因，湿、痰、瘀、毒是其外因，病机以本虚标实为主，本虚以肾虚为主，标实则以湿热、瘀血多见。陈其华教授认为中西医结合，病症同治，是目前最佳的治疗方案。早期局部进展的，采取根治性手术，辅以中医辨证论治"扶正"，晚期主要以内分泌疗法等结合中医药扶正抑瘤，提高患者生存质量。

病案 1

张某，男，67 岁，已婚。

初诊：2019 年 12 月 23 日。

主诉：前列腺癌术后乏力 3 个月。

现病史：患者 2019 年 8 月 30 日因排尿困难、尿痛、腰痛至当地医院就诊，查 PSA 水平升高，直肠指检示前列腺大小约 Ⅱ 度增生，未扪及明显结节，中央沟变浅。后至我院就诊，2019 年 9 月 13 日查前列腺标志物系列示总前列腺特异性抗原（TPSA）10.41 ng/mL，游离前列腺特异性抗原（FPSA）1.21 ng/mL。2019 年 9 月 15 日行前列腺磁共振增强扫描示前列腺外周带 4—6 点处异常信号，考虑前列腺癌。2019 年 9 月 17 日行前列腺病理穿刺活检示：符合前列腺腺癌，全身骨扫描未见异常。于 2019 年 9 月 20 日在全身麻醉下行前列腺癌根治术，未予以内分泌治疗，术后 3 个月复查 PSA 及前列腺 B 超，TPSA 逐渐下降，2019 年 12 月 21 日为 3.58 ng/mL。术后感神疲乏力进行性加重，尿频，夜尿多，每晚 3 ~ 4 次，遂来就诊调理。

现症见：患者诉自觉乏力，精神欠佳，少气懒言，易汗出，手足欠温，胃纳欠佳，大便正常。面色萎黄，体形消瘦，舌淡，苔少薄白，脉细弱。

西医诊断：前列腺癌术后。

中医诊断：癥积；虚劳（脾肾两虚证）。

治法：温肾健脾，补气养血。

方药：温阳补肾汤合补中益气汤加减。枸杞子15 g，当归10 g，山药10 g，山茱萸10 g，肉桂5 g，熟地黄15 g，酒苁蓉10 g，盐菟丝子15 g，黄芪20 g，人参10 g，升麻10 g，柴胡10 g，白术10 g。14剂，水煎服，每日1剂，分2次服。

嘱患者睡前少饮水，放松心情。

二诊：患者诉尿频较前减少，神疲改善，汗出减少，近日口干，睡眠欠佳，胃口欠佳，舌稍红，苔薄黄，脉细。前方去酒苁蓉、熟地黄，加薏苡仁20 g，鸡内金15 g，首乌藤20 g。再服14剂。

三诊：患者诉汗出、乏力、尿频等症状均有好转，食欲可，仍口干，夜寐尚可，舌稍红，苔薄白，脉细。前方加生地黄10 g，补骨脂15 g，余同前，续服14剂。

四诊：复查TPSA 1.13 ng/mL，胃纳可，精神较初诊大有改观，自行步入诊室，望舌淡红，苔白，脉细。守前方续服14剂，嘱患者1～2个月复查PSA。

【按语】《黄帝内经》述"正气存内，邪不可干"及"邪之所凑，其气必虚"，阴阳失调，正气亏虚是中医理论中疾病发生的根本。陈其华教授认为患者已过"八八"之年，脏腑虚衰，又经前列腺根治手术，元气受损，脾肾之气虚衰，而本病病位在肾，尤以肾阳不足为多。故有气虚不摄之尿频，精微不充之神疲乏力、精神倦怠，以及阳气受损之手足不温等。患者虚证明显，故以扶正为先，以温阳补肾汤，配补气健脾之品治疗。方中枸杞子、熟地黄、当归补血滋阴，酒苁蓉、盐菟丝子、肉桂温肾助阳，山茱萸固肾缩尿，人参、升麻、柴胡补气升阳，白术、山药健脾益气。诸药合用，气血津液并补。二诊患者口干，去肉苁蓉、熟地黄防止温补、滋腻太过，纳寐欠佳，以首乌藤养血安神，鸡内金消食，薏苡仁健脾助运；三诊时患者仍口干，舌稍红，予以生地黄清热养阴生津，加补骨脂固精缩尿。

病案2

石某，男，66岁，已婚。

初诊：2021 年 7 月 19 日。

主诉：前列腺癌术后排尿困难 1 个月。

现病史：2021 年 5 月于外院体检：泌尿系彩超提示前列腺内可见多个强回声光斑，较大者约 7 mm×3 mm，后无声影，癌胚抗原（CEA）5.61 ng/mL，TPSA 6.968 ng/mL，F-PSA 1.46 ng/mL。遂于外院完善前列腺磁共振增强扫描、前列腺病理穿刺活检后行前列腺癌根治术。术后定期复查 TPSA，指标正常。

现症见：小腹胀满，小便不通，夜寐欠佳，手掌欠温，大便干结，舌质紫暗，苔黄腻，脉细涩。

辅助检查：泌尿系彩超提示肾盂、输尿管轻度积液。

西医诊断：急性尿潴留；前列腺癌根治术后。

中医诊断：精室岩；癃闭（浊瘀阻滞证）。

治法：行气利尿，活血软坚。

方药：益肾通癃汤合膈下逐瘀汤加减。补骨脂 15 g，黄芪 30 g，三棱 10 g，莪术 10 g，当归 10 g，丹皮 10 g，赤芍 10 g，桃仁 10 g，大黄 10 g，橘核 10 g，怀牛膝 10 g，白术 15 g，通草 10 g，白花蛇舌草 15 g。14 剂，水煎服，每日 1 剂，分 2 次服。

鼓励患者调整紧张心情，缓解焦虑情绪，加强饮食营养，树立战胜病魔的信心。

二诊：服药并予以尿道扩张术后复诊，患者诉可排尿，尿线细，排尿时稍不适，小腹胀满减轻，大便通畅，夜寐尚可，胃纳欠佳，舌质暗，苔薄白，舌根处稍腻，脉弦细，复查泌尿系彩超未见明显积液。守前方加茯苓 15 g，党参 10 g，续服 14 剂。

三诊：患者诉服药后诸症进一步缓解，排尿较前通畅，无明显排尿不适，无明显小腹胀满，大便通畅，夜寐可，舌紫红，苔薄白，脉弦细。守前方去橘核、通草、丹皮、桃仁、大黄，续服 14 剂。

【按语】陈其华教授认为本案中患者为老年男子，肾气本衰，久病更加损耗元气，致使血脉瘀阻，阻塞膀胱，气化不利，水道不通而使小便滴沥不畅，甚至点滴不通，小腹胀满，舌紫暗，脉涩均提示浊瘀阻塞。前列腺癌病机本质是本虚标实，《素问》曰"坚者削之 …… 结者散之，留者攻之"，故陈其华教授提倡"扶正兼祛邪，随证治之"。从"扶正"入手，以补骨脂补肾助阳，黄芪、白术健脾补气，兼通利小便，从"祛邪"着手，因病在下焦血分，以膈下逐瘀汤加减，其中当归、桃仁活血、破血化瘀，配以大黄泄下攻积，丹皮、赤芍凉血化瘀，三棱、莪术、橘核行气散结，白术、通草健脾渗湿利尿，配白花蛇舌草清热解毒、抗癌肿，怀牛膝活血化瘀，引瘀血下行。"瘀血不去，新血不生"，癌毒易损伤脾胃中气，胃不受纳，脾失运化，无以濡养肌肉。患者胃纳欠佳，予以茯苓、党参益气健脾。本方为攻伐之方，不宜久用，三诊时减行气活血化瘀之品。纵观全方，体现标本兼治，治病求因之根本，又不乏临证时的灵活加减。

（何欢）

第二十节　阴囊湿疹

阴囊湿疹是指湿疹症状发于阴囊部，属于湿疹的一种特殊类型，由多种因素相互作用而发病。根据皮疹的特点临床上将其分为急性、亚急性和慢性三期，急性期表现为患处红斑、丘疹、肿胀、渗出和剧痒等；亚急性期一般表现为皮损呈暗红色，见少许鳞屑；慢性期通常为急性期和亚急性期迁延不愈而发，患处皮肤表现为干燥、皮纹加深、局部苔藓样变、鳞屑形成及明显瘙痒，病程较长，易反复发作。中医学又称之为"胞漏疮""肾囊风""绣球风""肾脏风"等。

病案 1

陈某，男，29 岁，未婚。

初诊：2021 年 7 月 5 日。

主诉：阴囊瘙痒 7 天。

现病史：患者诉 7 天前无明显诱因出现阴囊部瘙痒，伴局部潮湿灼热，阴囊及会阴部位出现红色丘疹，瘙痒难忍，搔抓后出现淡黄色渗液，用温水清洗后瘙痒感减轻，次日旋即复发。

现症见：阴囊及会阴部潮红，散在米粒大小的红色丘疹，可见血痂。夜间阴囊瘙痒，伴灼热感，影响睡眠，心情烦躁，口渴不欲饮，大便黏腻不爽，1 ～ 2 日 1 行，小便黄，偶有轻微尿道灼痛，舌红，苔黄腻，脉弦滑数。

西医诊断：急性阴囊湿疹。

中医诊断：肾囊风（湿热下注证）。

治法：清热利湿、止痒宁神。

方药：四妙散加减。苍术15 g，黄柏10 g，川牛膝15 g，薏苡仁30 g，白鲜皮10 g，野菊花15 g，连翘10 g，薄荷10 g，莲子心6 g，生牡蛎30 g，地肤子30 g。7剂，水煎服，每日1剂，分2次服。

二诊：服上药7剂后，患者觉瘙痒症状减轻，已能忍受，大便日1行，睡眠质量转佳，已无排尿灼痛感，小便清，已无口渴感，舌红苔黄腻，脉弦滑。查体可见湿疹颜色变淡，局部脱皮。在前方基础上，减黄柏用量为6 g，莲子心为3 g，加茯苓15 g，炒麦芽30 g。

三诊：服上药14剂后，患者觉偶有瘙痒感，但较之前明显减轻，自述阴囊丘疹已消失，眠可，二便调。嘱停药，注意勤换内裤，保持局部卫生。

【按语】陈其华教授认为阴囊湿疹属中医学"肾囊风""胞漏疮"等范畴，是男科与皮肤科门诊中较为常见的疾病。其皮损部位局限于阴囊皮肤，也可延及肛周，少数延及阴茎。西医治疗多为经验性用药，包括抗组胺药、糖皮质激素等。本病病因病机，一则脾气不足，运化不及，水湿内停，下注浸淫于阴囊；二则外受湿热，浊气侵下，蕴结局部；三则精索脉络迂曲，局部温度升高，汗出较甚，久之蕴热；四则内伤七情，心神不宁，气郁不畅，化火携湿浊下注于阴囊。对于热、湿、瘀等病理因素，其用药可涉及清热药（如黄芩、黄连、苦参等）、燥湿祛湿药（如苍术、厚朴、豆蔻等）、活血祛瘀药（如三棱、水蛭等）等。《外科启玄》云"胞漏疮乃肝经湿热所致"，与《医宗金鉴》论述"此证一名绣球风，系肾囊作痒，由肝经湿热"不谋而合。陈其华教授认为本病以肝经湿热下注为患，然郁热之脏，非独肝也，调湿热需顾及全身。本案患者表现为阴囊瘙痒，局部潮湿灼热，心情烦躁，大便黏腻不爽，小便黄，伴轻微尿道灼痛等症状，结合舌脉之征象，证属湿热下注。首选四妙散为主方并随证加减。方中苍术苦温燥湿，黄柏燥湿清热、解毒泻火，薏苡仁清热渗湿，牛膝引血热下行，配以薄荷、野菊花疏风散湿清热，白鲜皮、地肤子清热利湿、祛风止痒。患者阴囊瘙痒以致心情烦躁、影响睡眠，故配以连翘、莲子心清解心经邪热，生牡蛎重镇安神。二诊在一诊的基础上，加用茯苓、炒麦芽，加强利水行气、健脾宁心之功。纵观全方配伍，体现标本兼治，治病求因之根本。临证之时，又不乏随证加减之灵活，方能达到满意疗效。

病案 2

张某，男，48 岁，已婚。

初诊：2021 年 11 月 8 日。

主诉：反复阴囊湿疹 2 年余，轻微瘙痒感。

查体：阴囊皮肤干燥粗糙，角化皲裂，轻微脱屑。皮损轻微瘙痒，夜间尤甚，口干，大便干结，小便尚可，舌质淡，苔薄白，脉浮涩。

西医诊断：慢性阴囊湿疹。

中医诊断：肾囊风（血虚风燥证）。

治法：养血润燥，祛风止痒。

方药：当归饮子加减。当归 10 g，生地黄 15 g，白芍 20 g，川芎 10 g，何首乌 20 g，荆芥 15 g，防风 10 g，黄芪 30 g，黄精 20 g，地肤子 15 g，女贞子 15 g，枸杞子 15 g，生甘草 6 g。14 剂，水煎服，每日 1 剂，分 2 次服。配合外涂院内制剂止痒润肤乳膏，每日 1 次。

二诊：服上药 14 剂后，患者诉皮肤皲裂干燥有缓解，瘙痒明显减轻，继续守方治疗。

三诊：服上药 14 剂后，症状基本消失，舌淡红，苔薄白，脉浮，配合外涂院内制剂止痒润肤乳膏，每日 1 次，续服前方 7 剂巩固疗效。

【按语】陈其华教授认为湿邪日久伤阴，耗液伤血，故局部皮肤干燥，病情反复。慢性阴囊湿疹可见皮肤肥厚，甚则肌肤甲错，乃日久湿瘀互结。《血证论》云："水病而不离乎血；血病而不离乎水。"湿邪与血瘀互相依存，治水当治血，当以活血化瘀之法，有利于湿毒化解；瘙痒也是本病中的主要症状。《妇人大全良方》云"治风先治血，血行风自灭"，因此用活血药在此运用不仅可以活血，还有止痒之功效。此患者阴囊皮肤干燥粗糙，角化皲裂，口干，大便干结，证属血虚风燥，治疗以养血润燥、祛风止痒为法，以当归饮子为基本方。该方配伍严谨，用药精练，标本同治，切入病机。方中当归补血、行气活血，既能加强补血的强度，又能使气血运行通畅，防止留而为瘀。黄芪大补脾肺之气，以资气血化生之源，使气旺而血自生。气属阳，血属阴，二者相须为用。白芍养血平肝，敛阴和营。生地黄养阴生津，何首乌补益精血，滋阴润燥。荆芥轻扬透散，祛风止痒；防风辛温发散，气味俱升，以辛为用，善于祛风，既可散肌表风邪，又可除经络留湿，二者相配，乃祛风止痒之主药。配以黄精、女贞子、枸杞子养阴润燥，地肤子祛风止痒。陈其华教授认为，阴囊湿疹常反复发作，缠绵难愈。其辨证不外邪实及正虚两类，整体以本虚而标实，急性期以邪实为主，多为肝胆湿热之邪下注肾囊，治以清热利湿为则；慢性期以正虚为主，血虚风燥为主要发病因素，治以养血润燥为主。皮肤病除内服中药外，适宜配合外治疗法，内外治结合，可显著提高皮肤病疗效。

（胡金辉）

第二十一节　男性更年期综合征

男性在由中年步入老年这一特殊时期，部分人会出现程度不同的不适症状和体征，临床上称之为男性更年期综合征。其主要临床表现为性腺功能减退，包括性欲降低和勃起功能障碍；精神心理症状，包括情绪变化、精神抑郁、悲观消极等心理改变；以及身体功能下降，包括肌肉量及力量的下降、易疲劳和因血管舒缩异常导致的心悸、潮热等症状。中医学在历史上并无本病确切记载，但在对"虚劳""郁证""心悸""阳痿"等疾病的描述与诊治中都体现出了对这类综合征的认识。

病案1

孙某，男，59岁，已婚。

初诊：2020年12月16日。

主诉：性欲减退伴乏力半年余。

现病史：患者诉半年前无明显诱因出现性欲减退，自己曾服用补药无效（具体不详）。

现症见：精神欠佳，性欲差、阴茎勃起不坚，畏寒肢冷，腰膝酸软，烦躁、易怒，多梦易醒，神疲乏力，记忆力下降，纳食欠佳，小便频数，夜尿1～3次，大便正常，舌暗淡，苔白，脉沉弦尺弱。无冠心病、高血压、糖尿病等病史。常规检查未见异常。

西医诊断：男性更年期综合征。

中医诊断：虚劳（肾虚肝郁证）。

治法：温肾健脾，疏肝解郁。

方药：逍遥散加减。柴胡 12 g，白芍 15 g，茯苓 15 g，白术 12 g，郁金 10 g，补骨脂 15 g，熟附片 9 g，苍术 10 g，当归 10 g，枸杞子 12 g，菟丝子 15 g，肉苁蓉 15 g，熟地黄 30 g，大枣 15 g。14 剂，水煎服，每日 1 剂，分 2 次服。

二诊：服上药 14 剂后，患者自诉精神状态较前好转，食欲有所增强，畏寒肢冷、腰腿酸软改善，情志较前舒畅，仍感性欲和记忆力差，睡眠改善不明显。上方加黄芪 30 g，远志 10 g，酸枣仁 15 g，刺蒺藜 15 g。14 剂，水煎服。

三诊：服上药 14 剂后，患者精神状态尚可，上述症状明显改善，性欲提高，眠可，继续口服原方 14 剂。

四诊：服上药 14 剂后，患者诉以上症状基本消失，性生活满意，眠可，心情舒畅，舌淡红，苔薄白，脉稍弦。续服前方 7 剂巩固疗效。

【按语】陈其华教授认为肝、脾、肾三经虚损是本病发生之本，肾为先天之本，真阳真阴之所在，五八肾气衰，肾阳始衰，则肾阳亏虚。脾为后天之本，气血化生之源，后天虚损，不能化生津液，以濡养先天，先后天俱损，运化失常。肝主疏泄，忧思伤肝，肝的疏泄功能失调，则忧思郁怒，情志内伤不畅。从而导致肾虚、肝郁，出现性欲减退、畏寒、腰膝酸软、烦躁易怒等症状。患者退休半年余，在家无事可做，情绪低落，时感烦躁、易怒；加之性欲差、阴茎不能正常勃起，畏寒肢冷，结合舌脉，辨为肾虚肝郁证。陈其华教授认为该病治则以肝、脾、肾同治。肾为人之先天之本，内寓真阴真阳，主藏精、气化、纳气等。脾为人之后天之本，以充肾先天之精，先天之精充足得益于后天之精的补充。《素问·上古天真论》云："五八，肾气衰，发坠齿槁；六八，阳气衰竭于上，面焦，发鬓斑白；七八，肝气衰，筋不能动，天癸竭，精少，肾脏衰，形体皆极；八八，则齿发去。"男子四十岁后，肝肾之精开始亏虚，后天之精匮乏，不能滋养而补充先天之精，故先天肾精渐亏。患者情志失调，肝气不舒，肝的疏泄功能失调，则忧思郁怒；结合患者年龄，五十九岁肾阳亏虚，因此，临床出现性欲差、神疲乏力、畏寒、腰膝酸软、烦躁易怒等症状。陈其华教授以温肾健脾、疏肝解郁为原则，运用逍遥散加减治疗本病取得很好疗效。方中柴胡、郁金疏肝解郁理气；补骨脂、菟丝子、肉苁蓉以温肾壮阳，提高性欲，改善尿频和夜尿多的症状；熟地黄、枸杞子补益肝肾以强腰膝、健骨；熟附片温里散寒以缓解畏寒、手足冰凉；苍术、茯苓、白术以健脾，改善食欲不佳的症状；当归、大枣以补血活血；白芍养血柔肝，以温肾健脾、疏肝解郁达到肝、脾、肾同治的目的。二诊时患者仍感性欲和记忆力差，睡眠改善不明显，故加黄芪、远志、酸枣仁、刺蒺藜以加强安神益智、补气升阳之功。

病案 2

李某，男，62 岁，已婚。

初诊：2021 年 9 月 21 日。

主诉：勃起欠佳，举而不坚 4 个月余。

现病史：患者诉 4 个月前无明显诱因出现勃起无力，举而不坚。未服用任何药物治疗。

现症见：阴茎勃起不坚，头晕耳鸣，胸胁满闷，口苦咽干，腰酸肢软，易汗出，记忆力下降，体倦多梦，性欲可；舌质淡红、边有齿印、苔薄黄，脉沉弦细，大便微秘，小便正常。

辅助检查：性激素检查：血清雌二醇 60 pg/mL，促卵泡生成素 45.65 mIU/mL，睾酮 3.5 ng/mL，催乳素 3.7 ng/mL，黄体生成素 12.74 mIU/mL。血生化全套无明显异常。

西医诊断：男性更年期综合征。

中医诊断：虚劳（阴阳失调，枢机不利）。

治法：调和阴阳、安神解郁。

方药：柴胡加龙骨牡蛎汤加减。柴胡 8 g，制半夏 9 g，桂枝 6 g，黄芩 15 g，党参 15 g，茯苓 30 g，龙骨 30 g，百合 30 g，生地黄 30 g，牡蛎 30 g，大黄 10 g，生姜 10 g，五味子 10 g，川芎 10 g，大枣 15 g。14 剂，水煎服，每日 1 剂，分 2 次服。

二诊：症状明显减轻，勃起改善，夜寐可，仍有体倦乏力，舌淡、苔白仍有齿痕，脉沉弦细。上方去百合、生地黄，加仙鹤草 30 g，红景天 15 g，继服 14 剂，煎服法同前。

三诊：患者神情安定，诉勃起大为改善，胃纳一般，偶感腰酸，舌淡红、苔白，脉弦细。上方加生谷芽、生麦芽，继进 14 剂，巩固疗效。

【按语】陈其华教授认为，男性更年期综合征多见于中老年男性，根据其症状表现可归为中医"脏躁""虚劳"等范畴。该患者年逾六旬，肾精有所不足，肾阴不能上济于肝阴，故出现头晕耳鸣、失眠多梦、腰肢酸软、记忆力减退。又少阳枢机不利，故胸胁满闷，口苦咽干，易汗出。《素问·上古天真论》云："六八，阳气衰竭于上，面焦，发鬓斑白；七八，肝气衰，筋不能动，天癸竭，精少，肾脏衰；八八，则齿发去……"指明六八至八八阶段便是男性更年期，在此阶段男性肝肾两脏逐渐虚衰、天癸日渐衰少，从而导致一系列生理特征的变化。此案病机关键在于肾精亏虚，阴阳失调，以致少阳枢机不利，从而产生上述症状。本方系柴胡加龙骨牡蛎汤加减，配桂枝调和营卫；大黄通腑泄热；百合清热养阴；茯苓安神；五味子、生地黄补益肝肾；川芎行气散瘀。诸药合用，共奏调和阴阳、安神解郁之效。二诊患者神情稍安，阴虚不显，故去百合、生地黄，加仙鹤草、红景天，配伍大枣补虚强体。三诊患者诸症皆大为改善，唯后天脾胃运化不足，故加生谷芽、生麦芽，健脾开胃，和中补益，且二芽生用，取其升发之意，可疏肝解郁。男性更年期综合征因其定义不明确，发病机制复杂，症状、体征表现多样，故临床治疗上难以取得统一的标准。然纵观陈其华教授治疗男性更年期综合征，始终着眼于"肝肾同源"，总结出调和阴阳、安神解郁的治法，并嘱患者保持健康心态，养成良好生活习惯，最终达到阴平阳秘、形与神俱的状态。

（刘喆雯）

第二十二节　非淋菌性尿道炎

非淋菌性尿道炎是由淋病奈瑟氏菌以外的其他病原体引起的泌尿生殖道急、慢性炎症，在中医学属于"淋证""淋浊"范畴。数据显示，非淋菌性尿道炎的发病率比淋菌性尿道炎要高，在性传播疾病中占首位。本病常见的致病菌以沙眼衣原体、生殖道支原体为主，其他还有解脲支原体等、阴道毛滴虫、腺病毒等，其诱发因素主要为不安全性行为，在女性患者中，雌激素的减少也可能会诱发本病。

病案 1

颜某，男，35 岁，未婚。

初诊：2022 年 8 月 13 日。

主诉：尿频、尿痛伴尿道口分泌物 2 周。

现病史：患者诉 2 周前熬夜后出现尿频、尿痛，尿道口刺痒感，伴见淡黄色清稀分泌物，自行服用中成药治疗后（具体不详），效果不理想，遂来我院诊治。患者 1 个月前曾有冶游史，平素喜熬夜、嗜食烟酒。

现症见：尿频、尿急、尿痛，晨起尿道口糊口，无口干口苦，食欲一般，夜寐不安，小便黄，夜尿 3 ~ 4 次，大便可；舌质红，苔黄腻，脉细。

查体：尿道口微红肿，挤压尿道口可见少许黄色清稀分泌物。

实验室检查：尿道分泌物培养：淋球菌培养（-），衣原体培养（-），解脲支原体（+），人型支原体（-）；尿常规检查：未见异常。

西医诊断：非淋菌性尿道炎（支原体感染）。

中医诊断：淋浊（湿热阻滞证）。

治法：清热利湿，通淋止痛。

方药：前列清瘀汤加减。黄柏 6 g，牛膝 15 g，萆薢 10 g，乳香 10 g，没药 10 g，白术 10 g，山药 15 g，藤梨根 15 g，郁金 10 g，败酱草 15 g，土茯苓 15 g，甘草 5 g，炒川楝子 10 g，醋延胡索 15 g。14 剂，水煎服，日 1 剂，分早晚温服。配合盐酸多西环素片剂，每次 100 mg，口服，每日 2 次，服用 15 天。

嘱患者禁欲，保证充足睡眠，清淡饮食，戒烟酒，多饮水，勤排尿，保持心情舒畅。

二诊：服上药 14 剂后，患者诉尿痛、尿频、尿急明显好转，夜尿 0 ~ 1 次，偶有腹胀，纳可，夜寐欠安，大便正常；舌淡红，苔薄白腻，脉细。前方去黄柏、炒川楝子、醋延胡索、加苍术 15 g，山药改为 30 g，加首乌藤 20 g，煅龙骨、煅牡蛎各 30 g。7 剂，水煎服。

三诊：服上药 7 剂后，患者自觉症状基本缓解，无明显不适。尿道口无红肿，未见分泌物。舌淡红，苔薄白，脉细。前方去乳香、没药，继服 7 剂巩固疗效。

【按语】同《景岳全书·淋浊》所述："淋之初，病则无不由乎热剧，无容辨矣……治淋之法，大都与治浊相同。凡热者宜清，涩者宜利，下陷者宜升提，虚者宜补，阳气不固者宜温补命门。"陈其华教授认为本病多为房事不洁，湿热秽浊之气入侵下焦前阴窍口，阻滞膀胱及肝经，致局部气血运行不畅，湿热熏蒸，精败肉腐，气化失司所致。因本病症状主要表现为尿道炎，易与淋病性尿道炎、普通细菌感染的非特异性尿道炎及前列腺炎混淆，故前期问诊、实验室检查及中西医结合治疗对于诊疗过程十分重要。结合该患者舌脉症，辨为湿热阻滞证，治以前列清瘀汤加减。方中黄柏清除下焦湿热，泻除肾火，牛膝逐瘀通经、利尿通淋，草薢、藤梨根利湿祛浊，败酱草、土茯苓清热除湿解毒，乳香、没药行气止痛，郁金、炒川楝子、醋延胡索行气止痛，加之白术、山药健脾益气、顾护胃气兼以燥湿，甘草调和诸药。全方共奏清热利湿、通淋止痛之功。针对患者支原体感染西医以抗生素治疗为主，须按规范方案及时、足量用药，中西医结合治疗疗效更加。后期针对患者症状随证加减。同时陈其华教授非常注重患者生活作息及饮食的调节，认为提升人体自身免疫力是疾病治疗中不可或缺的一环。

病案 2

田某，男，42 岁，已婚。

初诊：2022 年 2 月 16 日。

主诉：尿频、尿急、尿痛反复发作 3 年余。

现病史：患者诉 3 年余前无明显诱因出现尿频、尿急、尿痛，于当地医院就诊，查尿道分泌物支原体培养阳性，经治疗后支原体培养转阴，但尿道不适等症状仍反复发作，经多方治疗未见明显好转，遂来我院诊治。患者心理压力大，平素嗜食烟酒。

现症见：尿频、尿急、尿痛，尿道瘙痒不适，夜尿 1 ~ 2 次，会阴部稍潮湿，口干口苦，足底发热，寐多梦易醒，大便可，纳食可；舌稍红，苔黄腻，脉细。

实验室检查：尿常规检查未见异常。前列腺液常规：白细胞 0 ~ 2 个 /HP。卵磷脂小体 ++/HP。

西医诊断：非淋菌性尿道炎后遗症。

中医诊断：淋浊（阴虚湿热证）。

治法：滋阴补肾，清热利湿。

方药：知柏地黄汤加减。黄柏 6 g，熟地黄 10 g，牡丹皮 10 g，山茱萸 10 g，泽泻 10 g，知母 10 g，山药 30 g，茯苓 15 g，黄芪 20 g，郁金 10 g，炒川楝子 10 g，甘草

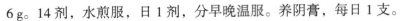

6 g。14 剂，水煎服，日 1 剂，分早晚温服。养阴膏，每日 1 支。

嘱患者禁欲，保证充足睡眠，清淡饮食，戒烟酒，多饮水，勤排尿，保持心情舒畅。

二诊：服上药 14 剂后，患者诉尿痛、足底发热等症状基本消失，睡前尿频较明显，小便稍黄，尿道口瘙痒感，会阴部潮湿，稍口干，梦多，纳食可，大便可；舌稍红，舌根苔黄腻，脉细。前方去川楝子，加地肤子 10 g，14 剂。益肾清浊丸，每次 10 g，每日 3 次。

三诊：服上药 14 剂后，患者诉尿频、尿急、尿道瘙痒感、会阴部潮湿明显减轻，稍口干，梦多，纳可，大便可；舌淡红，舌薄黄腻，脉细。前方加牡丹皮 10 g，14 剂。益肾清浊丸，每次 10 g，每日 3 次。

四诊：服上药 14 剂后，患者自觉症状基本缓解，要求巩固疗效；舌淡红，苔薄白，脉细。继服 7 剂巩固疗效。

【按语】陈其华教授认为非淋菌性尿道炎是一种严重影响患者身心健康的常见性传播疾病。由于其临床表现的不典型和隐蔽性，再加上病原体的变异和耐药性的不断增强，使本病难以速愈，即使经过系统治疗治愈，亦可能留下后遗症。正如《诸病源候论·淋病诸候》所述："诸淋者，由肾虚而膀胱热故也……肾虚则小便数，膀胱热则水下涩，数而且涩，则淋沥不宣，故谓之淋。"中医认为非淋菌性尿道炎后遗症的病因病机为下焦湿热，余毒未清，肝郁气滞，肝肾亏损，导致膀胱功能失调，三焦水道通调不利。因此陈其华教授认为其治疗旨在清热利湿、解毒扶正。本案患者症状及舌脉表现为阴虚湿热之象，治以知柏地黄汤加减。方中知母清热除烦、滋阴降火，黄柏苦寒降泄，清下焦湿热，熟地黄滋阴补肾、填精益髓，山茱萸补益肝肾，山药补益脾阴，泽泻利湿泄浊，并防熟地黄之滋腻恋邪，牡丹皮清泻相火，并制山茱萸之温涩，茯苓淡渗脾湿，并助山药之健运，黄芪扶助正气、托毒外出，郁金、炒川楝子疏肝行气止痛，甘草调和诸药。诸药合用，清补兼施，泻中有补，寓补于泻，相辅相成。同时，陈其华教授认为非淋菌性尿道炎后遗症的发生与心理因素密不可分，因此，安抚患者情绪、帮助患者树立信心也是治疗中的一部分。

（周忠志）

第二十三节 精索静脉曲张

精索静脉曲张是一种血管病变，指精索蔓状静脉丛的异常扩张、伸长和迂曲，可导致疼痛不适及进行性睾丸功能减退。中医学又称之为"筋瘤""疝病"等。数据显示，精索静脉曲张在青壮年男性中发病率为10%～15%，临床上以左侧精索静脉曲张最多见。西医学认为本病的病因可能与静脉瓣功能不全、静脉回流障碍有关，久站和合并有压迫性肿瘤是精索静脉曲张常见的诱发因素。

病案1

邹某，男，50岁。

初诊：2019年7月27日。

主诉：双侧阴囊胀痛1年余。

现病史：患者诉1年余前无明显诱因双侧阴囊出现阵发性隐痛，当时未予以重视，后症状逐渐加重，久站后睾丸坠痛较明显，至当地医院就诊，彩超提示前列腺大小约50 mm×40 mm×43 mm，双侧精索内径增宽，右侧较宽约3.1 mm，左侧较宽约3.4 mm，走行迂曲。诊断为"①双侧精索静脉曲张；②前列腺增生"，予以药物治疗（具体不详）后患者症状未见明显好转，今为求中医治疗遂来我院就诊。

现症见：双侧阴囊、腹股沟处胀痛不适，尿频，尿等待，每晚小便1～3次，腰膝酸软，纳寐可，大便常；舌暗，苔薄白，脉细。

查体：Valsalva试验示精索静脉曲张Ⅱ级。

西医诊断：①双侧精索静脉曲张；②前列腺增生。

中医诊断：①筋瘤（肾虚血瘀证）；②精癃（肾虚血瘀证）。

治法：补肾益气，活血化瘀。

方药：益肾通癃汤加减。山药20 g，黄芪20 g，山茱萸10 g，茯苓15 g，盐补骨脂15 g，煅鹅管石5 g，白术10 g，醋乳香10 g，醋没药10 g，金樱子20 g，芡实20 g，橘核20 g，荔枝核20 g，甘草5 g。14剂，水煎服，日1剂，分早晚温服。尿癃康丸，每次10 g，每日3次。坦索罗辛，每次1粒，每晚1次。

嘱勿久站久坐,避免跷"二郎腿"等不良姿势,饮食清淡。

二诊:服上药14剂后,患者诉双侧阴囊、腹股沟胀痛减轻,尿频好转,每晚小便0~1次,排尿时尿道有灼痛感,纳寐大便可;舌暗,苔薄白,脉细。前方加丹皮10 g,赤芍10 g,补骨脂改为10 g,14剂。继服尿癃康丸、坦索罗辛。

三诊:服上药14剂,患者诉双侧阴囊、腹股沟胀痛明显缓解,排尿时仍有尿道灼热,下午明显,左侧睾丸稍肿,每晚小便0~1次,纳食大便可;舌质稍红,根部厚腻苔,脉弦细。改前列清瘀汤加减:黄柏6 g,牛膝15 g,萆薢10 g,乳香10 g,没药10 g,白术10 g,山药15 g,藤梨根15 g,郁金10 g,败酱草15 g,土茯苓15 g,甘草5 g,醋延胡索15 g。14剂。继服尿癃康丸、坦索罗辛。

四诊:服上药14剂后,患者诉双侧阴囊、腹股沟胀痛基本消失,憋尿时尿道稍痛,每晚小便1次,纳食大便可;舌淡红,根部厚腻苔,脉稍弦细。前方延胡索改10 g,加丹皮10 g,14剂。继服尿癃康丸、坦索罗辛。

五诊:服上药14剂后,患者自觉疼痛症状基本消失,无特殊不适;舌淡红,苔薄白,脉细。继服前方7剂巩固疗效。

【按语】陈其华教授指出,精索静脉曲张是男科疾病中的常见病和多发病,多发于青壮年男性,根据其临床表现可归属于中医学中的"筋瘤",正如《外科正宗·瘿瘤论》中所述:"筋瘤者,坚而色紫,垒垒青筋盘曲,甚者结若蚯蚓。"陈其华教授认为先天禀赋不足为该病的发病基础,元气亏虚则血行无力,血行无力则经络瘀阻,经络瘀阻则发之为痛,同时血瘀也会造成新血分布不达,肾精生成有碍,肾精亏虚,可见"肾虚"与"血瘀"二者互为影响,相互夹杂,重者或治疗不当者可能会导致不育。本例患者为中年男性,外院彩超提示同时患有前列腺增生,根据其症状及舌脉,二病同属于肾虚血瘀之证,异病同治,采用陈其华教授自制方益肾通癃汤加减。方中山茱萸补益肝肾,盐补骨脂温补脾肾,煅鹅管石温肾壮阳,黄芪甘温入脾、补气升阳,山药、白术、茯苓益气健脾,金樱子、芡实固精缩尿,醋乳香、醋没药活血定痛,橘核、荔枝核行气散结止痛。全方在补固肾气的同时,以后天补先天之势再助肾元,再针对本病之标"血瘀"及排尿不适等症状施以化瘀、利尿之功,旨在"本""标""症"各层面击破,使组方全面而效佳。后期患者疼痛缓解后,多表现为湿热之象,更方为清热利湿之前列清瘀汤。并嘱患者改正不良坐姿,调整生活习惯。

病案2

李某，男，19岁。

初诊：2021年9月21日。

主诉：左侧阴囊隐痛2个月余。

现病史：患者诉2个月余前运动后出现左侧阴囊疼痛，数小时后缓解，后左侧睾丸时常隐痛不适，久坐或久站后有牵拉坠胀感，于外院就诊被诊断为"左侧精索静脉曲张"，医师建议手术治疗，患者及其家属拒绝。患者既往体健，今为求中医治疗来我院就诊。

现症见：左侧阴囊、腹股沟处隐痛不适，偶有腰酸，纳寐可，二便常；舌稍暗，苔薄白，脉细。

查体：双侧睾丸大小、形态正常，Valsalva试验示精索静脉曲张Ⅰ级。

彩超：左侧精索静脉曲张（2.8 mm）。

西医诊断：左侧精索静脉曲张。

中医诊断：筋瘤（气滞血瘀证）。

治法：行气止痛，活血化瘀。

方药：橘核汤加减。橘核20 g，荔枝核20 g，川楝子10 g，桃仁10 g，木香10 g，厚朴10 g，枳实10 g，延胡索10 g，甘草5 g。14剂，水煎服，日1剂，分早晚温服。龙血通络丸，每次2粒，每日3次。

嘱勿久站久坐，避免跷"二郎腿"等不良姿势，适当运动，饮食清淡。

二诊：服上药14剂后，患者诉左侧阴囊隐痛稍缓解，纳寐二便可；舌淡，苔薄白，脉细。前方去桃仁，14剂。继服龙血通络丸。

三诊：服上药14剂后，患者诉左侧阴囊隐痛明显缓解，纳寐二便可；舌淡红，苔薄白，脉细。续服前方14剂。1个月后电话回访，患者诉诸症基本消失。

【按语】陈其华教授指出，部分精索静脉曲张患者早期常无任何症状，这与《外科秘录》中"筋瘤者，乃筋结成于体上也。初起之时，必然细小，按之乃筋也。筋蓄则屈，屈久成瘤而渐大矣。然虽渐大，亦不甚大也。固是筋瘤，亦无大害，竟可以不治置之"所述一致。临床上对于无症状患者暂予不处理，建议定期复查；同时，对于育龄期患者，建议进一步检查精液常规以排除不育风险。西医当前暂无治疗精索静脉曲张的特效药物，当此类患者存在不育倾向、保守治疗症状改善不明显、曲张达Ⅱ度或Ⅲ度、血清睾酮水平明显下降等情况时，可尊重患者意愿考虑手术治疗。由于手术存在一定的风险性，临床上中西医结合治疗或中医治疗获得患者青睐，疗效得到患者肯定。本案患者为青年男性，既往体健，经外力碰撞后出现疼痛，后持续隐痛，陈其华教授结合患者舌脉症及检查结果，认为患者可能为阴部受创引起的筋脉受损，辨证为气滞血瘀证，治以橘核汤加减。方中橘核、荔枝核行气散结止痛，川楝子、木香疏肝行气止痛，桃仁活血化瘀，厚朴、枳实破气消积，延胡索活血行气止痛。全方共奏行气止痛、活血化瘀之功。治疗过程中将活血化瘀行气之法贯穿始终。该方量小力专，对于症状轻微的青年患者疗效甚可。

（向时竹）

第二十四节　生殖器疱疹

生殖器疱疹是由单纯疱疹病毒感染所引起的一种性传播疾病。其特点是，生殖器部位皮肤黏膜成簇小水疱或糜烂溃疡，疼痛剧烈，易于复发。本病可发生于任何年龄，据统计以 20 ~ 39 岁居多，男女感染的机会均等，男性发病率高于女性。古代文献称之为"阴疮""阴疳""瘙疳"。其特点是外阴局部出现群集小疱、糜烂，自觉灼痛，反复发作。临床上分为原发性生殖器疱疹和复发性生殖器疱疹。目前尚无特效根治方法，治疗目的为缩短病程，减轻症状；防止继发感染和并发症；防止病情复发。

病案 1

丁某，男，19 岁，未婚。

初诊：2022 年 8 月 20 日。

主诉：阴茎根部水疱反复发作 3 个月余。

现病史：患者诉 3 个月前发现阴茎根部出现散在小水疱，伴灼热瘙痒，稍感针刺样疼痛，无发热，未予处理，水疱逐渐增多，反复发作。

现症见：阴茎根部可见簇集小水疱，未破溃，伴灼热瘙痒，针刺样疼痛，稍感口苦，食纳欠佳，夜寐安，小便黄，大便每日1次，大致成形，质地黏。

查体：阴茎根部可见淡红色簇集小水疱，未破溃，疱液色黄质清，未扪及腹股沟淋巴结肿大。舌红，苔黄腻，脉弦滑。

实验室检查（2022年8月13日外院）：HSV Ⅱ IgM（－），HSV Ⅱ IgG（＋）。

西医诊断：原发性生殖器疱疹。

中医诊断：阴疮（肝经湿热证）。

治法：清泻肝火，利湿解毒。

方药：龙胆泻肝汤加减。龙胆草5g，炒栀子5g，黄芩10g，醋柴胡10g，生地黄10g，车前草15g，黄芪15g，金银花10g，盐知母10g，黄柏10g，熟地黄10g，酒山茱萸10g，山药10g，茯苓10g，甘草5g，酒女贞子15g。7剂，水煎服，每日1剂，分2次服。泛昔洛韦片0.25g×6片×4盒，1片/次，口服，一日3次。

嘱患者注意保持会阴部清洁，忌搔抓，避免性生活。

二诊：服上药7剂后，患者阴茎部疱疹基本消退，会阴部时有瘙痒，无疼痛，口苦、纳差较前好转，二便调，舌淡红，苔薄稍黄腻，脉弦。在前方基础上去龙胆、金银花、黄芩，加当归、白芍，7剂，水煎服，每日1剂，分2次服。

三诊：阴茎部疱疹全部消退，患者未诉特殊不适。嘱患者保持会阴部清洁，适当锻炼，注意营养，增强抵抗力。

【按语】生殖器疱疹又叫"阴疮""瘑疮"，此病主要由房事不洁引起，湿热淫毒乘虚而入，下注于阴器，发为此病，《外科启玄》认为此病因"男子交媾过之，此非肝经湿热，乃感疮毒之气"。西医认为此病主要由感染2型单纯疱疹病毒引起，主要分为初发型、复发型和亚临床型，可引起播散性单纯疱疹病毒感染、病毒性脑炎、盆腔炎等一系列并发症。足厥阴肝经"循股阴，入毛中，环阴器"，陈其华教授认为本病早期多为湿热毒邪结于肝经，下注二阴而发病，治疗关键在利湿和解毒，同时注意扶助正气，避免伏邪乘虚而发。此例中患者初发该病，疱液色黄质清，伴会阴部灼热疼痛，口苦，小便黄，大便质黏，皆是湿热之象，结合患者舌脉辨证为肝经湿热证，治以清肝泻火，利湿解毒，予龙胆泻肝汤加减。方中龙胆草苦寒，主清利肝经湿热为君药；黄芩、黄柏清中下焦湿热，栀子、金银花清热解毒为臣药；车前草引热下行，二地、盐知母滋阴，邪去而不伤阴。此外，陈其华教授认为男科疾病治疗必不离脾肾，肾气不足则毒邪乘虚而入，脾胃运化乏力则药石柱为也，故以酒山茱萸、女贞子益肾养阴，山药、茯苓、黄芪健脾利湿。以醋柴胡引诸药入肝经，共为佐药。再以甘草调和诸药为使。诸药合用，以清泄肝胆湿热为主，兼以健脾补肾滋阴，使邪去而正不伤也。同时予泛昔洛韦口服抗病毒治疗。二诊患者灼热疼痛、口苦等症好转，去龙胆等苦寒泄热之品，加当归、芍药滋养阴血以巩固疗效。

病案 2

肖某，男，39 岁，已婚。

初诊：2022 年 9 月 26 日。

主诉：龟头部水疱反复发作 10 年余，再发 2 天。

现病史：患者诉近 10 年来龟头部水疱反复发作，外用阿昔洛韦软膏后好转，常过度劳累或过量饮酒后发作，今年复发 3～4 次，2 天前饮酒后阴茎根部再次出现水疱，未破溃，伴灼热疼痛，无瘙痒，口干口苦，大便不成形，小便干，寐易醒，食纳可；舌淡红，苔少，稍黄腻，脉弦细。

查体：龟头处可见散在水疱，疱液清。

西医诊断：复发性生殖器疱疹。

中医诊断：阴疮（正虚毒恋证）。

治法：益气扶正，清热利湿解毒。

方药：复方黄甘颗粒加减。黄芪 30 g，黄柏 30 g，紫草 10 g，甘草 10 g，板蓝根 15 g，土茯苓 30 g，牡丹皮 10 g，薏苡仁 30 g，山药 30 g，白术 10 g。7 剂，冲服，每日 1 剂，分 2 次服。

二诊：服上药 14 剂后，疱疹基本消退，无口干口苦，稍疲乏，纳食可，大便不爽，稍尿频、尿不尽，寐可；舌稍红，苔黄腻，脉细。在上方基础上去紫草，加黄芩 10 g，半枝莲 15 g，7 剂，冲服。

三诊：龟头疱疹已完全消退，疲倦感较前好转，食纳可，夜寐安，二便调；舌淡红，苔薄白，脉稍细。上方去黄柏、黄芩，续以 7 剂巩固疗效。

【按语】生殖器疱疹反复发作易耗气伤阴，正气不足，无力抗邪而致毒邪伏于体内，遇劳再发。陈其华教授认为，治疗复方性生殖器疱疹重在扶正，同时祛邪，常用自拟方黄甘颗粒治疗。该方由黄芪、紫草、黄柏、甘草四味药组成，方中重用黄芪为君药，取其益气扶正、托毒敛疮之功，只有正气旺盛，方能祛除伏邪；黄柏清热燥湿，泻火解毒；紫草凉血活血，解毒透疹，两者合用为臣药，透毒外出，凉血活血以缓解疼痛；再以甘草调和诸药。全方合用共奏益气扶正、解毒祛湿之功效。该方经研究已被证实治疗复发性生殖器疱疹疗效确切，具有抑制病毒、提高免疫、减少创面渗液、促进创面愈合和缓解疼痛的作用。其可能的作用机制是通过提高患者血清 IFN-γ 水平，降低 IL-4 水平，纠正 Th1 细胞向 Th2 细胞漂移状况，使免疫反应由 Th2 型向 Th1 型逆转，从而降低疾病的复发。

此例患者生殖器疱疹反复发作 10 年余，耗气伤阴，正气不足，饮酒后助长湿热之毒而诱发此病。结合患者口干口苦、大便不成形等症，辨证为正虚毒恋证。在原方基础上加板蓝根、土茯苓加强利湿解毒之功，患者局部灼热刺痛明显，加牡丹皮以增强凉血活血止痛之效。湿热之毒最易困脾胃，影响脾胃运化，脾胃运化正气方得以生，故用白术、山药、薏苡仁健脾利湿，使正气得复。二诊患者皮损较前好转，无疼痛，故去紫草，患者大便不爽，尿频、尿不尽，加黄芩、半枝莲以清热利湿解毒。三诊患者毒邪已去八九，去黄柏、黄芩以免伤脾胃，续以健脾利湿，益气扶正，防止复发。

（陈罗珊）

第二十五节　尖锐湿疣

尖锐湿疣是由人乳头瘤病毒（HPV）感染引起的好发于生殖器、肛门、会阴部，呈表皮瘤样增生的一种病毒疣，主要通过性接触传染。中医称之"瘙瘊"或"瘙疣"，属于"千日疮"范畴，其内因多为《外科证治全书》所述"欲火猖动，不能发泄，致败精湿热留滞为患"；或《诸病源候论·燥疮候》所述"肤腠虚，风湿搏于血气，生㿔疮"；其外因多为《外科证治全书》所述"娼妇阴器瘀浊未净，辄与交媾，致淫精邪毒感触精官为患"。释义为房事不洁，或间接接触秽浊之品，湿热淫毒侵入外阴皮肤黏膜，在局部搏结而成疣体。由于湿毒为阴邪，其性黏滞，缠绵难去，且容易耗伤正气，导致正虚邪恋，故病情反复，难以治愈，故本病的病因可用湿、毒、瘀、虚四个字来概括。

病案1

凌某，男，42岁，已婚。

初诊：2021年4月23日。

主诉：阴茎包皮赘生物1周。

现病史：患者诉1个月余前与朋友一起聚餐饮酒后，有不洁性生活史，素来包皮过长，不洁性生活后，自觉包皮龟头潮红、瘙痒，自行外用"妇炎洁洗剂"及外涂"达克宁软膏"3日后，症状有所缓解，遂没有过多关注局部症状。但20余日后，洗澡时发现包皮内板及冠状沟附近有针尖大小赘生物。

现症见：心情烦闷，烦躁易怒，包皮龟头潮红瘙痒，会阴潮湿，口干口苦，大便不成形，大便后肛门灼热感，小便黄。舌红苔黄，脉弦细。

查体：包皮过长，包皮龟头潮红，包皮内板及冠状沟可见散在颗粒状赘生物，醋酸白试验（＋），包皮垢明显。

HPV核酸检测：提示HPV 6型、HPV 11型阳性。

西医诊断：尖锐湿疣。

中医诊断：臊疣（湿热下注证）。

治法：清热利湿。

方药：龙胆泻肝汤加减。龙胆草10 g，栀子10 g，木通5 g，泽泻10 g，车前子15 g，柴胡10 g，甘草6 g，当归10 g，黄柏10 g，土茯苓15 g，薏苡仁15 g，生地黄10 g，黄芩10 g。14剂，水煎服。

激光祛除疣体后，嘱患者保持心情舒畅，避免熬夜，忌烟酒等辛辣发物。

二诊：服上药14剂后，激光手术创面愈合正常，未见新疣体长出，患者觉心情烦闷明显好转，包皮龟头潮红瘙痒症状减轻，会阴潮湿症状消失，口干口苦缓解，大便稍成形，肛门灼热感症状消失，小便仍黄，舌红苔薄黄，脉弦。在前方基础上加黄芪30 g，紫草20 g。

三诊：服上药14剂后，激光手术创面已完全愈合，可见两个新疣体长出，仍激光手术祛除疣体。患者感心情稍显烦闷，包皮龟头稍潮红，无瘙痒，稍口干，无口苦，大便仍不成形，感不思饮食，小便稍黄，舌红苔薄黄，脉弦。在上方基础上去龙胆草、木通、泽泻、车前子，加党参10 g，苍术10 g，白术10 g，茯苓10 g。

四诊：服上药14剂后，激光手术创面已愈合，未见新疣体，其他症状基本消失，小便正常，大便成形，舌淡红，苔薄白，脉缓，续服前方14剂巩固疗效。

五诊：2021年10月29日复诊，外阴未见明显赘生物，醋酸白试验（－）。

【按语】陈其华教授认为尖锐湿疣是泌尿男科的常见病，多发于有不洁性接触史的青壮年。西医认为尖锐湿疣是由人乳头瘤病毒感染引起的好发于生殖器、肛门、会阴部，呈表皮瘤样增生的一种病毒疣，主要通过性接触传染，其病毒原型主要为HPV 6型、HPV 11型等。中医认为，尖锐湿疣是由于房事不洁或接触污秽之物，使湿热淫毒入侵外阴皮肤黏膜，导致肝经郁热，气血不和，湿热毒邪搏结而成。陈其华教授认为发于包皮龟头部位尖锐湿疣乃前阴之疾，且《灵枢·经脉》有云："肝足厥阴之脉……环阴器，抵小腹……"又因肝经湿热循经下行，故导致湿热毒邪搏结前阴，出现小便黄、大便不成形、大便后肛门灼热感等症状，湿毒又为阴邪，其性黏滞，故缠绵难愈，且易耗伤正气。《黄帝内经》云："正气存内，邪不可干，邪之所凑，其气必虚。"故此证型之尖锐湿疣，治疗应从"肝"入手，当"先清后补"，以清热利湿，扶正祛邪为主要治法，首选龙胆泻肝汤为主方并随证加减。方中龙胆草大苦大寒，既能清利肝胆实火，又能清利肝经湿热，故为君药。黄柏、黄芩、栀子、土茯苓、薏苡仁苦寒泻火，燥湿清热，燥湿健脾，共为臣药。泽泻、木通、车前子渗湿泄热，导热下行；实火所伤，损伤阴血，当归、生地黄养血滋阴，邪去而不伤阴血；共为佐药。柴胡舒畅肝经之气，引诸药归肝经；甘草调和诸药，共为佐使药。待肝经湿热之邪缓解后，又加大量黄芪、紫草增加扶正祛邪、凉血解毒之效；待湿热之邪进一步缓解，且因苦寒之药服用日久，易损伤胃气，故后期去龙胆草、木通、泽泻、车前子，加党参、苍术、白术、茯苓以祛余毒、振复胃气。纵观全方配伍，体现标本兼治，"先清后补"之治疗理念，更是随疾病发展而制定，"扶正祛邪、祛邪扶正"更是灵活运用，是治病求根本之具体应用。

病案2

邹某，男，18岁，未婚。

初诊：2020年9月12日。

主诉：肛周赘生物反复半年余。

现病史：诉半年前反复出现大便后手纸带血情况，自以为是痔疮，自行使用"马应龙痔疮膏"后症状无缓解，逐在当地医院就诊后确诊为"尖锐湿疣"。当地医院予以激光祛除疣体，术后肌内注射"干扰素"治疗，病情稍有好转，但疣体多次复发。患者有内痔及肛周湿疹病史，自诉吃生冷刺激性食物后容易腹泻腹胀。

现症见：体型偏胖，懒言少语，肛周散在颗粒状赘生物，肛周潮湿，大便不成形，小便正常，不思饮食，夜寐可；舌淡苔薄白，舌边齿痕明显，脉弱无力。

查体：外生殖器发育正常，肛周潮红，可见散在颗粒状赘生物，醋酸白试验（＋）。

HPV 核酸检测：提示 HPV 6 型、HPV 18 型、HPV 35 型阳性。

西医诊断：尖锐湿疣。

中医诊断：臊疣（脾虚湿盛证）。

治法：健脾祛湿。

方药：参苓白术散加减。人参 10 g，薏苡仁 15 g，萆薢 15 g，白扁豆 10 g，茯苓 15 g，山药 10 g，苍术 10 g，黄柏 10 g，白术 10 g，甘草 6 g。14 剂，水煎服，每日 2 次。

激光祛除疣体后，嘱患者保持心情舒畅，避免熬夜，少食肥甘厚味，忌烟酒等辛辣发物。

二诊：服上药 14 剂后，患者觉肛周潮湿感减轻，大便稍成形，小便正常，激光术后创面愈合可，创面稍有水肿，诉有反胃症状，动则汗出；舌质淡，苔薄白，舌边齿痕明显，脉细。前方加黄芪 30 g，金银花 10 g，砂仁 5 g。

三诊：服上药 14 剂后，患者肛周潮湿症状明显减轻，大便成形，小便正常，激光术后创面基本愈合，创面水肿消失，反胃症状消失，汗出症状明显减轻，诉原来激光手术部位稍有瘢痕增生；舌质淡，苔薄白，舌边齿痕减轻，脉细有力。守前方去白扁豆、萆薢，加丹参 10 g，当归 10 g。

四诊：服上药 14 剂后，诸症基本消失，激光后创面完全愈合，手术后瘢痕明显减少。饮食睡眠可，二便调；舌淡红，苔薄白，舌边齿痕消失，脉细有力。守前方续服 14 剂。

五诊：2021 年 3 月 16 日复诊，肛周未见明显赘生物，醋酸白试验（－）。

【按语】陈其华教授认为肛周尖锐湿疣临床常见，且好发于青壮年。本证型多见于脾胃虚弱，素来有痔疮病史，且肛周潮湿，为接触 HPV 病毒后所致。本例患者素来体胖，且懒言少语，有痔疮及肛周湿疹病史，肛周潮湿，脾胃虚弱，运化水湿无力，水湿郁久化热，湿热内蕴下注皮肤黏膜，至肛周局部潮湿，蕴久成毒，为尖锐湿疣的生长提供了有利环境，再加上接触病毒污染衣物而外染毒邪，《黄帝内经》有云"湿为阴邪，易伤阳气"，故湿邪易引起脾肾亏损、正气不足以致正虚邪恋，导致外阴皮肤黏膜尖锐湿疣容易复发。通常久治不愈反复发作的尖锐湿疣，多与体虚不能祛邪外出或祛邪不尽有关，就是我们常说的免疫力差，疣体周围表皮层中残存的病毒和亚临床感染问题；特别是脾胃虚弱、气血不足的患者，其不能运化水湿，使湿邪凝聚，即西医所指的免疫功能低下。因尖锐湿疣的主要病因为湿邪，其性黏滞，易耗伤正气而导致体虚，所以容易反复发作。正如《素问·至真要大论》所说"诸湿肿满，皆属于脾"，故治疗当以健脾祛湿为治疗大法。

陈其华教授在本证中以参苓白术散为治疗尖锐湿疣（脾虚湿盛型）的基本方。方中人参补气，健脾养胃；白术、茯苓、苍术、黄柏燥湿健脾；山药、薏苡仁、白扁豆健脾化湿；萆薢利湿去浊，甘草调和诸药，诸药合用，共奏健脾益气、渗湿祛毒之效。二诊时患者诉创面稍有水肿，有反胃症状，动则汗出，故加黄芪补中益气且强祛湿之功，金银花清热解毒、消炎退肿，砂仁芳香化湿，和胃降逆。三诊时患者湿邪已祛大半，但诉激光手术部位稍有瘢痕增生，故去白扁豆、萆薢，加丹参、当归以活血化瘀，减少术后瘢痕。至四诊时湿邪已清，诸症已消，续服原方14剂，以求进一步巩固疗效。五诊时，病情稳定，未见复发。

（姜立伟）

第二十六节　阴虱

阴虱是一种由虱虫寄生人体阴部，叮咬皮肤所引起的瘙痒性传染性皮肤病。本病好发于外阴部位，虱虫可黏附于根毛部位，皮损多为丘疹、抓痕、血痂，或有糜烂、渗出，自觉瘙痒难耐。多见于成人，与性接触有关。西医认为阴虱病是通过人与人直接接触传播，也可通过被褥、衣帽等物品间接接触传播。

病案 1

朱某，男，27 岁，已婚。

初诊：2020 年 12 月 23 日。

主诉：包皮红肿反复发作 1 个月余，伴阴囊瘙痒。

现病史：患者诉 1 个多月前出现阴囊瘙痒，随后出现包皮红肿，近几天瘙痒加重，晚上瘙痒明显，影响睡眠。患者心情郁闷，口苦口黏，大便正常，小便正常。

现症见：患者包皮内板潮红，阴囊稍潮红，皮肤上可见丘疹、抓痕，有阴虱爬动，舌淡红，苔薄黄腻，脉细。

西医诊断：阴虱病。

中医诊断：阴虱（湿热蕴结证）。

处理：五神汤加减。茯苓 20 g，车前子 20 g，金银花 20 g，牛膝 15 g，紫花地丁 20 g，栀子 10 g。9 剂，水冲服。另予以参榆洗剂外洗患处，一日 1 次；硫磺软膏外涂患处，一日 2 次。

嘱患者 3 日后用大量热水、肥皂沐浴，换洗的衣物、被褥用开水煮沸、曝晒，杀灭虫卵。

【按语】阴虱是泌尿男科的常见病。西医认为阴虱病通过人与人直接接触传播，也可通过被褥、衣帽等物品间接接触传播。中医认为本病是因起居不慎，感染虱虫，虫毒湿浊之气郁于毛发、肌肤所致。陈其华教授认为阴虱病常见于成人，与性接触及接触公共场所物品有关。接诊时宜先进行询问，首先询问是否有接触公共浴池、旅馆等场所的毛巾等，还要询问其生活饮食习惯，是否长期过食肥甘厚腻之品，是否长期在潮湿闷热环境中工作等。

阴虱所致的皮损多表现为皮肤潮红、丘疹、糜烂、渗液、脓疱、结痂等，陈其华教授认为阴虱多属于湿热蕴结导致。正如《医宗金鉴》中所论述"阴虱疮虫毛际内，肝肾浊热不洁生，瘙痒抓红含紫点，若还梅毒蜡皮形。"故阴虱的治疗应该从"浊气"入手，清热化浊，分利湿热为主要治法。首选五神汤为主方并随证加减。方中金银花清热解毒；紫花地丁清热解毒，消痈凉血；茯苓利水渗湿，健脾益气；车前子利水，清下焦湿热；牛膝活血祛瘀，利尿通淋；患者口苦，故配以栀子清火泄热。另外予以参榆洗剂外洗患处，内外合用，加强清热燥湿止痒之效。陈其华教授认为本病的预防及治疗重在卫生护理，注意个人卫生，在公共场所自备毛巾、浴巾，患者使用过的日常用品及时清洁、暴晒，才能达到满意疗效。

病案 2

毛某，男，57 岁，已婚。

初诊：2021 年 11 月 27 日。

主诉：阴囊皮肤瘙痒 1 个月余，药膏外涂后阴囊皮肤潮红。

现病史：患者诉 1 个多月前出现阴囊部位皮肤瘙痒，到晚上瘙痒加重，影响睡眠。遂于药店购买药膏外涂（具体用药不祥），用药后自觉病情没有缓解，阴囊皮肤出现潮红，偶有渗出。患者心情不佳，大便正常，小便正常；舌稍红，苔薄黄腻，脉细。

查体：阴囊皮肤潮红，毛发处有阴虱爬动。

西医诊断：阴虱病；接触性皮炎。

中医诊断：阴虱（风热壅盛证）；膏药风。

方药：消风散加减。当归 6 g，生地黄 6 g，防风 6 g，蝉蜕 6 g，知母 6 g，苦参 6 g，胡麻仁 6 g，荆芥 6 g，苍术 6 g，牛蒡子 6 g，石膏 6 g，甘草 6 g，木通 3 g。7 剂，水冲服。另予以参榆洗剂外洗患处，一日 1 次；硫磺软膏外涂患处，一日 2 次。

嘱患者 3 日后用大量热水、肥皂沐浴，换洗的衣物、被褥开水煮沸、曝晒，杀灭虫卵。

【按语】阴虱是泌尿男科的常见病，好发于成人。西医认为阴虱病是通过人与人直接接触传播，也可通过被褥、衣帽等物品间接接触传播。中医认为本病因起居不慎，感染虱虫，虫毒湿浊之气郁于毛发、肌肤所致。患者患病后又外涂膏药，导致局部皮肤发生炎症反应，出现皮肤潮红、渗液等，陈其华教授认为多因患者素体禀赋不耐，肌肤腠理不密，而后感染毒邪，侵入皮肤，郁而化热，邪热于气血相搏，风热之毒蕴于肌肤而发病，属于风热壅盛证，宜选用消风散为主方并随证加减。《外科正宗》中所论述本方"治风湿浸淫血脉，致生疮疥，瘙痒不绝，及大人小儿风热瘾疹，遍身云片斑点，乍有乍无并效"。方中荆芥、防风、牛蒡子、蝉蜕辛散透达，疏风散邪，使风去则痒止；苍术祛风燥湿，苦参清热燥湿，木通渗利湿热；石膏、知母清热泻火；风热内郁，易耗伤阴血，湿热浸淫，易瘀阻血脉，故以当归、生地黄、胡麻仁养血活血，并寓"治风先治血，血行风自灭"之意；甘草清热解毒，和中调药，全方共奏疏风止痒、清热除湿之效。陈其华教授建议出现身体不适时应及时前往医院进行治疗，避免盲目用药而延误病情。

（赵多多）

第二十七节　男性乳房发育

男子乳房发育是男性乳房由于各种原因的刺激而出现的单侧或双侧的乳房增大，是一种常见疾病，好发于青春期（13～17岁）和中老年期（50～70岁）的男性，大部分增生一段时间后，或自行消退，或停止不变，极少会发展成像女性乳房的状态。但此病常给患者带来心理上的严重不适，属中医"乳病"范畴。

病案 1

陈某，男，19岁，未婚。

初诊：2021年9月9日。

主诉：发现双乳异常肥大2年余。

现病史：患者2年前发现双乳异常肥大，偶有左乳胀痛，曾口服中药治疗（具体不详），服药后胀痛可稍好转，但乳房肥大未见改善。

现症见：双乳异常肥大，乳房胀痛，左乳为主，伴左侧胸胁牵扯痛，患者性格内向，体型偏胖，食纳可，夜寐安，二便调。

查体：双乳形态基本对称，明显突起，左乳头下方可扪及约5 cm×3 cm增厚腺体，质韧，边界清楚，表面光滑，活动度良好，伴轻压痛，双侧腋窝及锁骨上未扪及明显肿大淋巴结。舌淡红，苔薄白，脉弦滑。

辅助检查：（2021年9月1日外院）乳腺彩超：符合男性乳腺发育声像图。双侧腋窝未见明显异常肿大淋巴结。

中医诊断：乳疬（肝郁痰凝证）。

西医诊断：男性乳房发育。

治法：疏肝行气，化痰散结。

方药：逍遥蒌贝散。柴胡15g，当归10g，白芍10g，茯苓10g，白术10g，瓜蒌10g，浙贝母10g，天南星10g，法半夏10g，煅牡蛎10g，三七3g，山慈菇10g，甘草6g。14剂，水煎服，每日1剂，分2次服。

二诊：患者诉双乳胀痛减轻，双乳未明显减小，夜寐欠安，舌淡，苔薄白腻，脉弦滑。在原方基础上去三七，加郁金、合欢皮，14剂，水煎服。嘱患者多运动，多与人交流，保持心情愉快，饮食清淡，避免摄入激素含量高的食物。

三诊：患者诉双乳无明显胀痛，乳房较前减小约1/4，心情舒畅，夜寐可，舌淡，苔薄白，脉弦滑。续以上方14剂，水煎服，每日1剂，分2次服。

四诊：患者乳房较初诊时已缩小约3/4，未诉其他不适，舌淡红，苔薄白，脉稍弦滑。在上方基础上去煅牡蛎、郁金、合欢皮，14剂，水煎服，每日1剂，分2次服。

【按语】男性乳房发育属于中医学"乳疬"范畴，指男性乳房的异常增大，常在乳晕部出现疼痛性结块，有轻压痛。西医学认为，本病与性激素代谢有关，或为误食含雌激素的药、食物所致，中医学认为其病机多为肾气不足，肝失所养，肝气郁结，气滞痰凝，结而为块。陈其华教授在治疗男性乳房发育时多从肝肾论治，《外科正宗》亦云："男子乳疾与妇人微异，女损肝胃，男损肝肾。"他认为青年男性的乳房发育一定要辨清虚实，实者多见疼痛明显，或见牵扯痛，病机多为肝气郁结所致气滞痰凝为主；虚者多为年高肾亏，虚火自炎，炼液为痰，发为乳疬。此例中患者平素性格内向，表现为乳房胀痛，痛连胸胁，皆为肝气郁滞的表现，治以逍遥蒌贝散疏肝行气，化痰散结。方中柴胡疏肝行气解郁，引诸药入肝经；当归、白芍养血柔肝，肝气顺则痰可消；茯苓、白术健脾利湿，水湿运化正常，则无生痰之源；瓜蒌、浙贝母、天南星、半夏散结化痰；煅牡蛎、山慈菇软坚散结，再以甘草调和诸药，共奏疏肝理气、化痰散结之功。结合患者临床表现临证加减，经治疗后患者乳房肥大较前明显好转，嘱患者保持心情愉悦，避免摄入激素含量高的食物。二诊患者乳房胀痛减轻，夜寐欠安，去活血止痛之三七，且三七价格较贵，为患者减轻经济负担，同时加郁金、合欢皮以解郁安神，帮助调畅情志。四诊时患者乳房较初诊时已明显缩小3/4，情志较前好转，遂去安神之煅牡蛎、郁金、合欢皮。

病案 2

张某，男，60 岁，已婚。

初诊：2022 年 1 月 19 日。

主诉：双乳增大 9 年。

现病史：患者 9 年前出现双乳异常增大，未予处理，偶有轻微胀痛，伴性功能下降。

现症见：双乳增大，无疼痛，性功能下降，五心烦热，寐差多梦，小便稍黄，夜尿多，大便可，食纳可；舌稍红，苔少，脉弦细。

查体：双乳基本对称，明显增大，触之柔软，无肿块，无压痛。

中医诊断：乳疬（肝肾阴虚证）。

西医诊断：男性乳房发育。

治法：滋补肝肾，行气化痰。

方药：六味地黄丸合柴胡疏肝散加减。熟地黄 15 g，吴茱萸 10 g，山药 15 g，茯苓 10 g，淫羊藿 20 g，鹿角霜 10 g，柴胡 10 g，白芍 15 g，枳壳 10 g，陈皮 10 g，香附 10 g，夏枯草 15 g，远志 10 g，夜交藤 15 g，甘草 6 g。14 剂，水煎服，每日 1 剂，分 2 次服。

二诊：患者服上药 14 剂后，双乳较前缩小约 1/5，五心烦热、多梦较前好转；舌稍红，苔薄白，脉弦细。上方续服 14 剂，水煎服，每日 1 剂，分 2 次服。

三诊：患者双乳较初诊缩小约 1/2，夜寐可，食纳可，二便调；舌稍红，苔薄白，脉弦细。上方去夜交藤、远志，续服 14 剂，水煎服，每日 1 剂，分 2 次服。

【按语】《疡科心得集》指出："男子之乳头属肝，乳房属肾，以肝肾血虚，肾虚精怯，故结肿痛也。"男性乳房结肿多从肝肾论治，此例中患者年高体衰，肝肾不足，虚火自炎，炼液为痰，气机不利，痰气交阻，郁结于乳，发为乳疬。故用六味地黄丸合柴胡疏肝散以滋补肝肾，行气化痰。方中熟地黄、吴茱萸滋补肝肾之阴、填精益髓，山药、茯苓补益脾阴，使后天足以充先天。"善补阴者，必于阳中求阴"，故以淫羊藿、鹿角霜平补肾阳。柴胡、枳壳、香附疏肝行气，白芍养阴柔肝，陈皮、夏枯草化痰散结，再以远志、夜交藤引阳入阴助眠，甘草调和诸药。全方肝肾同补、疏肝养肝、行气化痰使乳疬渐消也。男子乳房发育症不会发育成女子乳房形态，但常给男性患者带来心理压力，导致失眠多梦等，在治疗中常配伍安神除烦中药治疗。本例患者亦是如此，经近 1 个月治疗后患者情志较前明显好转，遂于三诊时去夜交藤、远志治疗。

（杨华）

第二十八节 包皮龟头炎

包皮龟头炎是临床常见的男科疾病，是由多种因素刺激或细菌、病毒、真菌等病原微生物感染等引起，常表现为局部红肿、糜烂和溃疡等。《外科启玄》云："袖口疳乃龟头及颈上有疮……而外则皮裹不见其疮，如袖口之包手故名之。"故中医属"阴头疮"范畴，也称为"疳疮""耻疮""妒精疮""流火""袖口疳"等。中医认为本病的主要病因为包皮过长、局部不洁、尿垢刺激、小便淋沥、药物刺激及摩擦创伤等；病机为湿热毒邪内侵，循肝经下移至阴部，湿热毒邪内蕴；或心肝火郁日久，耗伤肝肾之阴。患者自身常有包茎、包皮过长，平时不注意个人卫生，局部受污染或因不洁性生活导致。常因忽略个人卫生，导致龟头和过长的包皮之间脱落的上皮细胞、腺体分泌和包皮垢杆菌共同形成温热、潮湿的环境，从而引起炎症。包皮龟头炎如果不能及时治疗，或治疗不当，可引起炎症反复发作，致使包皮口、内板皮肤炎性微小裂口反复发生，进而引起继发性包茎、尿道外口狭窄、前列腺炎、睾丸炎、输精管炎、肾炎、性功能障碍、男性不育等，严重时危害生殖系统、泌尿系统健康，给男性健康带来严重的危害，生活质量显著下降。

病案 1

周某，男，52 岁，已婚。

初诊：2020 年 10 月 19 日。

主诉：龟头溃烂反复发作 10 个月。

现病史：患者诉 10 个月前无明显诱因出现龟头红肿，自行购买外用药膏涂抹（具体不详），后反复出现龟头溃烂。

现症见：龟头红肿溃烂，伴有渗出，脓性分泌物，疼痛明显，稍有口干口苦，纳眠可，小便黄，大便时干时稀；舌红，苔黄腻，脉弦。

查体：龟头红肿溃烂，有脓性分泌物，包皮稍红肿。

西医诊断：包皮龟头炎。

中医诊断：阴头疮（湿热下注证）。

治法：清热利湿。

方药：五神汤加减。茯苓10g，车前子10g，紫花地丁15g，金银花10g，大血藤10g，牛膝10g，萆薢10g，黄柏5g，薏苡仁10g，苍术10g，甘草5g。7剂，水煎服。

嘱患者注意个人卫生，保持阴茎、会阴部干燥。

二诊：服上药7剂后，患者觉龟头溃烂好转，分泌物明显减少，仍有阴茎隐痛不适；舌红，苔黄腻，脉弦。检查：龟头分泌培养：G+球菌，G-杆菌。在前方基础上加皂角刺10g，白芷10g，生黄芪5g，14剂，水煎服。患者分泌物培养提示真菌感染，加用氨苄西林口服，康复新液外洗，左氧氟沙星凝胶外用。

三诊：服上药14剂后，患者龟头无明显溃烂，无明显疼痛，无明显分泌物，舌红，苔薄黄，脉弦。续服前方7剂巩固疗效。

【按语】陈其华教授认为包皮龟头炎是泌尿男科的常见感染性疾病，不规范、不及时的治疗常常会迁延难愈，甚至导致男性不育、阴茎癌等并发症。中医属"阴头疮"范畴，也称为"疳疮""耻疮""妒精疮"等。中医认为本病的主要病因为包皮过长、局部不洁、尿垢刺激或小便淋沥；病机为湿热毒邪内侵，循肝经下移至阴部，湿热毒邪内蕴；或心肝火郁日久，耗伤肝肾之阴。足厥阴肝经绕阴器而行，湿、热、邪瘀滞于阴茎肌腠致病，临床上多以肝经受累为主要表现。本病的形成多由于肝胆湿热下注，局部不洁，蕴久成毒而致。《外科启玄》中说："玉茎有疮痒且痛，亦有水，盖因交媾不洗，肝经有湿热所致。"此患者素来喜食肥甘厚味，饮食不节以致脾胃湿热内生，湿热蕴结于下焦，循足厥阴肝经向下致病。故治宜清热利湿，方选五神汤加减。方中五神汤中牛膝、车前子利水消肿，茯苓淡渗而安神，紫花地丁、金银花功擅清热解毒。尤其是车前子甘寒性降、甘而滑利、寒而清热、性专降泄，以防丹毒传变；与金银花相伍，增强金银花解毒清热之力；与茯苓相配，上下相合，交通心肾，开全身之腠理，解丹毒之湿热；与牛膝同用，利水消肿兼能温肾化气，防诸药寒凉太过而伤正是为使药，牛膝又性善"引诸药下行"。大血藤清热解毒，萆薢利湿去浊，黄柏、薏苡仁、苍术清热燥湿，全方共奏清热利湿之效。

病案2

刘某，男，31岁，已婚。

初诊：2019年11月25日。

主诉：包皮龟头红肿疼痛1周。

现病史：患者诉1周前饮酒后出现包皮龟头红肿，自行购买红霉素软膏外涂，稍有好转，仍有明显疼痛。

现症见：包皮龟头红肿疼痛，阴茎中段腹侧可见一1 cm×1 cm溃疡面，有少许脓性分泌物，口干，夜寐可，大便正常，小便黄；舌红苔薄黄，脉弦细。

查体：包皮龟头红肿，阴茎中段腹侧可见一1 cm×1 cm溃疡面，有少许脓性分泌物。

西医诊断：包皮龟头炎。

中医诊断：阴头疮（湿热下注证）。

治法：清热利湿。

方药：五神汤合透脓散加减。茯苓10 g，车前子10 g，紫花地丁15 g，金银花10 g，大血藤10 g，牛膝10 g，萆薢10 g，黄柏5 g，薏苡仁10 g，苍术10 g，甘草5 g，黄芪10 g，当归15 g，川芎10 g，皂角刺10 g。7剂，水煎服。

嘱患者注意个人卫生，保持阴茎、会阴部干燥。

二诊：服上药7剂后，患者觉包皮溃疡面好转，分泌物明显减少，疼痛减轻；舌红，苔黄腻，脉弦。守原方续服14剂。

【按语】包皮龟头炎是由细菌、真菌感染，以及过敏等因素引起的一种常见的泌尿外科疾病。陈其华教授认为不洁性交致湿热毒邪瘀滞下焦；或包皮过长，局部不洁，又感染秽浊淫毒之邪，淫邪毒热蕴积于阴茎肌腠之间是本病发生的基本病机。陈世铎在《洞天奥旨·骨痛》云："内用五神汤……利其湿热而又不耗其气血。"方中萆薢、薏苡仁、车前草、茯苓健脾利水渗湿；黄柏、金银花、紫地丁、大血藤清热邪，解热毒；当归、川芎、牛膝活血行瘀，牛膝还有"引药下行"之功，使药效直达病所；皂角刺消肿托毒，诸药合用，共奏清热利湿、凉血解毒、活血消肿之功效。现代药物研究亦表明，上述诸药不但具有良好的抗炎、抗病毒、解热镇痛作用，还可改善微循环、提高人体免疫力等。

（陈立蔓）

第二十九节　睾丸鞘膜积液

睾丸鞘膜积液是围绕睾丸的鞘膜腔内液体积聚超过正常量，而形成的囊肿病变。现代医学认为鞘膜积液的发病与睾丸、精索或其邻近组织的炎症、损伤、肿瘤、寄生虫感染，或者心、肝、肾等脏腑功能的异常均有一定联系。睾丸鞘膜积液属于中医"水疝"的范畴，《外科理例·囊痈》言"醉后饮水入房，汗出遇风寒、湿毒乘聚于囊，名水疝也"。中医认为鞘膜积液的内因责之脏腑功能失调，外因责之外感风寒湿热邪气，且外因入侵于内，影响气血、津液之运行，从而引发鞘膜积液。《灵枢·刺节真邪论》言"津液内溢，乃下留于睾"。临床主要表现为阴囊一侧或双侧肿大，阴囊内有水液波动感，无红肿热痛，皮色无明显改变，阴囊外形有大有小，小者并未出现任何不适感，大者则有牵引精索引起钝痛和睾热感，行动受限，严重者可影响排尿及正常的日常生活，如巨大睾丸鞘膜积液。

病案 1

彭某，男，47 岁，已婚。

初诊：2022 年 8 月 6 日。

主诉：左侧睾丸反复胀痛 10 余年。

现病史：患者诉 10 年前无明显诱因出现左侧睾丸胀痛，反复发作，遂至当地医院就诊，口服药物后有所缓解（具体药物不详），后反复发作，患者未予重视。

现症见：左侧睾丸反复胀痛，腹胀，口干，夜寐一般，大便有时不成形，小便正常；舌稍红暗，苔薄黄腻，脉细。

B 超检查：双侧睾丸鞘膜腔少许积液（左侧 18 mm、右侧 13 mm）。

西医诊断：睾丸鞘膜积液。

中医诊断：水疝（湿热夹瘀证）。

治法：清热利湿，活血化瘀。

方药：前列清瘀汤加减。土茯苓 10 g，败酱草 10 g，黄柏 6 g，王不留行 15 g，延胡索 15 g，乳香 10 g，没药 10 g，薏苡仁 20 g，山药 15 g，茯苓 10 g，柴胡 10 g，甘草 6 g。14 剂，水煎服。

嘱患者清淡饮食。

二诊：服上药 14 剂后，患者感睾丸胀痛较前好转，腹胀减轻，大便成形，口干；舌稍红暗，苔薄黄腻，脉弦细。在前方基础上加半枝莲 10 g，蛇舌草 15 g，丹参 10 g。

三诊：服上药 14 剂后，患者左侧睾丸隐痛不止，腹胀消失，口干；舌稍红暗，苔薄黄，脉弦细。在上方基础上去石菖蒲，加地龙 6 g。

四诊：服上药 14 剂后，症状基本消失，睾丸无明显疼痛，无腹胀，纳食可，小便可，大便正常，舌稍红暗，苔薄黄，脉弦细。续服前方 7 剂巩固疗效。

【按语】睾丸鞘膜积液因鞘膜的分泌、吸收功能失常，从而导致鞘膜囊内积聚过量液体而形成，是泌尿科常见疾病之一。积液少者常无明显不适，液体积聚过多则表现有阴囊的坠胀疼痛，行动不便，积液严重亦影响睾丸、附睾等生殖器官的血液循环，可影响生殖。鞘膜积液与中医古代文献中的"疝""水疝""疝气""偏坠"等病名相关。陈其华教授认为鞘膜积液的病因主要是饮食不节、情志不遂，病机则以"津液内溢"和"血道不通"为主。饮食不节则伤及脾胃，脾胃不运化故水湿滞留；情志失调则伤肝，肝气不疏则水道不通。陈其华教授认为该患者属精浊湿热夹瘀型，患者喜食辛辣导致湿热内生，久病夹瘀血，故治以清热利湿，活血化瘀，方用前列清瘀汤加减。方中土茯苓、败酱草、黄柏共为君药，清热利湿；王不留行、延胡索、乳香、没药共为臣药，活血祛瘀，行气止痛；山药、薏苡仁、茯苓健脾利湿，在协助君药祛湿的同时，防止君药清利日久损伤脾胃；柴胡、甘草共为使药，柴胡入肝经，行气以利祛瘀，甘草调和诸药。纵观全方，共奏清热祛湿、活血化瘀的功效。

病案 2

刘某，男，59 岁，已婚。

初诊：2020 年 1 月 15 日。

主诉：左侧睾丸肿大半年，加重伴疼痛1周。

现病史：患者诉半年前发现左侧睾丸肿大，无明显红肿疼痛，未予以重视，1周前饮酒后出现胀痛。

现症见：左侧睾丸肿大，无明显红肿，轻度胀痛，口干口苦，夜寐可，大便正常，小便黄；舌淡红，苔薄黄，脉细。

查体：左侧睾丸肿大如鸭蛋，质软，轻度压痛。

B超检查：左侧睾丸鞘膜积液。

西医诊断：睾丸鞘膜积液。

中医诊断：水疝（湿热下注证）。

治法：清热利湿。

方药：五神汤加减。茯苓10 g，车前子10 g，紫花地丁15 g，金银花10 g，大血藤10 g，牛膝10 g，萆薢10 g，黄柏5 g，薏苡仁10 g，苍术10 g，甘草5 g。15剂，水煎服。

二诊：服上药15剂后，患者左侧睾丸稍缩小，胀痛减轻，口干口苦稍减轻，舌淡红，苔薄黄，脉细。守原方继服15剂。

三诊：服上药15剂后，查体左侧睾丸肿大如鸡蛋，质韧，无明显压痛。续服前方7剂巩固疗效。

【按语】中医目前已将鞘膜积液统一称为"水疝"。现代医学认为鞘膜积液的发病与睾丸、精索或其邻近组织的炎症、损伤、肿瘤、寄生虫感染，或者心、肝、肾等脏腑功能的异常均有一定联系。现代医学对睾丸鞘膜积液的治疗主要以手术、穿刺引流及药物注射为主，但易复发，且有发热、局部红肿、药物过敏等不良反应。"水疝"病名首见于张从正《儒门事亲·疝本肝经宜通勿塞状十九》，本病"得于饮水醉酒，使内过劳，汗出而遇风寒湿之气，聚于囊中，故水多，令人为卒疝。"陈其华教授认为此患者饮酒后加重病情，乃至湿热下注，损伤及睾丸。治疗上应清热利湿，选用五神汤加减。五神汤出自《外科真诠》。由茯苓、金银花、牛膝、车前子、紫花地丁组成。具有清热利湿解毒之功，是方原为湿热蕴邪、火毒结聚所致的委中毒、附骨疽等外科病证而设。紫花地丁，味苦，辛寒，归心、肝经，具有清热解毒、消散肿痛等作用，多用于肿毒、疮疡，但清热解毒的作用十分强烈。黄柏，苦寒，归肾、膀胱经，其功效为清热燥湿、泻火解毒、退虚热。车前子，甘寒，归肾、肝、肺经，具有利湿通淋、清利湿热的作用。牛膝，甘苦，酸平，归肝、肾经，通淋涩，因势利导，引邪下行，从小便而去。茯苓，味苦，微涩，性平，治五淋，疗赤白浊，兼治杨梅疮毒。加用金银花、大血藤清热解毒之功效，黄柏、薏苡仁、苍术健脾燥湿消肿；甘草调和诸药。陈其华教授运用五神汤多年，疗效确切，其运用范围十分广泛。

病案3

彭某，男，54岁，已婚。

初诊：2019年11月25日。

主诉：右侧睾丸肿大3年余。

现病史：患者诉3年前发现右侧睾丸肿大，无明显疼痛。

现症见：右侧睾丸肿大，无明显红肿疼痛，易汗出，睡觉时下半身出汗明显，无盗汗，偶有小腹隐痛，纳眠可，大便正常，小便正常；舌淡红，苔薄白，脉细。

查体：右侧睾丸肿大，质软，无明显压痛。

B超检查：左侧睾丸鞘膜积液。

西医诊断：睾丸鞘膜积液。

中医诊断：水疝（脾虚水泛证）。

治法：健脾利湿。

方药：防己黄芪汤加减。防己15g，甘草5g，白术10g，黄芪10g，生姜10g，大枣10g，桂枝10g，地龙5g。15剂，水煎服。

二诊：服上药15剂后，患者诉易出汗稍好转，无尿频、尿急、尿痛，勃起不满意，射精无力；舌稍红，苔薄黄，脉细。前方去桂枝，加丹皮10g，赤芍10g，车前子10g，薏苡仁10g，萆薢10g，地龙改为10g。

三诊：服上药15剂后，患者诉右侧睾丸肿大缩小，易出汗好转，勃起改善；舌稍红，苔薄黄，脉细。守原方。

四诊：服上药15剂后，患者诉右侧睾丸肿大明显缩小；舌淡红，苔薄白，脉细。

【按语】陈其华教授认为鞘膜积液与肝、脾、肾密切相关，脾不化湿则聚而成痰，痰湿郁结肝经，本病乃成，甚可郁而化热，变为湿热蕴结之证。《灵枢·刺节真邪论》云："故饮食不节，喜怒不时，津液内溢，乃下留于睾，血道不通，日大不休，……趋翔不能。此病荥然有水。"《素问·逆调论》又言"肾者水藏，主津液"，肾与水液的运行关系密切，肾气蒸腾气化不及则水湿壅滞；水湿既滞，流注下焦，形成积液。总之，鞘膜积液的内因责之脏腑功能失调，外因责之外感风寒湿热邪气，且外因入侵于内，影响气血、津液之运行。此患者饮食不节，脾虚日久，治宜健脾利湿。选用防己黄芪汤加减，防己黄芪汤出自《金匮要略》，由防己、甘草、白术、黄芪、生姜、大枣组成。防己大苦辛寒，利湿行水，且味辛能散，兼可祛风；黄芪性温味甘，入脾肺经，益气固表、利尿消肿。防己善消肌肤之水湿，黄芪补气善于外达肌表。二者配伍，祛风利湿不伤表，固表止汗不留邪，益气祛风利水之功甚强，从而共为君药。臣以白术健脾燥湿，既助防己以利湿行水，又助黄芪以益气固表；甘草健脾培中，又调和诸药，缓解防己大苦辛寒之性。桂枝祛风解肌、调和营卫，地龙通络利水；诸药配伍，相得益彰。二诊患者汗出好转，加用丹皮、赤芍增强活血之效，车前子、薏苡仁、草薢健脾渗湿消肿；三诊时患者症状明显改善，故守原方以继前效。

（袁轶峰）

第三章 相关论文选

益肾通癃汤通过下调转化生长因子 β 抑制血管内皮生长因子信号通路抗前列腺癌机制研究

赵姣[1]，刘德果[1]，苏艺峰[1]，向时竹[1]，林梦姣[1]，陈其华[2]

1. 湖南中医药大学 2. 湖南中医药大学第一附属医院

【摘要】目的 建立前列腺癌裸鼠模型，探讨益肾通癃汤通过下调转化生长因子 β（transforming growth factor beta，TGF-β）从而调控血管内皮生长因子（vascular endothelial growth factor，VEGF）信号通路抗前列腺癌作用及其潜在的分子机制。方法 选择对数生长期的前列腺癌 PC-3 细胞株，接种于 40 只 BALB/c 雄性裸鼠制备前列腺癌种植瘤裸鼠模型，随机分为模型组、益肾通癃汤低、中、高剂量组，每组 10 只，分别予以不同剂量的益肾通癃汤灌胃，模型组给予等体积蒸馏水灌胃，连续灌胃 21 日。末次灌胃后 12 小时后处死取材，HE 染色观察裸鼠瘤体病理形态；酶联免疫吸附剂测定法（ELISA）检测裸鼠血清 TGF-β、VEGF、MMP-9 水平；Western blot 法及 RT-PCR 法检测裸鼠瘤体上述蛋白表达及 mRNA 表达情况。结果 与模型组比较，益肾通癃汤高、中、低剂量组的抑瘤率显著优于模型组，并呈剂量依赖趋势（$P < 0.05$，$P < 0.01$）；HE 染色结果显示，益肾通癃汤可显著改善前列腺癌裸鼠模型瘤体的病理变化；ELISA 结果显示益肾通癃汤能够显著降低前列腺癌裸鼠模型血清中 TGF-β、VEGF、MMP-9 水平（$P < 0.05$，$P < 0.01$）；Western blot 及 RT-PCR 结果显示，益肾通癃汤可有效下调瘤体中 TGF-β 及 VEGF、MMP-9 的蛋白表达及 mRNA 表达水平（$P < 0.05$，$P < 0.01$）。结论 益肾通癃汤对前列腺癌裸鼠种植瘤有显著抑制作用，其机制可能与益肾通癃汤通过下调 TGF-β 抑制 VEGF 信号通路，进而调控肿瘤血管新生，抑制肿瘤生长相关。

陈其华名老中医临床诊治男科疾病经验集

【关键词】前列腺癌；益肾通癃汤；转化生长因子 β；血管内皮生长因子信号通路；肿瘤血管生成；基质金属蛋白酶 9

前列腺癌是男性泌尿生殖系统最常见的恶性肿瘤，由于其早期发病具有隐匿性，多数患者就诊时已进展至中晚期，失去最佳手术治疗时机，发生远处转移是患者死亡的主要病因。前列腺癌的相关发病机制尚未完全明确，现代研究证明肿瘤血管生成是前列腺癌进展的关键。众多研究发现血管内皮生长因子（vascular endothelial growth factor，VEGF）信号通路参与肿瘤血管新生，是前列腺癌进展和转移的关键通路。转化生长因子 β（transforming growth factor beta，TGF-β）在前列腺癌中异常表达，促进前列腺癌细胞增殖、迁移，是参与肿瘤血管生成的重要细胞因子，研究表明 TGF-β 与 VEGF 信号通路调控肿瘤血管生成发生交互作用，通过调控 VEGF 和基质金属蛋白酶 9（matrix metalloproteinase-9，MMP-9）等促血管生成因子表达，激活 VEGF 信号通路的下游因子以进一步促进肿瘤血管生成。

益肾通癃汤是陈其华教授防治前列腺癌经验方，本课题组前期研究表明，益肾通癃汤可有效抑制前列腺癌细胞增殖，降低癌细胞侵袭及迁移能力，在改善前列腺癌患者临床症状，延缓前列腺癌骨转移进展，缓解骨转移性疼痛，提高患者生存质量方面取得了良好的临床效果。本研究选取前列腺癌 PC-3 细胞株，建立前列腺癌裸鼠移植瘤模型，以探讨益肾通癃汤通过下调 TGF-β 以调控 VEGF 信号通路抗前列腺癌作用及其潜在的分子机制。

一、材料与方法

1. 实验动物

SPF 级雄性 BALB/c 裸鼠 40 只，体质量 20 ~ 22 g，购于湖南斯莱克景达实验动物有限公司，动物生产许可证号 SCXK（湘）2019-0004，动物使用许可证号 SYXK（湘）2019-0009。饲养于湖南中医药大学第一附属医院医学创新实验中心 SPF 动物房。温度 21 ~ 25 ℃，相对湿度 40% ~ 70%，自然光照明，不限制饮水、摄食，每日定时喂养。

2. 实验细胞

前列腺癌 PC-3 细胞株购于中国医学科学院肿瘤细胞库（目录号 TCHu158）。

3. 主要试剂与仪器

RPMI1640细胞培养基（批号8120357），胎牛血清（批号42G3099K），超净工作台（型号SW-CJ-2FD），CO_2细胞培养箱（型号MCO-20AIC），酶标仪（型号SMax13），电镜（型号TH4-200），显微镜（型号BA210T），切片机（型号YD-315），台式冷冻离心机（型号H1650R），MMP-9抗体（批号10375-2-AP），VEGF抗体（批号19003-1-AP），β-actin抗体（批号66009-1），HRP goat anti-mouse IgG 抗体（批号SA00001-1），HRP goat anti-rabbit IgG 抗体（批号SA00001-2），显影液（批号BW-61），定影液（批号BW-62），荧光定量RCP仪（型号PIKOREAL96），荧光PCR板（型号SPL0960），电泳仪（型号DYY-2C），mRNA逆转录试剂盒（批号CW2569），miRNA逆转录试剂盒（批号CW2141）。

4. 药物及制备

益肾通癃汤（补骨脂15 g，熟地黄15 g，黄芪30 g，三棱10 g，莪术10 g），饮片购于湖南中医药大学第一附属医院中药房。所有饮片混匀后加水煎煮2次，合并2次煎液，浓缩至生药含量为1.44 g/mL。其中益肾通癃汤中剂量组为益肾通癃汤原方剂量折算后剂量（相当于成人等效剂量，提取物浓度为0.72 g/mL），益肾通癃汤高剂量组相当于成人等效剂量的2倍（提取物浓度为1.44 g/mL），益肾通癃汤低剂量组相当于成人等效剂量0.5倍（提取物浓度为0.36 g/mL），置于棕色瓶中于4℃冰箱避光保存备用。

5. 实验方法

（1）细胞培养

前列腺癌PC-3细胞置于37 ℃、5% CO_2培养箱，用含10%胎牛血清、100 U/mL青霉素、100 mg/L链霉素1640培养基中培养。培养48～72小时，0.25%胰酶消化传代，取对数生长期第5代细胞用于前列腺癌裸鼠移植瘤模型的建立。

（2）动物造模、分组及给药

参照预实验与文献方法，制备前列腺癌PC-3细胞悬液，使其密度为$1×10^6$/mL，40只BALB/c裸鼠腹股沟消毒，并在消毒部位接种0.1 mL上述细胞混合液，1周后部分裸鼠可触及粟粒样大小的皮下移植瘤，接种2周后，裸鼠皮下可见长径约3 mm的瘤体，即为动物肿瘤模型建成功。将40只前列腺癌移植瘤裸鼠模型使用随机数字表法分为模型组、益肾通癃汤低、中、高剂量组，每组10只，灌胃前进行称重，根据体重给予相应体积药物，模型组予以生理盐水灌胃［1 mL/（100 g·d）］，益肾通癃汤低剂量组予益肾通癃汤中药液灌胃［0.36 g/mL，1 mL/（100 g·d）］，益肾通癃汤中剂量组予益肾通癃汤中药液灌胃［0.72 g/mL，1 mL/（100 g·d）］，益肾通癃汤高剂量组予益肾通癃汤中药液灌胃［（1.44 g/mL，1 mL/（100 g·d）］。共灌胃 21 日，末次灌胃后 12 小时摘除眼球取血，脱颈处死取瘤体组织。

6. 检测指标

（1）各组抑瘤率计算

给药 21 天后，每组取 6 只裸鼠剥离出瘤体，测量瘤体质量，计算抑瘤率。抑瘤率 =（1 -药物干预组瘤重 / 模型组瘤重）× 100%。

（2）HE 染色观察裸鼠瘤体病理形态

取部分瘤体置于4% 多聚甲醛中固定，梯度乙醇脱水，二甲苯透明，石蜡包埋、切片，烤片机烘烤，脱蜡至水，染色，中性树胶封片。显微镜下观察并拍照。

（3）ELISA 检测裸鼠血清 TGF-β、VEGF、MMP-9 水平

摘除眼球取血，将取出的小鼠全血离心 10 分钟，3000 r/min，半径 11 cm，收集血清。采用 ELISA 法测定各组小鼠血清 TGF-β、VEGF、MMP-9 浓度，具体操作步骤参照试剂盒说明书进行，以空白孔调零后于波长 450 nm 处测定吸光度（OD 值），计算样品浓度。

（4）Western blot 法检测裸鼠瘤体 TGF-β、VEGF、MMP-9 蛋白表达情况

提取瘤体组织总蛋白，高速离心 15 分钟，抽取上清液，BCA 法检测蛋白浓度。电泳后加 5% 胎牛血清白蛋白，37 ℃封闭 1.5 小时，洗膜后加 TGF-β、VEGF、MMP-9、β-actin 抗体，一抗 4 ℃孵育过夜。二抗 37 ℃孵育 1.5 小时显影，结果运用 Image Lab 软件进行处理，以 β-actin 为内参，计算各组平均值。

（5）RT-PCR 法检测裸鼠瘤体 TGF-β、VEGF、MMP-9 mRNA 表达情况

提取瘤体组织总 RNA，BCA 法测定浓度，根据试剂盒说明书进行操作。经浓度及纯度检测后，根据试剂盒说明书合成 cDNA，并以 β-actin 为内参，SYBR Green PCR 试剂盒扩增 TGF-β、VEGF、MMP-9、β-actin，以相对定量 $2^{(-\Delta\Delta Ct)}$ 分析上述基因相对表达量。引物序列见表 3-1。

表 3-1　各基因 PCR 引物序列

基因名称	正向引物	反向引物	产物长度 /bp
TGF-β	CTCCCGTGGCTTCTAGTGC	GCCTTAGTTTGGACAGGATCTG	133
VEGF	ACACCAACAAGTAACGATGCC	GCAAAGGTTTCACTTTCCCCA	83
MMP-9	CTCCCGTGGCTTCTAGTGC	GCCTTAGTTTGGACAGGATCTG	133
β-actin	ACATCCGTAAAGACCTCTATGCC	TACTCCTGCTTGCTGATCCAC	223

7. 统计学方法

采用 SPSS 24.0 统计软件进行数据处理，计量资料服从正态分布以均数 ± 标准差（$\bar{x} \pm s$）进行统计描述。经正态性检验及方差齐性检验后，方差齐者多组间均数比较采用单因素方差分析，方差不齐者用秩和检验；有差异者进一步采用 LSD 法进行两两比较，以 $P < 0.05$ 为差异有统计学意义。

二、结果

1. 益肾通癃汤对各组裸鼠肿瘤质量及抑瘤率的影响

与模型组比较，益肾通癃汤高、中、低剂量组的抑瘤率显著优于模型组，并呈剂量依赖趋势，差异均有统计学意义（$P < 0.05$，$P < 0.01$），益肾通癃汤低、中、高剂量组抑瘤率分别为 26.67%、42.45%、66.26%，具体见表 3-2。

表 3-2　各组裸鼠肿瘤质量及抑瘤率状况比较（$n=6$，$\bar{\chi} \pm s$）

组别	肿瘤质量（g）	抑瘤率（%）
模型组	1.22 ± 0.14	
益肾通癃汤低剂量组	0.90 ± 0.09**	26.67
益肾通癃汤中剂量组	0.70 ± 0.04**#	42.45
益肾通癃汤高剂量组	0.41 ± 0.03**## △	66.26

注：与模型组比较，*$P < 0.05$，**$P < 0.01$；与益肾通癃汤低剂量组比较，#$P < 0.05$，##$P < 0.01$；与益肾通癃汤中剂量组比较，△$P < 0.05$。

2. 各组前列腺癌裸鼠模型瘤体 HE 染色情况

模型组肿瘤细胞排列紊乱，核大，核染色深，核仁数量多。益肾通癃汤低、中、高剂量组均出现肿瘤细胞中、重度坏死，胞核发生变形及破碎，细胞排列较稀疏。其中明显可见益肾通癃汤高剂量组改善前列腺癌裸鼠模型瘤体的病理变化效果最佳。具体见图3-1。

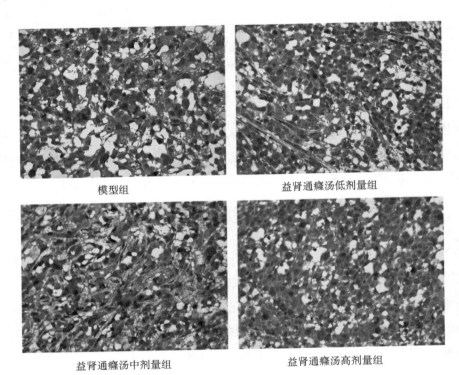

模型组　　　　　　　　　　　　　益肾通癃汤低剂量组

益肾通癃汤中剂量组　　　　　　　益肾通癃汤高剂量组

图3-1　各组裸鼠瘤体HE染色情况（HE染色，×400）

3. 益肾通癃汤可显著降低各组前列腺癌裸鼠模型血清TGF-β、VEGF、MMP-9水平
　和模型组相比，益肾通癃汤低、中、高剂量组裸鼠血清TGF-β、VEGF、MMP-9水平均下降，益肾通癃汤能够显著降低前列腺癌裸鼠模型血清中TGF-β、VEGF、MMP-9水平，差异均有统计学意义（$P < 0.05$，$P < 0.01$）。具体见表3-3、图3-2。

表3-3　各组裸鼠血清TGF-β、VEGF、MMP-9水平（$n = 6$，$\bar{\chi} \pm s$）

组别	TGF-β（pg/mL）	VEGF（ng/mL）	MMP-9（ng/mL）
模型组	69.72 ± 6.36	219.25 ± 9.05	294.36 ± 13.28

续表

组别	TGF-β（pg/mL）	VEGF（ng/mL）	MMP-9（ng/mL）
益肾通癃汤低剂量组	47.88 ± 5.43**	184.24 ± 8.09**	192.92 ± 11.81**
益肾通癃汤中剂量组	33.55 ± 2.41**##	146.60 ± 10.33**##	156.24 ± 12.18**##
益肾通癃汤高剂量组	27.95 ± 2.91**##	110.78 ± 6.45**## △	127.71 ± 19.87**## △

注：与模型组比较，*$P < 0.05$，**$P < 0.01$；与益肾通癃汤低剂量组比较，#$P < 0.05$，##$P < 0.01$；与益肾通癃汤中剂量组比较，△$P < 0.05$。

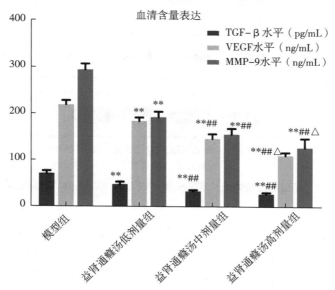

图3-2　各组裸鼠血清 TGF-β、VEGF、MMP-9 水平

4. 益肾通癃汤通过下调 TGF-β 抑制 VEGF 信号通路相关蛋白表达

与模型组比较，益肾通癃汤高、中、低剂量组裸鼠瘤体组织 TGF-β、VEGF、MMP-9 蛋白表达均下调，益肾通癃汤可有效下调瘤体中 TGF-β 及 VEGF、MMP-9 的蛋白表达水平，差异具有统计学意义（$P < 0.05$，$P < 0.01$）。具体见图3-3、图3-4。

5. 益肾通癃汤通过下调 TGF-β 抑制 VEGF 信号通路相关 mRNA 表达

各组裸鼠瘤体组织 TGF-β、VEGF、MMP-9 mRNA 熔解曲线显示单峰，说明 PCR 产物特异性较好，见图3-5。各组裸鼠瘤体组织 TGF-β、VEGF、MMP-9 mRNA 扩增曲线平滑，扩增效率一致，见图3-6。与模型组比较，益肾通癃汤低、中、高剂量组裸鼠瘤体组织 TGF-β、VEGF、MMP-9 mRNA 表达均下调，益肾通癃汤可有效下调瘤体组织中 TGF-β 及 VEGF、MMP-9 的 mRNA 表达水平，差异有统计学意义（$P < 0.05$，$P < 0.01$）。具体见图 3-7。

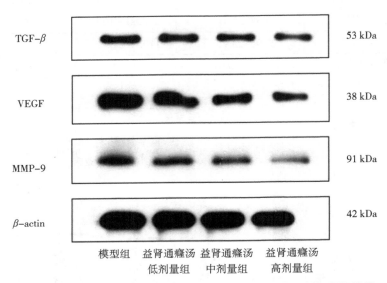

图 3-3　各组裸鼠瘤体组织 TGF-β、VEGF、MMP-9 WB 印记结果

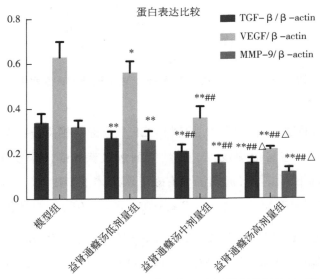

注：与模型组比较，$^*P < 0.05$，$^{**}P < 0.01$；与益肾通癃汤低剂量组比较，$^{\#}P < 0.05$，$^{\#\#}P < 0.01$；与益肾通癃汤中剂量组比较，$^{\triangle}P < 0.05$。

图 3-4　各组裸鼠瘤体组织 TGF-β、VEGF、MMP-9 蛋白表达比较

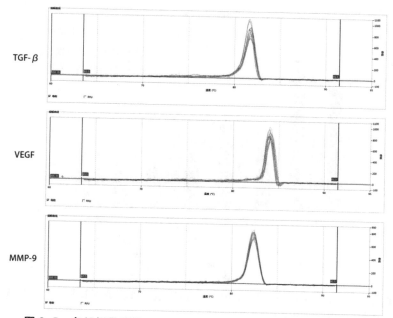

图 3-5　各组裸鼠瘤体 TGF-β、VEGF、MMP-9 mRNA 熔解曲线

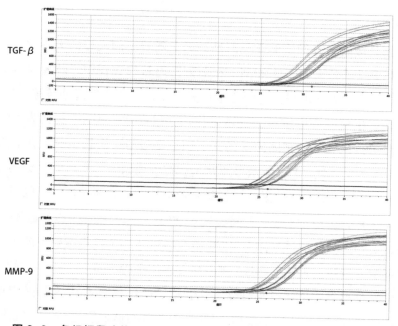

图 3-6　各组裸鼠瘤体组织 TGF-β、VEGF、MMP-9 mRNA 扩增曲线

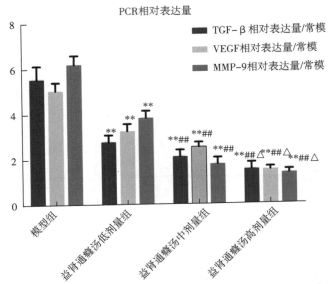

注：与模型组比较，*P < 0.05，**P < 0.01；与益肾通癃汤低剂量组比较，#P < 0.05，##P < 0.01；与益肾通癃汤中剂量组比较，△P < 0.05。

图3-7　各组裸鼠瘤体组织 TGF-β、VEGF、MMP-9 mRNA 表达比较

三、讨论

前列腺癌是威胁男性健康的常见恶性肿瘤，随着我国人口的老龄化发展，发病率逐年增加，对男性的危害将不断加剧。在前列腺癌转移进程中，肿瘤血管新生是其进一步侵袭、转移的标志性过程，为肿瘤生长提供养分，加速其远处转移。TGF-β 在前列腺癌肿瘤血管生成过程中发挥关键诱导作用，过表达的 TGF-β 作为 VEGF/MMP-9 的上游信号因子，诱导下游靶向因子表达上调，刺激新生血管生成，在癌细胞的生长浸润和转移中起关键作用。VEGF 信号通路是调控前列腺癌肿瘤血管生成的主要信号传导通路，VEGF 是其主要的信号蛋白，起着血管生长因子和通透性因子的双重作用，在正常组织中 VEGF 表达相对平衡，维持稳定的血管活动，在前列腺癌组织中受 TGF-β 的刺激后表达上调，与其信号受体 VEGFR 结合后激活相关信号通路下游效应因子，在不同信号的刺激下诱导下游靶点活性，刺激血管内皮细胞增殖、迁移，改善血管通透性，直接调控肿瘤新生血管生成，推动肿瘤生长和蔓延的进程。MMP-9 加速内皮细胞外基质的降解，增强肿瘤细胞对周围组织的浸润，调控肿瘤微血管生成。研究表明 MMP-9 在前列腺癌细胞系中过表达，与 VEGF 作为肿瘤血管生成的调控因素参与肿瘤血管生成，

在肿瘤血管生成中起协同作用（图 3-8）。

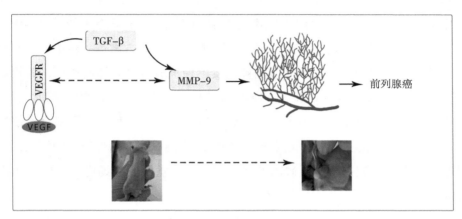

图 3-8 前列腺癌裸鼠肿瘤生长示意图

陈其华教授认为前列腺癌患者多本虚标实，以脾肾亏虚为本，痰瘀毒为标，前列腺癌转移过程中新生血管生成的过程，与中医学"久病入络"产生"络病"的过程一致。前列腺癌患者多为中老年男性，脾肾亏虚，瘀毒内蕴，日久则正不胜邪，脏腑经络功能障碍，络脉虚滞，痰饮瘀血挟毒郁结于络，无以输送气血荣养机体，局部微循环气血循行受阻，致使毒瘀搏结，借脉络流窜而形成前列腺癌的发生和转移。"久病入络"不仅是前列腺癌病程进展的主要病理基础，亦是其病情日渐严重、演变成远处转移致使其病情进展的必要途径。故采用"健脾益肾，化瘀通络"为法，予以经验效方益肾通癃汤加减。该方核心方由黄芪、补骨脂、熟地黄、三棱、莪术组成。方中黄芪扶正补虚，养血和络；补骨脂、熟地黄补益脾肾，荣养通络；三棱、莪术化瘀解毒，散结通络，全方共奏补气扶正、通络祛瘀之效。

本研究通过建立前列腺癌裸鼠移植瘤模型，发现益肾通癃汤高、中、低剂量的抑瘤率显著优于模型组，并呈剂量依赖趋势；各治疗组前列腺癌裸鼠模型瘤体的病理变化提示益肾通癃汤有显著抗前列腺癌的作用。与模型组对比，益肾通癃汤高、中、低剂量组前列腺癌裸鼠模型血清 TGF-β、VEGF、MMP-9 水平均下降，各组瘤体组织中 TGF-β 及 VEGF、MMP-9 的蛋白表达及 mRNA 表达水平均下调，其中明显可见高剂量组效果显著。本研究发现 VEGF、MMP-9 的增高与 TGF-β 有相同的变化趋势，提示 TGF-β 通过调节 VEGF 信号通路相关蛋白 VEGF/MMP-9 的表达在前列腺癌的发生和发展中发挥作用，显示出益肾通癃汤具有较好的抗瘤和抑血管生成作用，下调 TGF-β/VEGF/MMP-9 的表达，调控肿瘤血管新生。本研究裸鼠血清 ELISA 结果中，与益肾通癃汤中剂量组对比，高剂量组裸鼠模型血清 TGF-β 水平下降无统计学意义（$P > 0.05$），可能与实验样本量较少有关，在今后实验中将完善方案进一步论证其有效性。

综上所述，益肾通癃汤对前列腺癌裸鼠皮下种植瘤有显著抑制作用，其机制可能与益肾通癃汤通过下调 TGF-β 抑制 VEGF 信号通路，进而调控肿瘤血管新生，抑制肿瘤生长相关。但本研究亦存在不足之处。如前列腺癌的发生和发展受到众多信号通路的调控，本研究仅研究了益肾通癃汤通过 TGF-β 抑制 VEGF 信号通路的抗前列腺癌作用，课题组拟进一步完善益肾通癃汤的相关研究，为益肾通癃汤进一步的临床推广提供理论依据。

参考文献

［1］GUO H，JIA X，LIU H.Based on biomedical index data：risk prediction model for prostate cancer[J]. Medicine，2021，100（17）：e25602.

［2］WANG G，ZHAO D，SPRING D J，et al. Genetics and biology of prostate cancer[J]. Genes Dev，2018，32（17-18）：1105-1140.

［3］ZENNER M L，BAUMANN B，NONN L.Oncogenic and tumor-suppressive microRNAs in prostate cancer[J]. Curr Opin Endocr Metab Res，2020，10：50-59.

［4］ADEKOYA T O，RICHARDSON R M. Cytokines and chemokines as mediators of prostate cancer metastasis[J]. Int J Mol Sci，2020，21（12）：4449.

［5］MADU C O，WANG S，et al. Angiogenesis in breast cancer progression，diagnosis，and treatment[J]. J Cancer，2020，11（15）：4474-4494.

［6］KARAMAN S，LEPPÄNEN V M，ALITALO K.Vascular endothelial growth factor signaling in development and disease[J]. Development（Cambridge，England），2018，145（14）：151019.

［7］LI C Y，CHEN C Y，AN J H，et al. Normal basal epithelial cells stimulate the migration and invasion of prostate cancer Cell RM-1 by TGF-β 1/STAT3 axis in vitro[J]. Cancer Manag Res，2021，13：3685-3697.

［8］SAKURAI T，KUDO M.Signaling pathways governing tumor angiogenesis[J]. Oncology，

2011，81：24-29.

［9］刘德果，李姿蓉，陈其华，等.基于 Ras/ERK 信号通路益肾通癃汤对人前列腺癌 PC-3 细胞增殖、凋亡、侵袭及迁移的影响 [J].中国中医药信息杂志，2021，28（7）：60-65.

［10］徐文静，陈其华，宾东华.益肾通癃汤对前列腺癌去势治疗的减毒增效作用临床观察 [J].湖南中医药大学学报，2020，40（5）：617-620.

［11］刘德果，陈其华，李博.益肾通癃汤联合中医外治对中老年前列腺癌骨转移临床疗效研究 [J].辽宁中医药大学学报，2021，23（4）：83-87.

［12］薄其付，李胜男，李桂庆，等.C57BL6 小鼠前列腺癌原位移植瘤模型的建立及其 MRI 表现 [J].中国医学影像学杂志，2019，27（8）：570-573.

［13］中华医学会泌尿外科学分会，中国前列腺癌联盟.转移性前列腺癌化疗中国专家共识（2019 版）[J].中华泌尿外科杂志，2019，40（10）：721-725.

［14］HAO Y，BAKER D，TEN DIJKE P. TGF-β-mediated epithelial-mesenchymal transition and cancer metastasis[J]. Int J Mol Sci，2019，20（11）：2767.

［15］孙斌，刘举珍，蔡铁铁，等.血清 TGF-β1、VEGF 及 IL-6 水平与前列腺癌骨转移相关性分析 [J].临床和实验医学杂志，2018，17（19）：2086-2089.

［16］CHEN J，CHEN C，LIN Y，et al.Downregulation of SUMO2 inhibits hepatocellular carcinoma cell proliferation, migration and invasion[J]. FEBS open bio，2021，11（6）：1771-1784.

［17］MELEGH Z，OLTEAN S. Targeting angiogenesis in prostate cancer[J]. Int J Mol Sci，2019，20（11）：2676.

［18］TAGHIZADEH S，SOHEILI Z S，SADEGHI M，et al. sFLT01 modulates invasion and metastasis in prostate cancer DU145 cells by inhibition of VEGF/GRP78/MMP2&9 axis[J]. BMC Mol Cell Biol，2021，22（1）：30.

［19］史璇，张鑫，朱金朋，等.结直肠腺癌组织中 CYR61 和血管内皮生长因子的表达及相关性研究 [J].陕西医学杂志，2019，48（4）：421-423.

［20］彭炜东，盛有璟，王志皓，等.肺腺癌组织中肿瘤相关中性粒细胞浸润和 MMP-9 的表达及其临床病理意义 [J].临床与实验病理学杂志，2021，37（6）：674-678.

［21］LARSSON P，SYED KHAJA A S，SEMENAS J，et al.The functional interlink between AR and MMP9/VEGF signaling axis is mediated through PIP5K1α/pAKT in prostate cancer[J]. Int J Cancer，2020，146（6）：1686-1699.

［22］刘健生，洪楚原，梁翩翩.ERK-VEGF/MMP-9信号通路与胃癌细胞增殖、转移和侵袭的关联机制[J].现代消化及介入诊疗，2019，24（9）：984-988.

［23］周晴晴，李慧杰，李秀荣.基于癌毒理论探讨攻毒治法抗肿瘤血管生成[J].陕西中医，2020，41（8）：1134-1138.

基于生物信息学探讨益肾通癃汤治疗前列腺癌药效机制及其验证研究

刘德果[1,2]，李姿蓉[1]，赵姣[1]，李博[2]，

向时竹[1]，林梦姣[1]，杨磊[1]，陈其华[2*]

（1. 湖南中医药大学，湖南长沙，410000；

2. 湖南中医药大学第一附属医院，湖南长沙，410008）

【摘要】目的 采用生物信息学探讨益肾通癃汤治疗前列腺癌的药效机制。方法 借助 TCMSP、GeneCards 等数据库及相关文献检索益肾通癃汤及前列腺癌的作用靶点，构建药物与疾病映射靶基因网络，利用 STRING 构建益肾通癃汤治疗前列腺癌的蛋白-蛋白相互作用（PPI）网络，通过 David 数据库对药物-疾病关键靶基因进行 GO 功能富集分析及 KEGG 信号通路富集分析，并以细胞实验进一步验证相关靶基因。结果 益肾通癃汤治疗前列腺癌的"药物-疾病-靶点"网络共涉及 153 个共同靶点，其中益肾通癃汤治疗前列腺癌的前 15 位共同靶点分别为：TP53，AR，Bcl-2，PTGS2，ESR2，CHEK1，TNF，RXRA，TLR3，PPARG，MMP2，MMP9，Bax，Caspase-3，ESR1，GO 功能富集提示益肾通癃汤治疗前列腺癌的生物学过程及功能集中在 DNA 转录功能、泛素样酶结合、雄激素受体功能、核受体功能、细胞周期、细胞凋亡等；KEGG 通路富集分析提示益肾通癃汤治疗前列腺癌主要集中在肿瘤 MicroRNA 调控、细胞凋亡、细胞周期、免疫耐受、磷脂酰肌醇 3- 激酶 / 蛋白激酶 B（PI3K/AKT）、丝裂原活化蛋白激酶（MAPK）信号通路、p53 肿瘤抑制、肿瘤坏死因子（TNF）等信号通路。细胞实验结果表明益肾通癃汤能够有效抑制前列腺癌 PC-3 细胞的增殖并促进其凋亡。Western blot 结果表明益肾通癃汤能够通过调控前列腺癌 PC-3 细胞的增殖、凋亡及细胞周期相关蛋

白的表达治疗前列腺癌。结论 益肾通癃汤治疗前列腺癌的药效机制，可能与其调控细胞增殖、凋亡和细胞周期的生物学过程及信号通路相关。

【关键词】生物信息学；益肾通癃汤；前列腺癌；药效机制；实验验证

前列腺癌是男性泌尿系统发病率最高的恶性肿瘤，但现阶段并无确切有效的治疗手段。众多临床及基础研究表明，中医药在改善前列腺癌具体临床症状、延缓内分泌耐受、改善生活质量、调护心理健康等领域取得了较好的效果。中医学并无前列腺癌病名，但根据其临床症状及病因病机可将其纳入"癥瘕""积聚""癃闭"等范畴。中医学认为，前列腺癌其病位在下焦精器，其多为肾中阳气衰微，水湿、痰浊、血瘀、癌毒结聚局部发生，《难经·五十五》有云："积者，阴气也。"《素问·调经论》论述其治则"血气者，喜温而恶寒，寒则泣而不能流，温则消而去之"，因此"阳虚阴结"为其病机。益肾通癃汤是我院基于"阳虚阴结"病机创制的治疗前列腺癌的效方，具有温阳补肾、益气健脾、活血化瘀、解毒利湿的功效。本方扶正与祛邪并用，通过温阳补肾、健脾益气、填精补髓来扶正化气，重视清热利湿与活血行气以祛邪抗癌，已在我院临床应用近二十年，获得了较好的临床疗效，在前期临床研究发现益肾通癃汤能明显缓解前列腺癌患者排尿困难、食欲减低、乏力等临床症状，明显提高了患者的生活质量，降低了炎性相关指标水平，并对化疗药物能够起到减毒增效的目的，但其具体机制仍需进一步证实。为明确益肾通癃汤治疗前列腺癌的生物学机制，本文基于生物信息学的研究方法科学、系统地对益肾通癃汤治疗前列腺癌的药效机制进行预测，并借助细胞实验对其作用机制及靶点进行验证，以期对益肾通癃汤治疗前列腺癌的科学内涵进行探讨，为该方在临床应用中提供理论支持，并进一步探索中药组方在治疗前列腺癌的新方向与新思路。

一、材料与方法

本研究具体研究思路见图 3-9。

1. 生物信息学预测

（1）益肾通癃汤有效成分及药物靶点基因

采用 TCMSP 等数据库检索益肾通癃汤（主要成分为淫羊藿、熟地黄、黄芪、三棱、莪术）的药物有效成分及靶点基因。有效成分筛选标准为：OB > 30%，DL > 0.18，

HL＞4 h。点击"Related Targets"，获得益肾通癃汤的药物靶点基因。

（2）前列腺癌疾病靶点基因

在 GeneCards 数据库（https：//www.genecards.org）中以"Prostate cancer"进行关键词搜索，导出基因靶点 Excel 表筛选去重备用。将获得的药物靶点基因和前列腺癌疾病靶点基因进行映射，获得益肾通癃汤治疗前列腺癌的靶点基因。

（3）构建"药物－疾病－靶点"网络

借助 Cytoscape 3.6.1 软件将益肾通癃汤治疗前列腺癌的靶点基因及其有效成分进行映射；借助 STRING 数据库（https：//string-db.org）对构建蛋白－蛋白相互作用（PPI）网络。

（4）关键靶基因 GO 分析及 KEGG 分析

应用 R 语言（https：//www.r-project.org/）软件中 clusterProfilerGO.R 插件及 Perl 语言进行关键靶点基因筛选，将筛选后的靶点基因运用 David 数据库进行 GO 富集分析及 KEGG 富集分析。

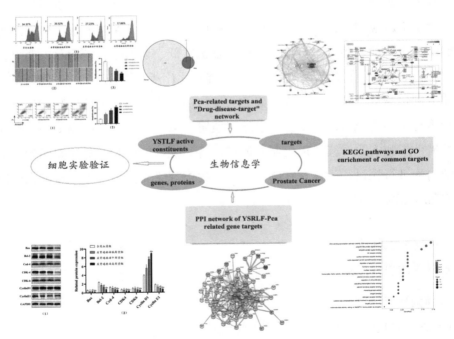

注：TCMSP 筛选活性成分和靶标→GeneCards 筛选前列腺癌靶点基因→构建 PPI 与"药物－疾病－靶点"网络→GO 与 KEGG 分析→细胞实验验证上述生物信息学预测。

图 3-9　本研究的研究思路

2. 细胞实验

（1）细胞系与细胞培养

前列腺癌 PC-3 细胞购自中国科学院细胞库（目录号：TCHu158），在我院中心实验室长期冻存。将冻存细胞复苏后培养于 37 ℃、5% CO_2 培养箱中，使用 10% 胎牛血清的 McCoy's5A 培养基。

（2）益肾通癃汤含药血清制备及分组给药

益肾通癃汤（淫羊藿、熟地黄、黄芪、三棱、莪术）药物购于湖南中医药大学第一附属医院中药房，均为超微中药，按原方剂量加入 10 倍量蒸馏水煎煮 2 次，过滤后将药渣重复煎煮 1 次。药液旋转蒸发，换算后分为低剂量组（大鼠与人等效剂量）、中剂量组（10 倍于低剂量组）、高剂量组（20 倍于低剂量组）进行灌胃。1 周后取血离心过滤灭活后吸出上清即为含药血清或空白血清。

细胞毒性实验显示前列腺癌 PC-3 细胞的 MTD 剂量为 14.5 g/（mL·d），故本研究的给药剂量并不会影响实验结果。本研究将前列腺癌 PC-3 细胞分为 4 组，分别为空白血清组及益肾通癃汤含药血清高、中、低剂量组，其中空白血清组为前列腺癌 PC-3 细胞给予等浓度空白血清，中药高、中、低剂量组分别为前列腺癌 PC-3 细胞给予 96 mg 生药量 /mL/（100 g·d）、48 mg 生药量 /mL/（100 g·d）、24 mg 生药量 /mL/（100 g·d）的益肾通癃汤培养基，干预 72 小时后洗涤后予检测。

（3）细胞增殖检测

采用 CCK8 法检测益肾通癃汤含药血清对 PC-3 细胞增殖的影响。

（4）细胞凋亡测定

采用 Annexin V&PI 双染色法进行细胞凋亡检测。收集各组 PC-3 细胞，洗涤后以标记液重悬细胞，25 ℃ 避光环境下孵育 15 分钟。1500 r/min 离心后取细胞沉淀添加荧光（SA-FLOUS），低温环境下孵育 15 分钟。按照标准程序使用流式细胞仪检测，结果在 ModFit LT 软件进行处理。

（5）Western blot 分析

采用标准 Western blot 法进行检测。提取各组前列腺癌 PC-3 细胞蛋白裂解物，高速离心 15 分钟，抽取上清液后按照 BCA 法检测蛋白浓度。电泳后添加 5% 胎牛血清白蛋白 37 ℃封闭 1.5 小时，洗膜后添加抗体，一抗 4 ℃孵育过夜。二抗 37 ℃孵育 1.5 小时显影，结果运用 Image Lab 软件进行处理。

（6）统计学处理

运用 SPSS 22.0 软件进行统计学分析，所有数据结果以 $\bar{\chi} \pm s$ 表示。如数据为正态分布，组间比较采用单因素方差分析。组间两两比较采用 SNK 检验方法，如不符合正态分布则采用 Dunnett's T3 检验，$P < 0.05$ 为存在显著差异。

二、结果

1. 药物有效成分

获取益肾通癃汤（淫羊藿、熟地黄、黄芪、三棱、莪术）共 404 个化合物成分，其中淫羊藿 130 个、熟地黄 76 个，黄芪 87 个，三棱 30 个，莪术 81 个。根据 OB > 30%，DL > 0.18，HL > 4 小时标准筛选去重后共获得 34 个益肾通癃汤主要有效成分。点击"Related Targets"，去重并结合相关文献进行筛选共得到益肾通癃汤药物靶点基因 205 个。益肾通癃汤的主要有效活性成分具体见表 3-4。

表 3-4　益肾通癃汤的主要有效活性成分

herb name	Mol ID	compound	OB/%	DL/%	HL/h
	MOL001510	24-epicampesterol	37.58	0.71	4.50
	MOL001645	Linoleyl acetate	42.10	0.20	7.48
	MOL001771	poriferast-5-en-3beta-ol	36.91	0.75	5.07
	MOL001792	DFV	32.76	0.18	17.89
	MOL003044	Anhydroicaritin	35.85	0.27	16.31
	MOL003542	8-Isopentenyl-kaempferol	38.04	0.39	15.37
	MOL000359	sitosterol	36.91	0.75	5.37
	MOL000422	kaempferol	41.88	0.24	14.74
淫羊藿	MOL004373	Anhydroicaritin	45.41	0.44	15.01
	MOL004380	C-Homoerythrinan, 1, 6-didehydro-3, 15, 16-trimethoxy-, （3.beta.）-	39.14	0.49	6.58
	MOL004382	Yinyanghuo A	56.96	0.77	14.44
	MOL004384	Yinyanghuo C	45.67	0.50	15.74
	MOL004386	Yinyanghuo E	51.63	0.55	15.47
	MOL004391	8-（3-methylbut-2-enyl）-2-phenyl-chromone	48.54	0.25	18.73

herb name	Mol ID	compound	OB/%	DL/%	HL/h
淫羊藿	MOL004394	Anhydroicaritin-3-O-alpha-L-rhamnoside	41.58	0.61	16.23
	MOL004425	Icariin	41.58	0.61	19.93
	MOL000006	luteolin	36.16	0.25	15.94
	MOL000098	quercetin	46.43	0.28	14.40
熟地黄	MOL000449	Stigmasterol	43.83	0.76	5.57
黄芪	MOL000211	Mairin	55.38	0.78	8.87
	MOL000239	Jaranol	50.83	0.29	15.50
	MOL000296	hederagenin	36.91	0.75	5.35
	MOL000354	isorhamnetin	49.60	0.31	14.34
	MOL000371	3，9-di-O-methylnissolin	53.74	0.48	9.00
	MOL000387	Bifendate	31.10	0.67	17.96
	MOL000392	formononetin	69.67	0.21	17.04
	MOL000398	isoflavanone	109.99	0.30	15.51
	MOL000417	Calycosin	47.75	0.24	17.10
	MOL000433	FA	68.96	0.71	24.81
三棱	MOL001297	trans-gondoic acid	30.70	0.20	5.25
	MOL000296	hederagenin	36.91	0.75	5.35
	MOL000392	formononetin	69.67	0.21	17.04
莪术	MOL000906	wenjine	47.93	0.27	5.10
	MOL000940	bisdemethoxycurcumin	77.38	0.26	4.69

2. 前列腺癌靶点基因

于 GeneCards 并结合相关文献报道共筛选出前列腺癌靶点基因共 2931 个。将益肾通癃汤药物靶点基因和前列腺癌疾病靶点基因完成交互，益肾通癃汤治疗前列腺癌的前 15 位共同靶点分别为：TP53，AR，Bcl-2，PTGS2，ESR2，CHEK1，TNF，RXRA，TLR3，PPARG，MMP2，MMP9，Bax，Caspase-3，ESR1，具体见图 3-10。

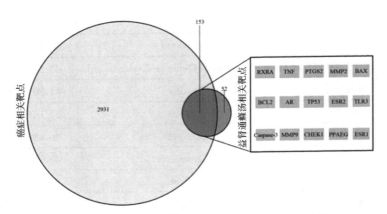

图 3-10　益肾通癃汤治疗前列腺癌的前 15 位共同靶点

3. 构建"药物 – 疾病 – 靶点"网络及 PPI 网络

借助 Cytoscape 3.6.1 软件构建益肾通癃汤治疗前列腺癌"药物 – 疾病 – 靶点"网络。该网络由 177 个蛋白质靶标和 362 个边缘组成，红色倒三角形代表化合物，蓝色圆圈代表靶标蛋白质，边缘代表关系，分析可知，槲皮素、木犀草素、山奈酚、脱水淫羊藿素等潜在活性成分自由度较高，与多个作用靶点相互关联，具体见图 3-11。

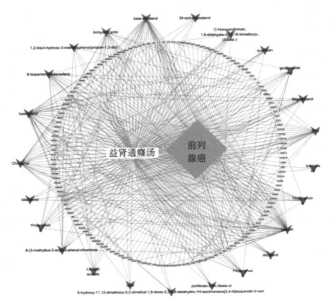

图 3-11　"药物 – 疾病 – 靶点"网络

利用 STRING 构建益肾通癃汤治疗前列腺癌的蛋白 - 蛋白相互作用（PPI）网络，见图 3-12。采用 CentiScape 插件进行计算，Degree ≥ 50 的蛋白有 43 个，前 10 位分别是 AKT1、IL6、VEGFA、CDK4、JUN、EGFR、MAPK1、BCL2、MAPK8、Bax。

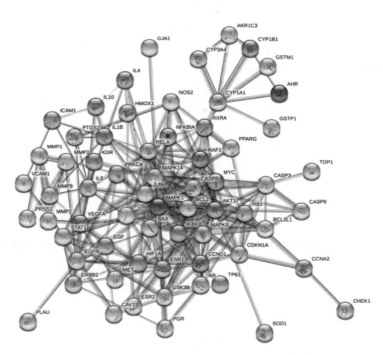

注：每个气泡节点代表一种蛋白质，气泡节点中的 3D 结构代表该蛋白质的空间结构是已知的或预测的。内部节点之间的线显示了不同蛋白质之间的关系，线的宽度和数量基于数据支持的强度。

图 3-12　益肾通癃汤与前列腺癌的共同靶点的 PPI 网络（置信度 > 0.9）

4. GO 及 KEGG 富集分析

对上述获得的益肾通癃汤治疗前列腺癌的关键靶基因采用 DAVID 数据库进行 GO 生物过程和 KEGG 信号通路分析，得到 DNA 转录功能、泛素样酶结合、雄激素受体功能、核受体功能、细胞周期、细胞凋亡、细胞增殖等生物学过程的 97 个 GO 条目，KEGG 通路 115 条，以 $P \le 0.05$，FDR ≤ 0.05 为标准，并以 P 值升序排列，分别筛选出符合条件的 20 个生物过程和 20 条信号通路，将 GO 生物过程以气泡图的形式展现出来（图 3-13），KEGG 通路以表格形式展现出来（表 3-5）并拓展了部分通路靶点（图 3-14）。

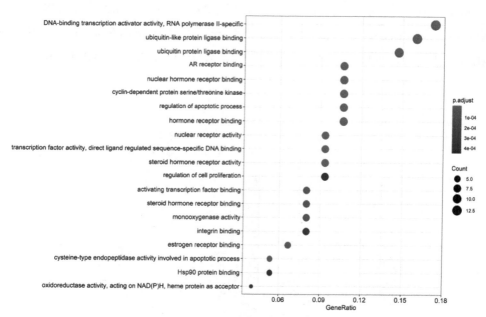

图 3-13　益肾通癃汤治疗前列腺癌的关键靶基因的 GO 生物过程气泡图

表 3-5　KEGG 信号通路

编号	Term	Count	PValue
hsa05206	MicroRNAs in cancer	28	1.63E−10
hsa04151	PI3K−Akt signaling pathway	26	1.41E−09
hsa04115	p53 signaling pathway	21	7.33E−13
hsa05205	Proteoglycans in cancer	17	1.97E−12
hsa01521	EGFR tyrosine kinase inhibitor resistance	16	6.42E−13
hsa05163	HIF−1α signaling pathway	16	9.99E−11
hsa05215	Prostate cancer	15	4.22E−15
hsa04210	Apoptosis	15	7.22E−13
hsa04110	Cell cycle	15	9.99E−13
hsa05169	Epstein−Barr virus infection	15	2.27E−10
hsa04010	MAPK signaling pathway	14	2.82E−07
hsa04933	AGE−RAGE signaling pathway in diabetic complications	13	3.39E−12
hsa04668	TNF signaling pathway	13	1.49E−11

编号	Term	Count	PValue
hsa05170	Human immunodeficiency virus 1 infection	13	4.19E−08
hsa05162	Measles	12	3.15E−09
hsa05224	Breast cancer	12	5.98E−09
hsa05160	Hepatitis C	12	1.27E−08
hsa05225	Hepatocellular carcinoma	12	2.72E−08
hsa05166	Human T−cell leukemia virus 1 infection	12	5.01E−07
hsa05132	Salmonella infection	12	1.65E−06

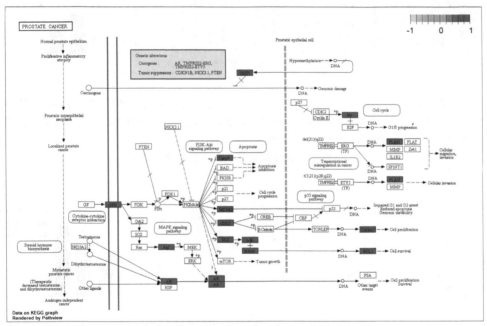

图 3-14　益肾通癃汤治疗前列腺癌部分通路靶点

5. 各组前列腺癌 PC-3 细胞增殖、凋亡情况

细胞实验结果显示益肾通癃汤含药血清可有效抑制人前列腺癌 PC-3 细胞的增殖并促进前列腺癌 PC-3 细胞凋亡并呈剂量依赖性（图 3-15，图 3-16）。

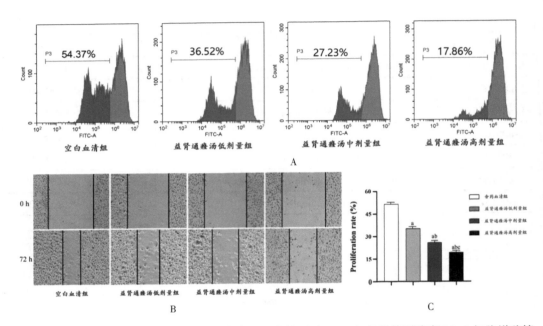

注：A. 各组前列腺癌 PC-3 细胞增殖曲线。B. 电镜下（×200）各组前列腺癌 PC-3 细胞增殖情况。C. 各组前列腺癌 PC-3 细胞增殖率，其中与空白血清组比较，$^aP < 0.05$；与益肾通癃汤低剂量组比较，$^bP < 0.05$；与益肾通癃汤中剂量组比较，$^cP < 0.05$。

图 3-15　各组前列腺癌 PC-3 细胞增殖情况

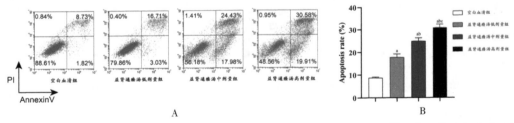

注：A. 各组前列腺癌 PC-3 细胞凋亡情况。B. 各组前列腺癌 PC-3 细胞凋亡率，其中与空白血清组比较，$^aP < 0.05$；与益肾通癃汤低剂量组比较，$^bP < 0.05$；与益肾通癃汤中剂量组比较，$^cP < 0.05$。

图 3-16　各组前列腺癌 PC-3 细胞凋亡情况

6. 益肾通癃汤对人前列腺癌 PC-3 细胞增殖、凋亡及周期调控蛋白表达情况

本研究 Western blot 结果显示，调控前列腺癌 PC-3 细胞增殖、凋亡及周期的蛋白 Bax、Bcl-2、Ced-4、CDK4、CDK6、Cycline E1 等蛋白随益肾通癃汤剂量而出现不同程度的降低，但 Cycline D1 等蛋白呈相反趋势改变，具体见图 3-17。

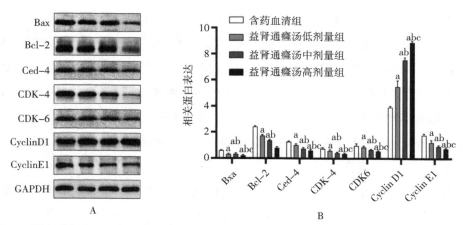

注：A. 蛋白质印迹。B. 与空白血清组比较，$^{a}P < 0.05$；与益肾通癃汤低剂量组比较，$^{b}P < 0.05$；与益肾通癃汤中剂量组比较，$^{c}P < 0.05$。

图 3-17　细胞增殖、凋亡及周期调控蛋白表达情况

三、讨论

目前，前列腺癌的发病机制及治疗靶点仍未十分明确，针对本病的治疗靶点药物亦处于探索阶段，西药因其较易产生不良反应及耐药性较大程度上降低了患者的生存质量，而运用中药治疗前列腺癌在某些方面具有一定优势。但是，中药的有效成分复杂，作用靶点众多，因此给学者探索其药效机制其形成了较大阻碍，而生物信息学通过虚拟计算、分子组学分析等研究方法，对"药物-疾病-靶点"进行网络构建及信息整合，使药物与疾病之间的联系具有了系统性及整体性，这与中医学的整体观念有较多相似之处。

经益肾通癃汤有效成分筛选及靶点预测发现其包含了多种有效活性成分协同作用调控前列腺癌进程。如槲皮素、木犀草素、山奈酚、脱水淫羊藿素其生理功能包括抗高脂血症、抗癌、抗炎、抗氧化和免疫调节等诸多方面，有研究证实槲皮素、木犀草素可抑制恶性肿瘤细胞增殖，促进其凋亡，并且能够调节细胞周期将其阻滞在 G0/G1 期；脱水淫羊藿素能够有效降低前列腺癌患者的前列腺特异抗原数值，降低机体免疫耐受程度，其机制可能与抑制雄激素受体信号通路中的 AR 磷酸化调控细胞周期有关。我们运用生物信息学方法，构建益肾通癃汤治疗前列腺癌的"药物-疾病-靶点"网络，结果表明益肾通癃汤具有多类活性物质、多靶点、多通路及整体调控功能，GO 及

KEGG 富集分析亦证实益肾通癃汤能够调控如 DNA 转录功能、泛素样酶结合、雄激素受体功能、核受体功能、细胞周期、细胞凋亡等生物学过程及 MicroRNA 调控、细胞凋亡、细胞周期、免疫耐受、PI3K/AKT、MAPK、p53、TNF 等信号通路进而治疗前列腺癌。上述生物学过程及信号通路主要是通过调控恶性肿瘤细胞增殖、凋亡等过程治疗肿瘤，癌变均伴随有不同程度的细胞周期及细胞凋亡异常改变。PPI 结果显示，Degree ≥ 50 的靶点基因有 43 个，其中调控细胞周期及凋亡的蛋白包括 Bax、Bcl-2、Ced-4、CDK 家族蛋白、Cycline 家族蛋白等。

生物信息学预测结果显示益肾通癃汤能够通过多个生物学过程及多条信号通路调控细胞增殖及凋亡，如图 3-14 中 KEGG 富集分析中的 Apoptosis 信号通路可通过激活肿瘤坏死家族细胞因子，经 PKB/Akt 磷酸化后与游离的 Casp9、BAD、mTOR、Bcl-2 等特异性结合，最终抑制细胞凋亡；PI3K/AKT 通路 AKT 可磷酸化 PDK1 进而抑制 p21、p27 等调控细胞周期，使其阻滞在 G0/G1 期，最终导致肿瘤细胞凋亡，此外，其能够通过 β-Catenin/TCF/LEF 途径通过 DNA 转录途径调控 Cyclin、Bcl-2 及 CDK 家族蛋白表达，进而抑制前列腺癌细胞增殖并促进其凋亡；p53 是 PI3K/AKT 信号通路的下游蛋白，其能够通过 GSK3 磷酸化 CREB 及 β-Catenin，阻断 p53 DNA 转录过程，使细胞周期阻滞在 G1/G2 期，并其可调控 Bax、Bcl-2 等细胞凋亡调控蛋白的表达诱导细胞凋亡，最终阻断肿瘤的发生。因此，我们围绕肿瘤细胞增殖、细胞凋亡设计出一系列细胞实验验证生物信息学所预测靶点，结合生物信息学预测结果，本研究选取 Bax、Bcl-2、Ced-4、CDK4、CDK6、Cycline D1、Cycline E1 等经典的细胞增殖、凋亡及周期调控蛋白进行验证。

细胞验证实验结果显示，益肾通癃汤含药血清可有效抑制人前列腺癌 PC-3 细胞的增殖并促进前列腺癌 PC-3 细胞凋亡并呈剂量依赖性（$P < 0.05$）。同时 Western blot 结果显示，调控前列腺癌 PC-3 细胞增殖、凋亡及周期的蛋白 Bax、Bcl-2、Ced-4、CDK4、CDK6、Cycline E1 等蛋白随益肾通癃汤剂量而出现不同程度的降低，但 Cycline D1 等蛋白呈相反趋势改变，证实了益肾通癃汤能够通过调控细胞增殖、凋亡及周期相关蛋白进而治疗前列腺癌。其中 CDK 家族蛋白与 Cyclin 家族蛋白均为细胞凋亡及周期调控蛋白，其在体内正常表达能够维持新陈代谢及各项生理功能的正常运行。CDK 家族蛋白能够特异性结合 Cyclin 家族蛋白生成异二聚体，进而调控细胞周期及相关转化过程，而其中 Cycline D 与 Cycline E 家族蛋白作用恰恰相反，本研究结果亦证实了这点。

Bax 是 Bcl-2 蛋白家族中加速细胞凋亡的重要蛋白，其包括调控线粒体途径释放促凋亡细胞因子，造成肿瘤细胞凋亡，Aborehab 等认为 Bax 相关蛋白是治疗恶性肿瘤的新靶点。Bcl-2 蛋白是调控细胞凋亡的关键靶点，其能够调控细胞程序性死亡进程，并调控抑癌基因表达，是治疗恶性肿瘤的重要新靶点之一。本研究结果表明：益肾通癃汤能够从多生物学过程、多通路调控前列腺癌的增殖及凋亡，结合生物信息学预测，益肾通癃汤的有效成分能够特异性作用在调控细胞增殖、凋亡及周期相关蛋白上。如益肾通癃汤筛选的活性成分槲皮素，我们在"药物 – 疾病 – 靶点"网络能够看到槲皮素与调控细胞增殖、凋亡、周期的 Bax、Bcl-2、Ced-4、CDK 家族蛋白、Cycline 家族蛋白等多个靶点基因存在关联，有研究表明，槲皮素能够通过细胞凋亡途径，下调上述靶点蛋白抑制癌细胞增殖，促进其凋亡。此外，在"药物 – 疾病 – 靶点"网络我们能够看到木犀草素与 Cycline 家族蛋白、Bax 等靶点存在密切关联，有研究指出，木犀草素能够明显通过调控细胞周期抑制癌细胞增殖，并促进其凋亡，诸如此类。结合生物信息学预测结果及细胞实验验证，我们能够得出益肾通癃汤中的有效成分可通过多个生物学过程、信号通路，或者直接作用于调控细胞增殖及凋亡关键靶点，起到抑制前列腺癌细胞增殖、促进细胞凋亡的作用，这可能是其治疗前列腺癌的重要药效机制。

本文基于生物信息学研究方法及细胞实验验证对益肾通癃汤治疗前列腺癌进行初步研究，证实了益肾通癃汤可有效抑制前列腺癌细胞增殖，促进其凋亡，益肾通癃汤治疗前列腺癌的药效机制，可能与其调控细胞增殖、凋亡和细胞周期的生物学过程及信号通路相关。通过基因可视化寻找益肾通癃汤的可能作用靶点，相对科学可靠地预测益肾通癃汤治疗前列腺癌的分子作用机制，为益肾通癃汤的应用及前列腺癌的防治提供了新思路。但受中药成分复杂、靶点众多的特点限制，其更进一步的药效机制仍需要更进一步的研究探讨。

参考文献

[1] KANG Y M, SONG P, FANG K, et al. Survival outcomes of low prostate-specific antigen levels and T stages in patients with high-grade prostate cancer: a population-matched study[J] .J Cancer, 2020, 11（22）: 6484-6490.

[2] 李小江, 冯梦晗, 牟睿宇, 等 . 中医药干预前列腺癌内分泌治疗后部分雄激素缺乏综合征的研究进展 [J]. 天津中医药, 2020, 37（7）: 831-835.

［3］殷振超，周建甫，陈志强，等.前列腺癌现代中医平衡论治理论体系探讨［J］.中华中医药杂志，2020，35（2）：546-548.

［4］邓仁芬，姚杨，李小江，等.贾英杰"守方微调"治疗前列腺癌经验［J］.中医杂志，2019，60（20）：1724-1727.

［5］和梦珂，刘传波，杨佳璇，等.从异病同治探讨温阳法治疗前列腺癌的可行性［J］.中医杂志，2018，59（18）：1618-1620.

［6］徐文静，陈其华，宾东华.益肾通癃汤对前列腺癌去势治疗的减毒增效作用临床观察［J］.湖南中医药大学学报，2020，40（5）：617-620.

［7］赵苗青，李丰，石彬彬，等.系统药理学（Ⅵ）——TCMSP数据库及其应用［J］.中医药信息，2020，37（3）：22-29.

［8］江珊，蒋勃，徐桂珍，等.使用Cytoscape对生物网络数据的建模和分析［J］.农业网络信息，2017（6）：32-37.

［9］张会鲜，何琪杨.CCK-8法检测药物影响肿瘤细胞增殖的优化研究［J］.药学研究，2016，35（2）：63-66.

［10］LI X B，LIU R，WANG Z et al. MicroRNA-7 regulates the proliferation and metastasis of human papillary carcinoma cells by targeting Bcl-2[J].Am J Transl Res，2020，12（9）：5772-5780.

［11］WU X B，LONG X B，YANG C，et al. Icaritin reduces prostate cancer progression via inhibiting high-fat diet-induced serum adipokine in TRAMP mice model[J].J Cancer，2020，11（22）：6556-6564.

［12］ZHU J L，WANG Y，LI D，et al. Interleukin-35 promotes progression of prostate cancer and inhibits anti-tumour immunity[J].Cancer Cell Int，2020，20（10）：487.

［13］曾庆琪.前列腺癌的中医药诊治［J］.中国肿瘤外科杂志，2019，11（5）：309-312.

［14］王程成，封亮，刘丹，等.结合生物信息学的中药组分结构研究思路［J］.中国中药杂志，2015，40（22）：4514-4519.

［15］COUTURE R，MORA N，AL BITTAR S，et al. Luteolin modulates gene expression related to steroidogenesis，apoptosis，and stress response in rat LC540 tumor Leydig cells[J].Cell Biol Toxicol，2020，36（1）：31-49.

［16］AHMED S, KHAN H, FRATANTONIO D, et al. Apoptosis induced by luteolin in breast cancer: mechanistic and therapeutic perspectives[J] .Phytomedicine, 2019, 59: 152883.

［17］VARGHESE E, SAMUEL S M, ABOTALEB M, et al. The "Yin and Yang" of Natural Compounds in Anticancer Therapy of Triple-Negative Breast Cancers[J] .Cancers（Basel）, 2018, 10（10）: 346.

［18］何华琼, 饶红, 郑君, 等 . 淫羊藿苷对前列腺癌原位移植瘤模型小鼠雄激素受体信号通路的影响 [J]. 世界科学技术 – 中医药现代化, 2019, 21（4）: 641-646.

［19］车琳琳, 李想, 董婉茹, 等 . 中医药对前列腺癌信号通路的调控作用 [J]. 上海中医药杂志, 2019, 53（11）: 98-104.

［20］LIU K Y, XUE B Y, BAI G Q, et al. F-box protein FBXO31 modulates apoptosis and epithelial-mesenchymal transition of cervical cancer via inactivation of the PI3K/AKT-mediated MDM2/p53 axis[J] .Life Sci, 2020, 259: 118277.

［21］GAO X L, LEONE G W, WANG H Z, Cyclin D-CDK4/6 functions in cancer[J] .Adv Cancer Res, 2020, 148: 147-169.

［22］LI Q, XU J X, via[miR-34a-5p regulates viability, invasion and apoptosis of placental trophoblastic cells modulating CDK6 and PI3K/AKT pathway][J] .Nan Fang Yi Ke Da Xue Xue Bao, 2020, 40: 79-86.

［23］CHOI J H, BOGENBERGER J M, TIBES R.Targeting apoptosis in acute myeloid leukemia: current status and future directions of BCL-2 inhibition with venetoclax and beyond[J].Target Oncol, 2020, 15（2）: 147-162.

［24］LEE S E, OKHLOPKOVA Z, LIM C, et al. Dracocephalum palmatum Stephan extract induces apoptosis in human prostate cancer cells via the caspase-8-mediated extrinsic pathway[J].Chin J Nat Med, 2020, 18（10）: 793-800.

［25］ABOREHAB N M, ELNAGAR M R, WALY N E.Gallic acid potentiates the apoptotic effect of paclitaxel and carboplatin via overexpression of Bax and P53 on the MCF-7 human breast cancer cell line[J] .J Biochem Mol Toxicol, 2020, 16: e22638.

［26］SHENDGE A K, SARKAR R, MANDAL N.Potent anti-inflammatory Terminalia chebula fruit showed in vitro anticancer activity on lung and breast carcinoma cells

through the regulation of Bax/Bcl-2 and caspase-cascade pathways[J] .J Food Biochem，
2020，23：e13521.

［27］张灿灿，谭志军，徐敏，等 . 槲皮素联合 si-FSCN1 对胃癌 MKN45 细胞增殖与
侵袭和凋亡的影响 [J]. 中国临床药理学杂志，2020，36（9）：1132-1135.

［28］易均路，侯科名，陈蓉 . 木犀草素对人卵巢癌 SKOV3 细胞增殖与凋亡的影响 [J].
中药新药与临床药理，2020，31（2）：125-133.

益气活血消癥方干预 TFF/Wnt 信号通路治疗前列腺增生的研究

朱文雄[1]，袁轶峰[1]，彭涛[1]，张熙[2]，刘涛[1]，李博[1]，陈其华[1#]

（1. 湖南中医药大学第一附属医院 湖南 长沙 410007；

2. 湖南省第二人民医院 湖南 长沙 410007）

【摘要】目的 观察益气活血消癥方干预 TFF/Wnt 信号通路治疗良性前列腺增生的研究，初步探讨其作用机制。方法 取 12 只健康成年雄性 SD 大鼠作为空白对照组，将 60 只去势大鼠随机分为模型对照组、癃闭舒组及益气活血消癥方低、中、高剂量组，其中低、中、高剂量组药液浓度分别为 1.062 5、2.125、4.250 kg/L。通过皮下注射丙酸睾酮造模，空白对照组和模型对照组使用蒸馏水灌胃，各治疗组分别使用对应的药液灌胃，30 日后处死大鼠摘除前列腺，并进行后续的指标检测。结果 益气活血消癥方与癃闭舒胶囊均能够不同程度地降低前列腺增生模型大鼠的前列腺湿重、减少前列腺体积与前列腺指数，其中益气活血消癥方高剂量组的疗效优于癃闭舒组，且益气活血消癥方各剂量组在降低前列腺湿重、减少前列腺体积与指数方面呈现出一定的正相关性量效关系。在改变前列腺增生模型大鼠前列腺组织病理形态学改变方面，以益气活血消癥方高剂量组与癃闭舒组的效果最为明显。益气活血消癥方和癃闭舒胶囊均能减少前列腺的腺泡面积和间质面积，其中癃闭舒组与益气活血消癥方中剂量组疗效相当，而益气活血消癥方各组随着剂量的增大，腺泡和间质面积下降得也越明显。通过 qRT-

PCR 法检测各组大鼠前列腺组织中 TFF2、Wnt4、Wnt6 mRNA 的表达情况，模型对照组的这 3 项指标均显著升高，而各治疗组的 TFF2、Wnt4、Wnt6 表达水平都有不同程度的降低，其中益气活血消癥方中、高剂量组的疗效强于癃闭舒组，且各剂量组降低 TFF2、Wnt4 表达水平的作用随着剂量的增加而增强。结论　本研究证实益气活血消癥方可以降低减少前列腺的腺泡面积和间质面积，改善前列腺组织的病理形态学改变，从而发挥治疗前列腺增生的作用。其疗效机制可能与干预 TFF/Wnt 信号通路，下调 TFF2、Wnt4、Wnt6 的表达密切相关。

【关键词】益气活血消癥方；TFF；Wnt；前列腺增生；大鼠

　　良性前列腺增生是引起中老年男性排尿障碍的常见疾病之一。临床症状表现为尿频、夜尿次数增多、急迫性尿失禁，长期梗阻时导致的膀胱逼尿肌功能受损，可引起尿潴留、充盈性尿失禁、尿路感染等，严重者可继发肾积水。前列腺增生发病率随年龄的增加而上升，50% ~ 70% 的男性在 50 岁后有尿频、排尿困难症状，90% 的 70 岁以上男性患有前列腺增生，80 岁以上的男性前列腺增生发病率高达 95.5%，前列腺亚健康状态的预防和治疗已成为研究热点。目前前列腺增生的治疗方案包括侵入性手术策略、微波热疗和药理学治疗，侵入性手术和微波热疗存在一定的风险而西药长期使用又存在一定的不良反应，因此寻找一种有效无毒的中药复方防治前列腺增生意义重大。

　　以往的研究对激素比例、年龄依赖性改变、组织重构、多种生长因子的参与、代谢平衡的紊乱等因素都有阐述。有证据表明，前列腺增生的发生与前列腺腺泡细胞间充质样细胞通过上皮间充质转化（EMT）的积累有关。同时，也有假说认为前列腺增生是一种免疫介导的炎症性疾病，慢性炎症引起的组织损伤复发导致补偿性细胞增殖。这些因素都将导致上皮细胞增殖和凋亡比例失调，促进前列腺增生的发生。故抑制前列腺炎症反应，促进上皮细胞凋亡是防治前列腺增生疾病的核心环节。新近研究表明，TFF/Wnt 信号转导通路与前列腺增生的发病关系密切，其在调控前列腺细胞增殖与凋亡方面扮演了重要角色。

　　我院国家级名老中医贺菊乔教授结合其近 50 年的中医男科临证经验，认为前列腺增生应归属于中医学"癥瘕"的范畴，其发病不离两个核心病机——"虚损生积"和"血瘀致癥"，治法宜益气利水、活血消癥，特拟益气活血消癥方进行治疗，疗效显著。

益气活血消癥方是贺菊乔教授对于治疗前列腺增生的临床经验方，本实验在前期研究的基础上，从 TFF/Wnt 信号转导通路探究益气活血消癥方治疗前列腺增生的干预靶点，旨在为中医药防治前列腺增生提供科学依据。

一、材料与方法

1. 动物

健康成年雄性 SD 大鼠，日龄 47～51 日，体质量为（290±20）g，购自湖南斯莱克景达实验动物有限公司，生产许可证号：SCXK（湘）2019-0004。

2. 伦理审查

本研究由湖南中医药大学第一附属医院伦理委员会审核通过，批号：HN-LL-GZR-202012。

3. 主要药物与试剂

益气活血消癥方，由黄芪 30 g，白术 15 g，炮山甲 6 g，三棱 6 g，蒲黄 10 g，五灵脂 10 g，枳实 15 g，鳖甲 10 g 组成，饮片由湖南中医药大学第一附属医院提供。癃闭舒胶囊，购自石家庄科迪药业有限公司，规格：0.3 g×36 粒/盒，产品批号：171004。

Trizon Reagent（CW0580S），Ultrapure RNA 超纯 RNA 提取试剂盒（CW0581M），HiFiScript cDNA 第一链合成试剂盒（CW2569M），UltraSYBR Mixture（CW0957M）均购自康为世纪生物科技有限公司。

4. 主要仪器及设备

药品冷藏柜（BYC-310, 山东博科生物有限公司）；显微镜（CX41, Olympus 公司）；切片机（BQ-318D, 湖北伯纳医疗科技有限公司）；电热鼓风干燥箱（DHG-9070A, 上海一恒科学仪器有限公司）；-80 ℃冰箱（BDF-86V348, BIOBASE）；移液枪（0.1～2.5 μL、0.5～10 μL、20～200 μL, Eppendorf 中国有限公司）；单道可调移液器[0.5～10 μL、20～200 μL、100～1000 μL, 梅特勒-托利多仪器（上海）有限公司]；微型离心机（D1008E, 美国 Scjlogex 公司）；旋涡混合器（XH-C, 常州越新仪器制造有限公司）；干式电加热器（GL-150, 海门市其林贝尔仪器制造有限公司）；紫外可见分光光度计（UV-1600PC, 上海美谱达仪器有限公司）；低温高速离心机（TGL-16G, 常州中捷实验仪器制造有限公司）；荧光 PCR 仪〔CFX Connect™ 实时，伯乐生命医学产品（上海）有限公司〕。

二、方法

1. 药液制备

将 1.02 kg 益气活血消癥方中药饮片放置于煎药机中，加入蒸馏水浸泡 30 分钟，再煎煮 30 分钟至 240 mL 药液，制备出中药浓度为 4.25 kg/L 的药液，即为益气活血消癥方高剂量组药液。依次加入蒸馏水分别稀释至 2.125 kg/L、1.0625 kg/L 配制出益气活血消癥方中剂量组和低剂量组药液。

打开癃闭舒胶囊取其中的中药颗粒，称重，溶入蒸馏水中配成所需浓度的混悬液待用。

大鼠和人的药物剂量换算方法参照体表面积比值，即大鼠（300 g）：人（50 kg）= 9.593 75：307.00。益气活血消癥方低、中、高剂量组的给药剂量分别为临床常用剂量的 1 倍、2 倍、4 倍，癃闭舒组的给药剂量为临床常用剂量的 2 倍。

2. 大鼠造模、分组及给药

SD 大鼠普通饲养 1 周以适应环境，先取 12 只作为空白对照组，再对其余大鼠进行麻醉，固定后消毒皮肤，经阴囊摘除双侧睾丸，残端处结扎止血，缝合皮肤，常规肌内注射青霉素 20 万 U/ 只。将 60 只去势大鼠随机分为 5 组，即模型对照组、癃闭舒组和益气活血消癥方低、中、高剂量组（简称低、中、高剂量组），每组 12 只；术后第 8 天除模型对照组外开始皮下注射丙酸睾酮，1 次 / 日，剂量按 3.33 mg/kg 计算，连续 30 日；空白对照组、模型对照组大鼠术后第 8 天开始给予蒸馏水灌胃 1 次 / 日，标准按 10 mL/kg 体质量计算，持续 30 日。益气活血消癥方 3 组大鼠术后第 8 天开始给予相应浓度（1.062 5 kg/L、2.125 kg/L、4.25 kg/L）的益气活血消癥方药液灌胃，1 次 / 日，标准按 10 mL/kg 体质量计算，持续 30 日。癃闭舒组大鼠术后第 8 天开始给予浓度为 168.75 g/L 的癃闭舒混悬液灌胃，1 次 / 日，标准按 10 mL/kg 体质量计算，持续 30 日。末次给药结束后 24 小时，给大鼠称重，用异氟烷处死大鼠后摘除前列腺组织，测量前列腺湿重、体积（采用水取代法），计算前列腺指数（前列腺湿重 / 大鼠体重 ×100%），并进行后续的指标检测。

3. HE 染色观察前列腺组织

取前列腺组织流水冲洗数小时，经 70%、80%、90% 各级乙醇脱水，置入无水乙醇、二甲苯等量混合液 15 分钟，二甲苯 I 15 分钟、II 15 分钟（至透明为止）。置入二甲苯和石蜡各半的混合液 15 分钟，再放入石蜡 I、石蜡 II 透蜡各 50 ~ 60 分钟。石蜡包埋，切片。将石蜡切片进行烤片，然后脱蜡，水化。将已入蒸馏水后的切片放入苏木精水溶液中染色 3 分钟，盐酸乙醇分化液分化 15 秒，稍水洗，返蓝液返蓝 15 秒，流水冲洗，伊红染色 3 分钟，流水冲洗，脱水，透明，中性树脂封片，镜检。DEIAS-2000P 高清晰度彩色病理图像分析系统分析并计算前列腺腺上皮面积和间质面积。

4. QRT-PCR 检测 TFF2、Wnt4、Wnt6 mRNA 表达

将前列腺组织用研钵在液氮下研磨至粉末状，加入对应量的 TRIzon Reagent，用移液枪收集到提前准备好的标有分组的离心管中。加入氯仿，剧烈震荡 15 秒，室温放置 5 分钟。4 ℃，13 400 r/min 离心 20 分钟，收集水相加入等体积预冷的 70% 乙醇，颠倒混匀。装入收集管的吸附柱 RM 中，在 4 ℃，12 000 r/min 离心 30 秒，弃流出液，室温放置 5 分钟晾干，得到的 RNA 保存在 −80 ℃，防止降解。25 μL 反应体系具体配比如下：RNase Free dH$_2$O 9.5 μL，cDNA 1 μL，Forward Primer 1 μL，Reverse Rrimer 1 μL，2 × qPCR Mixture 12.5 μL，各指标引物信息见表 3-6。

表 3-6　引物信息表

引物		引物序列	引物长度（bp）	产物长度（bp）	退火温度（℃）
TFF2	F	GCCCTCCAACAGAAAGAACT	20	90	58.6
	R	CCAGCAACACTAGAGTCAAAGC	22		
Wnt4	F	CTCGTCTTCGCCGTGTTCT	19	130	60
	R	TCTGCACCTGCCTCTGGAT	19		
Wnt6	F	TATGGATGCACAGCACAAGC	20	139	63.3
	R	AGCACAGGAACCCGAAAGC	19		
GAPDH	F	GCAAGTTCAACGGCACAG	18	141	58.6
	R	CGCCAGTAGACTCCACGAC	19		

5. 统计方法

所有数据均采用 SPSS 20.0 软件进行统计分析，数据以均数 ± 标准差（$\bar{x} \pm s$）表示，

资料满足独立性和正态性时，组间比较运用单因素方差分析，满足方差齐性要求时用 LSD 法，不满足方差齐性要求时用 Tamhane' s T2 法。资料不满足独立性和正态性时，组间比较运用秩和检验。

三、结果

1. 各组大鼠前列腺湿重、前列腺体积及前列腺指数比较

与空白对照组比较，模型对照组大鼠前列腺湿重、体积、指数均有明显差异（$P < 0.01$）；与模型对照组比较，益气活血消癥方中、高剂量组及癃闭舒组 3 项指标均有差异（$P < 0.05$，$P < 0.01$）；与癃闭舒组比较，益气活血消癥方高剂量组前列腺体积明显降低（$P < 0.01$）；益气活血消癥方各剂量组在降低前列腺湿重、减少前列腺体积与指数方面呈现出一定的正相关性量效关系。结果见表 3–7。

表 3–7　各组大鼠前列腺湿重、体积及指数比较（$\bar{x} \pm s$；$n=12$）

组别	剂量	前列腺湿重（g）	前列腺体积（mL）	前列腺指数（%）
空白对照组		1.15 ± 0.19	0.88 ± 0.22	0.39 ± 0.12
模型对照组		$2.17 \pm 0.28^{\triangle\triangle}$	$1.57 \pm 0.26^{\triangle\triangle}$	$0.78 \pm 0.13^{\triangle\triangle}$
癃闭舒组	168.75 g/L	$1.43 \pm 0.25^{\triangle\triangle **}$	$1.36 \pm 0.27^{\triangle\triangle **}$	$0.46 \pm 0.08^{**}$
低剂量组	1.062 5 kg/L	$2.03 \pm 0.29^{\triangle\triangle \blacktriangle\blacktriangle}$	$1.64 \pm 0.25^{\triangle\triangle \blacktriangle}$	$0.70 \pm 0.09^{\triangle\triangle \blacktriangle}$
中剂量组	2.125 0 kg/L	$1.46 \pm 0.24^{\triangle\triangle ** \circ}$	$1.37 \pm 0.28^{\triangle\triangle * \circ}$	$0.52 \pm 0.14^{\triangle * \circ}$
高剂量组	4.250 0 kg/L	$1.39 \pm 0.23^{\triangle ** \circ\circ}$	$0.99 \pm 0.27^{** \blacktriangle\blacktriangle\circ\circ\bullet\bullet}$	$0.48 \pm 0.11^{** \circ}$
F		47.686	66.127	30.262
P		< 0.001	< 0.001	< 0.001

注：与空白对照组比较，$^{\triangle}P < 0.05$，$^{\triangle\triangle}P < 0.01$；与模型对照组比较，$^{*}P < 0.05$，$^{**}P < 0.01$；与癃闭舒组比较，$^{\blacktriangle}P < 0.05$，$^{\blacktriangle\blacktriangle}P < 0.01$；与低剂量组比较，$^{\circ}P < 0.05$，$^{\circ\circ}P < 0.01$；与中剂量组比较，$^{\bullet}P < 0.05$，$^{\bullet\bullet}P < 0.01$。

2. 各组大鼠前列腺组织病理形态学比较

空白对照组大鼠前列腺腔平滑圆润，腺上皮低柱状，管腔内见淡粉染均质状物，间质内几乎没有血管充血、炎性细胞浸润；模型对照组大鼠前列腺腔明显扩张，腺上皮呈高柱状，腔内充满粉色浓染均质状物，有明显的炎性细胞浸润；益气活血消癥方

各剂量组和癃闭舒组大鼠前列腺组织病理改变较模型对照组有不同程度的改善，腔内均质状物颜色变浅，上皮低柱状，未见明显炎性细胞浸润。其中，益气活血消癥方高剂量组与癃闭舒组改善效果更为明显。结果见图 3-18。

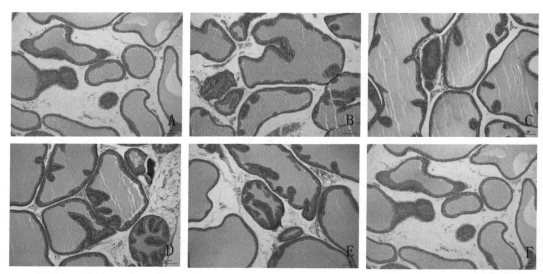

注：A. 空白对照组；B. 模型对照组；C. 癃闭舒组；D. 低剂量组；E. 中剂量组；F. 高剂量组。标尺 =100 μm。

图 3-18　各组大鼠前列腺组织病理形态学比较（HE 染色，×100）

3. 各组大鼠前列腺腺腺泡面积与间质面积比较

与空白对照组比较，模型对照组及各治疗组大鼠的前列腺腺腺泡面积均有明显增多（$P < 0.01$）；与模型对照组比较，癃闭舒组、益气活血消癥方中、高剂量组的前列腺腺腺泡面积均有不同程度的减少（$P < 0.05$，$P < 0.01$）；癃闭舒组在降低腺腺泡面积方面疗效与益气活血消癥方中剂量组相当（$P > 0.05$），弱于益气活血消癥方高剂量组（$P < 0.05$）；益气活血消癥方组随着药用剂量的加大，腺泡面积下降得越明显（$P < 0.01$）。结果见表 3-8。

与空白对照组比较，模型对照组、癃闭舒组、益气活血消癥方各剂量组大鼠的前列腺间质面积均有明显增多（$P < 0.01$）；与模型对照组比较，各治疗组的前列腺间质面积均有不同程度的减少（$P < 0.05$，$P < 0.01$）；在降低间质面积方面，癃闭舒组的疗效与益气活血消癥方中剂量组相当（$P > 0.05$），强于益气活血消癥方低剂量组，弱于益气活血消癥方高剂量组（$P < 0.05$）；益气活血消癥方组的间质面积随着药用剂量的加大而下降得更加明显（$P < 0.01$）。结果见表3-8。

表3-8　各组大鼠前列腺腺泡面积与间质面积比较（$\times 10^4 \mu m^2$；$\bar{x} \pm s$；$n=12$）

组别	剂量	腺泡面积	间质面积
空白对照组		0.68 ± 0.34	0.68 ± 0.26
模型对照组		2.20 ± 0.27 △△	7.13 ± 0.66 △△
癃闭舒组	168.75 g/L	1.79 ± 0.26 △△ **	4.70 ± 1.04 △△ **
低剂量组	1.062 5 kg/L	2.12 ± 0.28 △△▲▲	6.05 ± 0.59 △△ * ▲
中剂量组	2.125 0 kg/L	1.92 ± 0.29 △△ * ○○	4.96 ± 0.84 △△ ** ○
高剂量组	4.250 0 kg/L	1.59 ± 0.27 △△ ** ▲○○●●	3.67 ± 0.77 △△ ** ▲○○●●
F		93.410	174.560
P		< 0.001	< 0.001

注：与空白对照组比较，$^{\triangle}P < 0.05$，$^{\triangle\triangle}P < 0.01$；与模型对照组比较，$^{*}P < 0.05$，$^{**}P < 0.01$；与癃闭舒组比较，$^{\blacktriangle}P < 0.05$，$^{\blacktriangle\blacktriangle}P < 0.01$；与低剂量组比较，$^{\circ}P < 0.05$，$^{\circ\circ}P < 0.01$；与中剂量组比较，$^{\bullet}P < 0.05$，$^{\bullet\bullet}P < 0.01$。

4. 用 qRT-PCR 法检测各组大鼠前列腺组织中 TFF2、Wnt4、Wnt6 mRNA 的表达情况

与空白对照组比较，模型对照组、癃闭舒组 TFF2 mRNA 的表达量均增高（$P < 0.01$，$P < 0.05$），益气活血消癥方中、高剂量组 TFF2 mRNA 的表达量均降低（$P < 0.05$，$P < 0.01$）；与模型对照组比较，各治疗组 TFF2 mRNA 的表达量都有不同程度的下调（$P < 0.01$）；与癃闭舒组比较，益气活血消癥方低剂量组在降低 TFF2 mRNA 表达量方面与之相当（$P > 0.05$），益气活血消癥方中、高剂量组在降低 TFF2 mRNA 表达量方面更有优势（$P < 0.01$），且各剂量组之间呈现出正相关性的量效关系。结果见表3-9。

与空白对照组比较，模型对照组、癃闭舒组及益气活血消癥方低剂量组 Wnt4 mRNA 的表达均上调（$P < 0.01$），而益气活血消癥方中、高剂量组 Wnt4 mRNA 的表达均下调（$P < 0.01$）；与模型对照组比较，各治疗组的 Wnt4 mRNA 表达量都有不同程度的降低；较之癃闭舒组，益气活血消癥方低剂量组在降低 Wnt4 mRNA 表达量方面与之相当（$P > 0.05$），益气活血消癥方中、高剂量组能够显著降低 Wnt4 mRNA 的表达量的作用更为明显（$P < 0.01$），且下调作用随着剂量的增加而增强。结果见表3-9。

与空白对照组比较,模型对照组、癃闭舒组 Wnt6 mRNA 的表达量均增高($P < 0.01$),益气活血消癥方中、高剂量组 Wnt6 mRNA 的表达量均降低($P < 0.01$);与模型对照组比较,各治疗组 Wnt6 mRNA 的表达量都有不同程度的下调;与癃闭舒组比较,益气活血消癥方各剂量组均可显著降低 Wnt6 mRNA 的表达量($P < 0.01$),但未呈现出明显的量效关系。结果见表 3-9。

表 3-9　各组大鼠前列腺组织中 TFF2、Wnt4、Wnt6 mRNA 的表达情况($\bar{x} \pm s$;$n=12$)

组别	剂量	TFF2 mRNA	Wnt4 mRNA	Wnt6 mRNA
空白对照组		1.000 0	1.000 0	1.000 0
模型对照组		$2.856\ 1 \pm 0.400\ 3^{\triangle\triangle}$	$2.448\ 9 \pm 0.276\ 6^{\triangle\triangle}$	$2.992\ 4 \pm 0.260\ 2^{\triangle}$
癃闭舒组	168.75 g/L	$1.280\ 8 \pm 0.202\ 7^{\triangle\ **}$	$1.341\ 2 \pm 0.298\ 3^{\triangle\triangle\ **}$	$1.667\ 7 \pm 0.136\ 4^{\triangle}$
低剂量组	1.062 5 kg/L	$1.216\ 9 \pm 0.198\ 5^{**}$	$1.421\ 0 \pm 0.200\ 9^{\triangle\triangle\ **}$	$1.061\ 0 \pm 0.110\ 4^{**}$
中剂量组	2.125 0 kg/L	$0.760\ 8 \pm 0.048\ 2^{\triangle\ **\ \blacktriangle\blacktriangle\circ\circ}$	$0.754\ 6 \pm 0.068\ 9^{\triangle\triangle\ **\ \blacktriangle\blacktriangle\circ\circ}$	$0.787\ 9 \pm 0.104\ 1^{\triangle\triangle\ **\ \blacktriangle\blacktriangle\circ\circ}$
高剂量组	4.250 0 kg/L	$0.410\ 2 \pm 0.097\ 4^{\triangle\triangle\ **\ \blacktriangle\blacktriangle\circ\circ\bullet\bullet}$	$0.480\ 5 \pm 0.089\ 5^{\triangle\triangle\ **\ \blacktriangle\blacktriangle\circ\circ\bullet\bullet}$	$0.791\ 3 \pm 0.008\ 8^{\triangle\triangle\ **\ \blacktriangle\blacktriangle\circ\circ}$
F		60.575	85.108	33.312
P		< 0.001	< 0.001	< 0.001

注:与空白对照组比较,$^{\triangle}P < 0.05$,$^{\triangle\triangle}P < 0.01$;与模型对照组比较,$^{*}P < 0.05$,$^{**}P < 0.01$;与癃闭舒组比较,$^{\blacktriangle}P < 0.05$,$^{\blacktriangle\blacktriangle}P < 0.01$;与低剂量组比较,$^{\circ}P < 0.05$,$^{\circ\circ}P < 0.01$;与中剂量组比较,$^{\bullet}P < 0.05$,$^{\bullet\bullet}P < 0.01$。

四、结论

良性前列腺增生是中老年男性常见的泌尿系统疾病,引起尿急、尿频、尿不尽、排尿困难甚至尿潴留等症状。目前前列腺增生发生的具体机制尚不明确,近年来大量研究表明,前列腺增生的发生是由上皮和间质细胞的增殖和细胞凋亡的平衡性破坏引起的,与前列腺细胞的凋亡减少有关,其涉及的相关基因多达数十种,根据功能的不同可将其分为三类:抑制凋亡基因,如 Bcl-2、IAP、EIB;促进凋亡基因,如 Bax、Fas、ICE、p53;双向凋亡基因,如 c-myc 和 Bcl-x。故以调控细胞增殖与凋亡为干预靶点或可为防治前列腺增生提供新的可行途径,Wnt 信号转导通路作为经典的影响细胞增殖和纤维化的通路，其在增生性疾病中的作用机制已成为近年来研究的热点议题，目前研究证实 Wnt 信号转导通路参与了雄激素对前列腺腺泡细胞的有丝分裂的影响。

目前在脊椎动物中共发现 Wnt1、Wnt3、Wnt4、Wnt5a、Wnt11 等 19 种 Wnt 基因。新近研究已证实 Wnt4 和 Wnt6 的作用都是促进细胞表型改变而促进细胞增殖。TFF2 因子作为 TFFs 中的一员，在炎症发展过程中具有关键的调控作用，可以减弱炎症部位对巨噬细胞的募集，影响相关配体与趋化因子受体结合激活，并负调控介导炎性介质的表达与分泌。国外学者研究发现 TFF2 可以影响 Wnt 信号转导通路，特别是 Wnt4，认为 TFF/Wnt 信号转导通路与前列腺增生的发病密切相关，可能是引发前列腺细胞增生的关键通路。因此，深入探讨 TFF/Wnt 通路对前列腺增生发生的影响及其作用机制，可为前列腺增生的治疗提供新的靶点。

前列腺增生相当于中医学的"癃闭"范畴，主要症状是排尿困难，点滴而出谓之癃，点滴不出谓之闭。癃和闭仅程度上有轻重之异，故多合而称之。贺教授根据其近50 年的临证经验提出，前列腺相当于中医所说的"精室"，前列腺增生应属"癥瘕"，病机关键在于气虚血瘀癥积。癥瘕之形成归根于气血运行失调，气虚致血运受阻，瘀血内阻日久而成癥瘕。因此，益气利水、活血消癥为治疗癥瘕的基本方法，癥积得散，水道自通，则癃闭亦愈。前列腺增生的病机关键在于气虚血瘀癥积，治宜益气利水、活血消癥，拟益气活血消癥方，由黄芪、白术、炮山甲、三棱、蒲黄、五灵脂、枳实、鳖甲组成。其中黄芪为君药益气利水，气行则血行，血行则瘀自去；白术为臣药，助君药益气利水；蒲黄、五灵脂活血利水，化瘀止痛共为臣药；炮山甲、三棱助臣药破血行气，消癥化积，为佐药；枳实、鳖甲破气消积，软坚散结，为使药。全方共奏益气利水、活血消癥之功，标本兼顾，使其祛邪而不伤正，扶正而不敛邪。

本实验结果表明，益气活血消癥方与对照药物癃闭舒胶囊在改善前列腺增生模型大鼠前列腺组织病理形态学改变方面，以益气活血消癥方高剂量组与癃闭舒组的效果最为明显。益气活血消癥方和癃闭舒胶囊均能减少前列腺的腺泡面积和间质面积，其中癃闭舒组与益气活血消癥方中剂量组疗效相当，而益气活血消癥方各组随着剂量的增大，腺泡面积和间质面积下降得也越明显。通过 QRT-PCR 法检测各组大鼠前列腺组织中 TFF2、Wnt4、Wnt6 mRNA 的表达情况，我们发现，模型对照组的这 3 项指标均显著升高，而益气活血消癥方和癃闭舒胶囊的治疗可以逆转这一趋势，各治疗组的 TFF2、Wnt4、Wnt6 表达水平都有不同程度的降低，其中益气活血消癥方中、高剂量组的疗效强于癃闭舒组，且各剂量组降低 TFF2、Wnt4 表达水平的作用随着剂量的增加而增强。本研究证实益气活血消癥方可以减少前列腺的腺上皮面积和间质面积，改善前列腺组织的病理形态学改变，从而发挥治疗前列腺增生的作用。其疗效机制可能与干预 TFF/Wnt 信号通路，下调 TFF2、Wnt4、Wnt6 的表达密切相关。本研究为临床应用益气活血消癥方治疗前列腺增生提供了有价值的科学依据，其具体机制还有待进一步的实验去阐明。

参考文献

［1］ZHANG H，LU L，WAN S，et al. Relationship among lymphocytes，free/total prostate specific antigen，lower urinary tract symptoms and prostatic inflammation in benign prostatic hyperplasia patients[J]. Asian J Surg，2021，44（6）：921-922.

［2］TAHERI M，HABIBI M，NOROOZI R，et al，Ghafouri-Fard S. HOTAIR genetic variants are associated with prostate cancer and benign prostate hyperplasia in an Iranian population[J]. Gene，2017，20（613）：20-24.

［3］XIONG Y，ZHANG Y C，LI X Y，et al. The prevalence and associated factors of lower urinary tract symptoms suggestive of benign prostatic hyperplasia in aging males[J]. The Aging Male，2020，23（5）：1432-1439.

［4］YE Y，LI S L，WANG J J. miR-100-5p Downregulates mTOR to suppress the proliferation，migration，and invasion of prostate cancer cells[J]. Front Oncol，2020，10：578948.

［5］PERLMAN O，WEITZ I S，AZHARI H. Target visualisation and microwave hyperthermia monitoring using nanoparticle-enhanced transmission ultrasound（NETUS）[J]. Int J Hyperthermia，2018 34（6）：773-785.

［6］XU D Q，CHEN P，XIAO H，et al. Upregulated Interleukin 21 Receptor Enhances Proliferation and Epithelial-Mesenchymal Transition Process in Benign Prostatic Hyperplasia[J]. Front Endocrinol，2019，10：4.

［7］ROCA H，JONES J D，PURICA M C，et al. Apoptosis-induced CXCL5 accelerates inflammation and growth of prostate tumor metastases in bone[J].J Clin Invest，2018，128（1）：248-266.

［8］袁轶峰，傅显文，朱文雄，等．益气活血消癥方对良性前列腺增生大鼠细胞凋亡的影响 [J]. 中国中医药信息杂志，2018，25（9）：52-55.

［9］朱文雄，袁轶峰，彭靖，等．益气活血消癥法对良性前列腺增生患者前列腺组织细胞凋亡的干预研究 [J]. 北京中医药大学学报，2019，42（11）：904-909.

［10］那彦群，叶章群，孙颖浩，等．中国泌尿外科疾病诊断治疗指南 [M]. 北京：人民卫生出版社，2019：245.

［11］DIZEYI N，MATTISSON IY，RAMNEMARK L，et al. The effects of Cernitin on inflammatory parameters and benign prostatic hyperplasia：An in vitro study[J]. Phytother Res，2019，33（9）：2457-2464.

［12］刘丹，白雪，刘桂敏，等．前列腺增生症发病机制的研究进展 [J]. 实用临床医药杂志，2021，25（5）：112-117.

［13］MA D，YANG B，ZHOU Z，et al. Correlation between molecular biomarkers and risk factors for the clinical progression of benign prostatic hyperplasia using tissue microarray immunostaining[J]. Chin Med J（Engl），2014，127（23）：4031-4035.

［14］LIU X Y，XU Y W，XIE C J，et al. Possible mechanism of benign prostatic hyperplasia induced by androgen-estrogen ratios in castrated rats[J]. Indian J Pharmacol.2010，42（5）：312-317.

［15］张琪，李慢中，冯雪枫，等．补阳还五汤对脑缺血大鼠梗死灶周围脑区新生神经细胞增殖、分化及 Wnt/β-catenin 信号通路的影响 [J]. 北京中医药大学学报，2021，44（11）：1002-1010.

［16］DIVAN A，SIBI MP，TULIN A. Structurally unique PARP-1 inhibitors for the treatment of prostate cancer[J]. Pharmacol Res Perspect，2020，8（2）：e00586.

［17］危鹏宇，林东旭，罗长城，等．基于 GEO 数据集筛选良性前列腺增生的关键基因及信号通路 [J]. 现代泌尿生殖肿瘤杂志，2021，13（4）：218-226.

［18］YUAN Y F，ZHU W X，LIU T，et al. Cyclopamine functions as a suppressor of benign prostatic hyperplasia by inhibiting epithelial and stromal cell proliferation via suppression of the Hedgehog signaling pathway[J]. Int J Mol Med，2020，46（1）：311-319.

［19］丁界先，张津，陈永刚，等．Wnt 信号通路与肿瘤发生的研究进展 [J]. 实用肿瘤学杂志，2019，33（1）：73-77.

［20］LI N P，LI D J，DU Y H，et al. Overexpressed PLAGL2 transcriptionally activates Wnt6 and promotes cancer development in colorectal cancer[J].Oncol Rep，2019，41（2）：875-884.

［21］朱文雄，袁轶峰，张熙，等.环巴胺对前列腺增生症大鼠细胞增殖与凋亡的影响[J].河北医学，2022，28（1）：28-33.

［22］袁轶峰，郭志斌，朱文雄，等.精室辨证在中医男性科中的应用探讨[J].新中医，2019，51（6）：323-325.

［23］席建元，张熙.贺菊乔教授诊治前列腺病学术经验介绍[J].湖南中医学院学报，2004，24（1）：28-31.

［24］袁轶峰，罗君，朱文雄，等.贺菊乔从"癥积"理论论治良性前列腺增生经验[J].中医药导报，2020，26（10）：191-193.

［25］袁轶峰，李毅，朱文雄，等.前癃通胶囊对良性前列腺增生模型大鼠前列腺组织病理形态学的影响[J].中医杂志，2018，59（19）：1685-1688.

［26］YUAN Y F，YANG J，ZHU W X，et al. QianLongTong inhibits proliferation and induces apoptosis of hyperplastic prostate cells[J]. Am J Mens Health，2018，12（5）：1548-1553.

基于"阳虚阴结"病机探讨温阳法
在前列腺癌中的应用

刘德果[1,2]，李姿蓉[1]，郭晨璐[2]，胡金辉[2]，陈其华[2*]

（1.湖南中医药大学，湖南 长沙，410008；
2.湖南中医药大学第一附属医院，湖南 长沙，410000）

【摘要】本文基于"阳虚阴结"病机探讨温阳法治疗前列腺癌的临床思路及经验，认为"阳虚阴结"是前列腺癌的基本病机，提出"温阳化气"之温阳法为治疗前列腺癌的治疗总纲。在临证治疗前列腺癌时应以"温阳化气"之温阳法消除阴翳，温阳抑阴，促阳化气，使人体"阳化气"功能得以正常发挥，同时需依据疾病阶段、变证兼证、证候虚实，辨证选药、随证治之，以提高临床治疗效果。

【关键词】前列腺癌；阳虚阴结；温阳法；温阳化气；理论探讨

前列腺癌是男性发病率最高的恶性肿瘤之一，但现阶段并无确切有效的治疗手段。中医古籍并无前列腺癌相关记载，但结合其具体临床表现及病机可归于"癃闭""尿血""癥瘕"等疾病。前列腺癌发病多因情志失调、饮食劳倦等伤及脏腑，脾肾阳气虚衰，痰、瘀、毒蓄积下焦精室而成。为求证前列腺癌发生之根源，笔者基于《黄帝内经·阴阳应象大论》中"阳化气，阴成形"理论认为"阳虚阴结"病机为前列腺癌的基本病机，阳虚化气无力，阴寒凝聚成形，本病是"阳虚"化气不及造成"阴结"成形太过的结果。鉴于此，从"阳虚阴结"病机出发，探讨前列腺癌的发病机制及温阳法在前列腺癌治疗中的应用。

一、前列腺癌的病因病机

《素问·阴阳应象大论》记载："故积阳为天，积阴为地，阴静阳躁，阳生阴长，阳杀阴藏，阳化气，阴成形……"此处为"阳虚阴结"病机之由来，明代医家张介宾注释道："阳动而散，故化气，阴静而凝，故成形。"人体的新陈代谢及各类生命活动的正常运行均依赖于"气化"，阳气无形而主"动"，阳动而散，故可化气，产生防御、温煦、推动等生理作用维持正常的生命活动；而阴气有形而主"静"，阴静而凝，故能成形。人体阴阳二气的"化气"与"成形"始终处于动态平衡状态，一旦阳虚"化气"失常，动态平衡被打破，"阴成形"呈现优势发展，以过度"成形"的病理状态表现出来导致疾病发生。明代医家马莳通过《素问》《灵枢》互证对其注释："阳化万物之气，吾人之气由阳化之；阴成万物之形，而吾人之形由阴成之。""阳化气"的正常运行，人体气机升降有序，生命才可生生不息。"阳化气"描述的是人体各项生理功能的发挥，"阴成形"描述的是人之形质和其产生的各种变化，人体的生命活动是"阳化气"和"阴成形"协调统一的结果。

前列腺癌为有形之癌瘤，"积者，阴气也"，前列腺癌患者在临床上往往较易出现四肢厥冷、麻木乏力、盗汗自汗、精神萎靡、食少便溏、排尿困难等症状，均为癌瘤损伤脾肾之阳气，阳虚阴结之象。前列腺癌辨证应属于阴证，"阳虚"化气不及导致的水湿、血瘀、痰浊等病理产物难以及时祛除，终致"阴成形"太过，"阳虚阴结"，表现为各种有形之邪毒积聚，邪郁下焦精室，终致癌瘤发生。正如《诸病源候论》所云"积聚者，由寒气在内所生也，血气虚弱，风邪搏于腑脏，寒多则气涩，气涩则生积聚也"及《医宗必读·积聚》记载"积之成者，正气不足，而后邪气踞之"，均为"阳虚"所致"阴结"太过，日久成疾的过程。

前列腺癌的发生与脾肾二脏最为密切。肾为先天之本而主藏精，脾为后天之本而主运化，"阳虚"化气不及导致脾肾二脏代谢气血津液异常，水湿痰浊丛生，阻滞气机，气滞血瘀，终结于下焦精窍，发为本病。《外科启玄》曰："人有七情……脏腑不和，营气不从……则为痈肿。"古炽明等对前列腺癌的发生机制进行研究，其结果表明，前列腺癌形成是癌症细胞增殖失于调控，分化无度，是从量变到质变的病理过程。从中医学角度分析，"阳虚"气化不及则"阴结"太过，细胞在各种病理产物的刺激下畸形生长，终致癌症细胞失于调控，分化无度，无限增殖，与现代医学对前列腺癌的认识一致。因此，笔者认为"阳虚阴结"是前列腺癌的基本病机，是对前列腺癌本质和病机的高度概括，"温阳化气"之温阳法为治疗前列腺癌的基本治疗大法。

二、温阳法在前列腺癌中的应用

《素问·生气通天论》："阳气者，若天与日，失其所则折寿而不彰。"各项生命活动均为人体的气化运动，而气化运动本质就是"化气"与"成形"，生命活动的正常运行，离不开"阳化气""阴成形"之间的协调统一，但其中需强调"阳化气"在人体生命活动中的主导作用。所谓"阳主阴从，阳统乎阴"，阳气衰败，百病丛生，各项生理功能减退，"阴结"太过，终发为疾，因此需以"温阳化气"之温阳法消除阴翳。温阳法源自经方扶阳九法中的温清法，扶阳医学以"扶阳""温阳"为中心，其主要作用温阳抑阴，促阳化气，与前列腺癌"阳虚阴结"病机紧密契合。阳气既已升发，若晨曦之阳光消融冰雪，祛除阴翳，使阴寒、痰浊、瘀毒更无滞停之处，则"阴静而凝"之癌瘤自消，此即为"阳化气"。正如《素问·调经论》有云："血气者，喜温而恶寒，寒则泣而不能流，温则消而去之。"故"温阳化气"之温阳法为治疗前列腺癌的治疗总纲，同时需依据疾病阶段、变证兼证、证候虚实、辨证选药、随证治之，以期效若桴鼓。

此外，前列腺癌应属"本虚标实"，在临床上虽可偶见前列腺癌患者出现烦渴引饮、小腹胀满、癃闭不通等"实"证表现，但仔细端详，其既为有形之病邪，必不出"阳虚"化气不及、"阴结"成形太过之范畴，实证表现实为"真虚假实"。治疗癌症，清代名医郑钦安主张以"温补气血，阳和化气"为法，其在《医理真传》论述甚详："阳者，阴之主也，阳气流通，阴气无滞；阳者，阴之根也。阳气充足，则阴气全消，百病不作；阳气散漫，则阴邪立起。"由"阳虚阴结"病机，前列腺癌临证时应以温阳法消除阴翳，促阳化气，使"阴结"太过之病理产物得以气化消散。卢崇汉著《温阳讲记》有云："病在阳者，温阳抑阴；病在阴者，用阳化阴"即为此理。温阳法应贯穿前列腺癌治疗的全过程，以"温阳"为本，祛邪为先，视不同患者辨证之寒热虚实，随证治之，体现祛邪而不伤正，温阳而不留邪。郑钦安在《医法圆通》指出："元气为人生阴阳之主宰，人生立命全在坎中一阳，万病皆损于一元阳气。"祝味菊著《伤寒质难》亦有云："抗力之消长，阳气实主持之。阳气者，抗力之枢纽也。……阳不患多，其要在秘，及其治病，则当首重阳用；阳衰一分，则病进一分；正旺一分，则病却一分，此必然之理也，得阳者生，失阳者死。"采用温阳法治疗前列腺癌应根据患者不同的病程阶段、临床表现而结合不同的治疗原则，如温阳燥湿健脾、温阳活血祛瘀、温阳化痰散结等，现将以上治法分述之。

1. 温阳燥湿健脾

明代《景岳全书》有云："凡脾肾不足及虚弱失调之人多有积聚之病。"阐述了正气及脾肾二脏在恶性肿瘤发生过程中的重要地位。前列腺癌的整体辨证，应以脾肾阳虚、正气不足为主。"阳虚阴结"往往由虚致病，又由病致虚，反复循环，虚实夹杂，以虚为主。卫气行于外，为水谷之悍气所生，脾健则卫旺；若机体阳气不足，脾失健运，水湿内生，气血生化乏源，卫外失固，易为邪毒乘虚而入；脾又主运化，阳气足可温煦脾阳，则气血生化有源，正气得复。目前诸多研究表明，脾肾阳虚患者往往伴随着机体免疫系统功能低下。故"温阳燥湿健脾"是治疗前列腺癌的重要治疗原则，临证时常以肉苁蓉、鹿角胶、补骨脂、淫羊藿、菟丝子等温阳类药物佐以白术、茯苓、苍术、厚朴等燥湿健脾类药物治疗前列腺癌，以求中焦脾土得运，阳气得升，水湿痰浊自化。

2. 温阳活血祛瘀

《素问·调经论》记载："人之所有者，血与气耳。"血为阴，气为阳，气血为组成人体的最基本物质。气血循行于脉内，生生不息，温煦机体，推动各项生理活动，以保证正常的生命活动。气虚日久，必损及阳，阳虚为气虚之渐；血为气母，血虚则损及气，且血为阳气载体，血虚又多伴随有阳气外泄，可表现为面色㿠白、形寒肢冷、瘀血刺痛等症状。气血互成互化，生理病理相通，气滞血瘀往往并存。清代医家王清任有云："气无形不能结块，结块者，必有形之血也。血受寒则凝结成块，血受热则煎熬成块。"详细论述了血瘀和积聚癥瘕之间的相关性。《黄帝内经》论述活血祛瘀治疗疾病："……疏其血气，令其调达，以至和平。"清代医家高士宗有云："通则不痛……调气以和血，调血以和气，通也。"鉴于此，结合前列腺癌之病因病机和临床表现，在前列腺癌的治疗中常常运用"温阳活血祛瘀"之法，多采用失笑散（五灵脂、蒲黄）、桃仁、水蛭、三棱、莪术等药物以期疏通血脉，令气血调达，阳气得复，阴结得消。

3. 温阳化痰散结

金元四大家之一朱震亨认为："凡人身上、中、下有块者，多是痰。"痰浊为素体阳气不足，脾失健运，水谷精气难以上输下达，水聚为湿，湿聚为痰，亦是导致前列腺癌发生的病理因素。汉代张仲景在《金匮要略》中提出："病痰饮者，当以温药和之。"故治疗前列腺癌亦多用到"温阳化痰散结"，常以温阳类药物佐以半夏、胆南星、瓜蒌、甘草、麻黄等化痰散结之药物，以求扭转"阳化气"不及、"阴成形"太过生成痰浊结节之弊，正如清代医家张秉成所云："非有形精血之属难收速效，无温中散寒之品不能直入其地，以成其功。"

三、典型医案举隅

患者王某，男，70岁。2018年8月体检发现前列腺肿物，行前列腺特异抗原（PSA）结果：15.34，于2018年9月3日在中南大学湘雅医院行前列腺穿刺活检，常规病理示前列腺癌，同时磁共振增强检查提示双侧髋部骨多发转移。当时予行放疗＋内分泌治疗。经上述治疗后患者自觉髋部及耻骨处时常刺痛，夜晚更甚，可见畏寒肢冷、神疲劳倦、面白乏力，大便稀溏，小便频但艰涩难出。经人介绍于2019年3月1日在本院就诊。当时患者除上述症状外，伴有失眠多梦，纳差，腹部坠胀感，语声低微，活动受限，舌色暗淡，苔白，稍许黑色斑块，舌下稍许瘀点，脉沉细。指诊：患者前列腺中央沟模糊近消失，可触及质硬结节。

中医诊断：癥瘕；辨证属脾肾阳虚、寒凝血瘀，治宜温阳散寒，祛瘀通络。方以温阳补肾汤合失笑散加减：处方：肉苁蓉15g，鹿角胶15g，五灵脂8g，蒲黄8g，补骨脂15 g，淫羊藿15 g，黄芪20 g，人参10 g，麻黄10 g，干姜10 g，半枝莲15 g，肉桂10 g，山药15 g，全蝎5 g，制附片10 g，菟丝子15 g，白花蛇舌草15 g，泽泻12 g，石斛12 g，甘草10 g，共14剂，日1剂，水煎服，1日2次，继续进行去势治疗。

二诊：2019年3月15日，患者精神较初诊明显好转，自诉畏寒肢冷，神疲劳倦，面白乏力，腹部坠胀等症状较前缓解，纳寐较前好转，活动受限较前减轻，小便频次减少，尿清，但艰涩难出同前，髋部及耻骨区胀痛，刺痛减轻，大便可，舌脉同前，但舌下瘀点较前减少。复查PSA 0.356。守前方加杜仲15 g，续断15 g以补肝肾强筋骨，加制胆南星10 g以通络止痛，共14剂，日1剂，水煎服，1日2次，同时继续进行去势治疗。

三诊：2019年3月29日，患者畏寒肢冷，面白乏力，腹部坠胀症状基本消失，神疲劳倦及小便艰涩难出明显好转，髋部及耻骨区胀痛明显缓解，偶觉刺痛，活动受限明显减轻，舌稍暗、苔薄白，舌下脉络瘀点基本消失，脉细。复查PSA 0.086。此时患者下焦瘀毒多数祛除，主要矛盾为正虚，即"阳化气"功能不及，治以补脾益肾，调整阴阳，处方予肉苁蓉15 g，鹿角胶15 g，熟地黄15 g，生地黄15 g，桑寄生15 g，威灵仙15 g，黄芪15 g，黄精15 g，白花蛇舌草15 g，牛膝12 g，姜黄12 g，枸杞15 g，麦冬20 g，甘草9 g，骨碎补15 g，全蝎5 g，丹参15 g，共30剂，日1剂，水煎服，1日2次，1个月后随访患者上述症状明显缓解。

【按语】前列腺癌症状早期较为隐匿，及至中晚期相关症状显现，多为前列腺癌瘤增殖进而影响排尿出现各类临床症状，常表现为有尿意难以排出、癃闭、尿失禁、尿血、血精，若出现前列腺癌骨转移往往发生骨骼疼痛，甚至出现脊髓压迫、病理性骨折等不良情况，严重影响生活质量，同时亦有性功能障碍、乳房女性化、胃肠道反应等不良反应。本例患者前列腺癌伴骨转移属疾病晚期，首诊以脾肾阳虚为本，瘀毒久积、阳虚寒凝、邪郁下焦为标，处方以温阳补肾汤合失笑散加减，治以温阳固正，散寒祛瘀通络，采用诸多温阳类药物升举阳气，激活其"阳化气"功能，使阴翳得消，同时配伍全蝎、五灵脂、蒲黄化瘀散结，予黄芪、石斛等顾护胃之阴液，全方体现扶正不留邪，祛邪不伤正。二诊时患者部分症状已有改善，舌下瘀点较前减少，考虑阳气稍复，患者已存在骨转移，守前方加杜仲、续断以补肝肾强筋骨，加制南星以通络止痛，缓解癌瘤破坏骨质；三诊时患者诸多症状有较明显的改善，考虑此时患者下焦瘀毒基本祛除，主要矛盾为正虚，治以补脾益肾，调整阴阳。同时患者每次就诊均予检查其PSA，经中医药辨治后其PSA数值持续降低，亦未发生雄激素抵抗情况。在"阳虚阴结"病机的指导下，在辨治上重视整体辨证与温阳化气，不仅缓解了前列腺癌患者的临床症状，同时改善其机体耐受性，缓解治疗造成的负面反应，显著提升其生活质量。

参考文献

［1］KANG Y M, SONG P, FANG K, et al. Survival outcomes of low prostate-specific antigen levels and T stages in patients with high-grade prostate cancer: a population-matched study[J].J Cancer, 2020, 11（22）: 6484-6490.

［2］刘樊，粟宏伟.中医药治疗前列腺癌研究进展 [J].海南医学，2018，29（20）：2946-2949.

［3］范洪桥，周亮，刘丽芳，等.基于"阳化气，阴成形"理论探讨阴疽类疾病的中医证治 [J].中国中医基础医学杂志，2019，25（5）：685-686.

［4］[4]陈炽炜，王峻，陈铭，等.崔学教前列腺癌辨治经验 [J].中国中医药信息杂志，2018，25（7）：105-107.

［5］古炽明，温忠霖，陈志强，等.从肾论治前列腺癌的中医临床和实验研究进展 [J].四川中医，2018，36（5）：218-221.

［6］宋清江，白晓莉，刘红燕."阳化气，阴成形"与现代医学的代谢观 [J].中国中医基础医学杂志，2007（8）：572，607.

［7］孙俊波，赵璐，赵逸菲，等.温阳健脾汤对 2 型糖尿病患者胰岛 β 细胞功能及血糖控制的影响 [J].中医药信息，2019，36（6）：116-119.

［8］杨广栋，高志远，李卫民，等.益气活血利水贴敷脐治疗肝硬化腹水疗效及对患者生存质量研究 [J].陕西中医，2019，40（11）：1503-1506.

［9］刘静，陆德铭.中医外科的阴阳观探讨 [J].湖北中医药大学学报，2019，21（5）：45-48.

［10］王正山.中医阴阳的本质及相关问题研究 [D].北京：北京中医药大学，2014.

［11］邓霭静.中医诊治带下病学术源流探讨及文献整理研究 [D].广州：广州中医药大学，2014.

［12］曾庆琪.前列腺癌的中医药诊治 [J].中国肿瘤外科杂志，2019，11（5）：309-312.

［13］蔡林,廖伯年,李晓玲,等.阳和汤临床运用举隅[J].川北医学院学报,2012,27（1）:
　　　19-20.

陈其华教授论治正虚邪盛前列腺癌遣方用药
规律及相关机制初探

刘德果 [1, 2]，李姿蓉 [1, 2]，胡金辉 [2]，陈其华 [2*]，徐文静 [1]，赵姣 [1]
（1. 湖南中医药大学，湖南 长沙，410000；
2. 湖南中医药大学第一附属医院，湖南 长沙，410008）

【摘要】目的 探析陈其华教授治疗正虚邪盛型前列腺癌的用药规律，初步探析其相关机制。方法 选取 2017 年 10 月至 2019 年 10 月陈其华教授于湖南中医药大学第一附属医院国医堂专家门诊治疗正虚邪盛型前列腺癌的处方，分别采用层次、迭代两种聚类分析数据挖掘方法对陈其华教授处方进行分析。结果 本研究共纳入陈其华教授治疗正虚邪盛型前列腺癌处方共 337 首，涉及药物 94 味，共聚为 2 类，第一类 16 味药物的用药剂量、使用频次、君药占比均具有显著优势。结论 对陈其华教授治疗正虚邪盛型前列腺癌处方进行数据挖掘，最终得到高频药物共 16 味，但药物功效涵盖温中散寒、燥湿健脾、活血祛瘀、化痰散结、清热解毒、疏肝理气、滋阴养血、利水渗湿等众多分类，足见陈其华教授治疗正虚邪盛型前列腺癌的"整体调治、扶正祛邪"原则及辨证论治的层次性、时序性与因果相关性，同时体现了陈其华教授治疗本病的制方对称性，在前列腺癌治疗过程中注重"病证结合"原则。

【关键词】前列腺癌；陈其华教授；数据挖掘；用药规律；聚类分析

前列腺癌是男性发病率最高的泌尿系统恶性肿瘤，较长时间的去势治疗易致本病转化为激素抵抗性前列腺癌，同时易出现各类临床不良反应且易复发，极大程度上影响了患者的生存质量，但现阶段并无确切有效的治疗手段。中医古籍并无本病的详细记载，但根据其临床表现及病机可归于"癥瘕""癃闭""尿血"等疾病。诸多研究表明，中医药在改善前列腺癌患者具体症状、调控其精神心理状态等方面具有明显的疗效。陈其华教授为全国名中医、博士研究生导师、中医外科学科带头人、湖南省中医男科临床医学研究中心主任，其高超的医术、崇高的品德得到了患者的认可；陈其华教授熟练掌握经旨，注重前列腺癌治疗过程中的邪正盛衰，灵活使用"扶正祛邪"或"攻守兼备"的治疗原则。前列腺癌多为本虚标实之证，正虚邪盛型是其最重要的辨证分型，本研究对陈其华教授治疗正虚邪盛型前列腺癌的处方加以整理，在数据分类、清洗的前提下运用层次、迭代两种聚类分析方法对其治疗本病处方进行数据挖掘，以期总结陈其华教授治疗正虚邪盛型前列腺癌的临床遣方用药规律，并初步探索其相关机制。

一、资料与方法

1. 资料收集

选取 2017 年 10 月至 2019 年 10 月陈其华教授于湖南中医药大学第一附属医院国医堂专家门诊治疗前列腺癌处方共 337 首，所收集处方的病例前列腺癌穿刺病理结果均符合前列腺癌，辨证分型均为正虚邪盛型。同时将纳入病例的病理结果拍照留存以备复核。本研究纳入的 337 例治疗前列腺癌的门诊处方中，患者年龄为 56 ~ 87 岁，中位年龄为 69.5 岁。

2. 处方录入与建立数据库

处方录入与建立数据库首先为剔除错误、重复及杂糅数据，并对处方中的药物名称进行规范。因陈其华教授在临床处方时会使用到药物的故名、炮制名及别名，为避免因名称的差异导致结果误差，因此在双人核对进行排误后，对陈其华教授治疗前列腺癌的处方药物名称进行规范化处理，参考《中华人民共和国药典》（2010 年版）中的标准药物名称，以周祯祥主编的全国中医药行业高等教育"十三五"规划教材《中药学》第 10 版作为补充，同时对陈其华教授治疗前列腺癌的处方药物名称、功效、四气五味、归经等线性资料整理备用。表 3-10 为陈其华教授治疗前列腺癌的处方中部分药物的规范化名称，将完成规范化处理后的处方数据进行双人复核后录入数据库，以保证本研究数据的准确。

表 3-10　处方药物规范化处理步骤

编号	标准名称	处方名或别名
1	肉苁蓉	大芸、寸芸、地精
2	补骨脂	破故纸、故纸、故子
3	肉桂	玉桂、官桂、油桂
4	淫羊藿	三角莲、牛角花、仙灵脾
5	附子	草乌、铁花、盐乌头

除处方资料外，同时收集前列腺癌患者的一般资料、辨证分型、相关辅助检查等资料以备查验复核。

3. 数据分析

本研究对陈其华教授治疗正虚邪盛型前列腺癌处方药物的聚类分析均由 SPSS 22.0软件完成。

（1）聚类变量与聚类因子的确定

在本研究中，共设置 3 个聚类变量，分别是"药物用量""使用频次"及"配伍权重"，聚类变量的设置标准具体见表 3-11。聚类因子是陈其华教授治疗正虚邪盛型前列腺癌处方中所涉及的药物，共为 94 味，将每味药物均归类为一系列有意义的因子集，最终获得简洁分析对象的效果。

表 3-11　聚类变量设置标准

聚类因子	设置标准
使用剂量	某味药物的用量在 337 首方剂总药物用量的占比
使用频次	某味药物在 337 首方剂中的使用频次
配伍权重	某味药物在某方剂中用量占比均值

（2）数据清洗

数据清洗亦称为数据规范化处理，将建立的数据库中的药物进行相关性筛选，符合要求的数据归入聚类分析数据集。

（3）生成样本空间

将经数据清洗后获得的数据生成聚类分析的样本空间。

（4）计算相似性测度

相似性测度步骤的主要目的为判定各因子间的亲疏相关性，基于计算出的亲疏相关性对各因子进行分类。

把陈其华教授治疗正虚邪盛型前列腺癌处方中的 94 味药物视作 94 个因子，将各因子视为三维空间里的某个点，在三维空间里界定点和点之间的距离，距离越近，其相关性越高，在聚类分析时归为一类的可能性更大。具体公式为：

$$d_{ij} = \sqrt{\sum_{k=1}^{m}\left(x_{jk} - x_{ik}\right)^2}$$

其中，d_{ij} 表示因子 i 与因子 j 之间的距离，x_{ik} 表示第 i 个因子在第 k 个变量上的值。

（5）聚类分析方法

1）层次聚类分析：第一步将各聚类因子视为一类，同时将距离最近的 2 类进行合并，然后重复计算各类之间的距离，再次将距离最近的 2 类进行合并，每进行一次计算则减少一类，最终将所有聚类因子归为一类。

2）迭代聚类分析：把层次聚类分析的结果作为初始聚类中心，进一步完成迭代聚类分析，以此以保障研究结果的准确性及可靠性。

二、结果

经聚类分析后，具体结果详见表 3-12、表 3-13、表 3-14、表 3-15、表 3-16。陈其华教授治疗正虚邪盛型前列腺癌处方中的 94 味药物（选取前 50 位）共聚为 2 类。

表 3-12　参加聚类分析的药物（前 50 位）

序号	药物	用量比重	频次 %	配伍权重	序号	药物	用量比重	频次 %	配伍权重
1	黄芪	2.90	39.20	9.20	7	肉桂	0.27	4.90	9.50
2	茯苓	1.75	19.20	9.60	8	补骨脂	2.80	3.70	8.90
3	甘草	11.30	73.50	14.60	9	白术	0.87	14.50	6.60
4	鹿角胶	2.10	18.90	50.10	10	土茯苓	0.89	14.80	6.60
5	鳖甲	2.60	33.30	8.90	11	熟地黄	4.10	38.00	13.60
6	肉苁蓉	0.59	9.70	9.50	12	半枝莲	3.40	34.00	11.10

序号	药物	用量比重	频次%	配伍权重	序号	药物	用量比重	频次%	配伍权重
13	白花蛇舌草	0.27	4.90	7.60	32	王不留行	0.45	4.80	7.00
14	枸杞	0.29	4.70	7.60	33	牡蛎	0.63	9.50	8.20
15	柴胡	0.27	4.90	7.60	34	全蝎	0.45	4.80	5.80
16	莪术	3.40	38.10	8.10	35	川芎	0.79	14.30	4.70
17	白芍	0.80	14.30	6.90	36	当归	0.67	9.50	5.10
18	人参	0.80	14.30	7.10	37	杜仲	0.90	23.80	4.00
19	牡丹皮	5.00	42.90	12.40	38	黄精	1.40	14.30	8.70
20	生地黄	2.70	19.10	14.30	39	干姜	1.10	23.80	4.60
21	女贞子	4.50	33.00	11.70	40	远志	0.50	4.80	11.00
22	泽泻	0.25	4.80	6.70	41	石斛	0.35	4.80	6.60
23	仙茅	0.35	4.80	6.70	42	桂圆	0.35	4.80	6.60
24	黄柏	0.35	4.80	6.70	43	牛膝	1.50	14.30	10.70
25	鸡内金	3.73	38.20	8.40	44	麦冬	0.35	4.80	6.60
26	骨碎补	1.65	38.10	3.80	45	党参	0.35	4.80	4.60
27	薏苡仁	0.23	4.90	4.10	46	桂枝	0.60	4.80	9.20
28	陈皮	0.24	4.80	4.10	47	鸡血藤	3.40	19.10	14.30
29	瓜蒌	0.27	4.80	4.10	48	秦艽	2.40	14.10	14.50
30	山药	2.15	14.30	11.60	49	乌梢蛇	2.10	23.70	8.50
31	菟丝子	2.17	14.30	12.80	50	地骨皮	0.55	4.90	7.70

表 3-13　迭代聚类结果（前 50 位）

序号	聚类	距离	序号	聚类	距离
1	1	0.021	8	1	0.060
2	2	0.107	9	1	0.060
3	2	0.327	10	1	0.059
4	1	0.425	11	1	0.065
5	1	0.073	12	1	0.108
6	1	0.020	13	2	0.040
7	1	0.045	14	2	0.040

续表

序号	聚类	距离	序号	聚类	距离
15	1	0.040	33	2	0.045
16	2	0.025	34	2	0.065
17	2	0.058	35	2	0.030
18	1	0.058	36	1	0.157
19	2	0.046	37	2	0.054
20	2	0.125	38	2	0.157
21	2	0.068	39	2	0.050
22	2	0.045	40	2	0.045
23	2	0.045	41	2	0.045
24	2	0.045	42	2	0.066
25	2	0.021	43	2	0.043
26	1	0.065	44	2	0.042
27	2	0.053	45	2	0.040
28	2	0.053	46	2	0.127
29	2	0.053	47	2	0.093
30	2	0.072	48	2	0.153
31	2	0.077	49	2	0.040
32	2	0.040	50	2	0.050

表 3-14 每个聚类分析的因子数量

聚类 1 数量	聚类 2 数量	有效数量	缺失数量
16.00	78.00	94.00	0

表 3-15 最终聚类中心

	聚类 1	聚类 2
用量比重	0.05	0.01
使用频次	0.39	0.08
配伍权重	0.12	0.07

表 3-16　方差分析

项目	聚类均方	聚类 df	误差均方	误差 df	方差齐性 F	差异性
VAR00001	0.012	1	0.001	92	112.632	0
VAR00002	0.851	1	0.006	92	191.674	0
VAR00003	0.008	1	0.003	92	2.347	0.153

由上述聚类分析结果得出：第一类总共 16 味药物，分别为黄芪、鹿角胶、鳖甲、肉苁蓉、肉桂、补骨脂、熟地黄、半枝莲、半夏、柴胡、人参、骨碎补、土茯苓、当归、白术、莪术，其中第一类中的"用量比重""使用频次""配伍权重"等指标均具有显著优势；第二类总共 78 味药物。虽然高频药物仅为 16 味，但药物功效涵盖温中散寒、燥湿健脾、活血祛瘀、化痰散结、清热解毒、疏肝理气、滋阴养血、利水渗湿等众多分类，足见陈其华教授治疗正虚邪盛型前列腺癌的"整体调治、扶正祛邪"原则；第二类中的 78 味药物则多为辅助药物，基于患者的阴阳气血盛衰，"以通为用"，随证治之。

第一类药物以显著的优势成为陈其华教授治疗正虚邪盛型前列腺癌的君药及臣药，第二类药物则多以加强君药及臣药的功效，或作为方剂中的佐药或使药。上述药物分类提示陈其华教授治疗正虚邪盛型前列腺癌制方熟练掌握经旨，注重前列腺癌治疗过程中的邪正盛衰，灵活使用"扶正祛邪"或"攻守兼备"的治疗原则。第一类的 16 味药物构成陈其华教授治疗本病药精力专的方药框架。本研究获得的两类药物经陈其华教授亲自查验，认为符合其论治正虚邪盛型前列腺癌的组方特色。

三、讨论

陈其华教授从事前列腺癌的中西医结合诊疗及基础研究近 40 年，其论治前列腺癌的学术思想，远宗《黄帝内经》，近承明清，吸收历代典籍精粹，通今博古，颇具创新，对前列腺癌的发生发展、病因病机等具有较为独到的见解。陈其华教授认为，前列腺癌病在男性之精窍，与肾、脾、肝等脏密切相关，脾肾虚衰，阴阳失调为发病之因，情志饮食伤及脏腑为起病之源，瘀毒久积、邪郁下焦为致病之标。陈其华教授在治疗前列腺癌时倡导衷中参西、古为今用，在准确辨证的基础上，以"扶正祛邪、温阳化气"治疗原则指导前列腺癌的治疗，同时兼顾患者阴阳气血的盛衰，辅之以燥湿健脾、活血祛瘀、化痰散结等治法随证治之，最终获得病证结合、标本同治的疗效，体现了"病证结合"原则。正符合了《灵枢·百病始生》对恶性肿瘤发生的病机论述："积之始生，得寒乃生。"及明代张介宾对恶性肿瘤治疗的相关论述："凡积聚之治……然欲总其要，不过四法，曰攻，曰消，曰散，曰补，四者而已。"现总结陈其华教授治疗前列腺癌处方用药数据挖掘结果，将其治疗前列腺癌的用药经验论述如下，并初步探讨其机制。

1.陈其华教授治疗前列腺癌的整体用药规律

（1）高频中药是陈其华教授论治正虚邪盛型前列腺癌学术思想的重现

在本研究中，在录入数据库的 337 首方剂中共出现药物 97 味，陈其华教授治疗前列腺癌使用将近百味药物，从侧面印证了前列腺癌疾病的难治性及其病因病机的复杂性，采用大方大法应对前列腺癌复发及进展的必要性。陈其华教授治疗正虚邪盛型前列腺癌处方中高频药物共有 16 味，相对较为集中，提示其使用药物虽因辨证或疾病阶段不同而有所差异，但其治疗原则却相对一致。从陈其华教授善用"八纲"辨证以察患者阴阳气血之盛衰，在确定治法治则时始终强调邪正盛衰的关系，并基于此调整"扶正"与"祛邪"药物的比例是陈其华教授治疗前列腺癌用药的基本思路。正气不足贯穿前列腺癌发生、发展的全过程，因此"扶正"是中医药治疗前列腺癌的基础。联系前列腺癌的发病形式、病程阶段及兼证、变证的差异，并结合前列腺癌病程较长、迁延难愈、易于复发转移等多方面特点思考，陈其华教授强调对前列腺癌患者进行个性化辨治，主张分期、分阶段辨治。在疾病初期更加强调以攻为主，而在本病中后期，此时正气已虚，尤为强调扶正的作用，同时脾肾虚衰、阴阳失调是本病发病之病机，故"补脾肾、护正气"应贯穿前列腺癌辨治的全过程。

（2）聚类结果体现了陈其华教授论治正虚邪盛型前列腺癌的层次性、时序性与因果相关性

前列腺癌在疾病早期并无显著症状，至病变中晚期临床症状凸显。常因前列腺癌瘤生长进而影响排尿出现各类临床症状，常表现为有尿意难以排出、癃闭、尿失禁、尿血、血精，若出现前列腺癌骨转移往往发生骨骼疼痛，甚至出现脊髓压迫、病理性骨折等不良情况，严重影响生活质量，同时亦有性功能障碍、乳房女性化、胃肠道反应等不良反应，故治疗前列腺癌尤其强调早期干预。在本研究中，笔者通过对陈其华教授治疗前列腺癌的处方进行数据挖掘，发现其所使用的补虚类药物以温阳类药物居多，如肉苁蓉、鹿角胶、肉桂、补骨脂、骨碎补、人参、干姜等，其功效多为温阳化气、益肾健脾等，符合《难经》第五十五难"积者，阴气也"，以及《素问·调经论》"血气者，喜温而恶寒，寒则泣而不能流，温则消而去之"对恶性肿瘤的论述。"温阳化气"

之温阳法为治疗前列腺癌的基本治疗大法,同时陈其华教授多依据疾病阶段、变证兼证、正气虚实,辨证选药、随证治之,以期效若桴鼓。本研究结果中的高频药物涵盖温中散寒、燥湿健脾、活血祛瘀、化痰散结、清热解毒、疏肝理气、滋阴养血、利水渗湿等众多功效群,临证时可调整高频药物群中的药物配比以治疗正虚邪盛型前列腺癌的不同病变阶段。

(3)高频药物构成的基本方体现制方对称性

对称性是物质世界本质及内在规律的表现,基于对称性原理研究科学问题其结果将更趋合理性。就中药方剂来说,对称性体现在方剂内部或方剂间相反或相似以不同方式的重现,对称性促进方剂间药物的平衡,最终将各药物的功效充分发挥。在本研究中,聚类分析获得的高频药物组合包含了较规律的关联性,体现为各药物之间的配伍、功效等,或药物与人体作用部位的同效共济或相反相成的制约促进。如黄芪、白术和人参配伍,三药共奏益气健脾之功,其两两间均为相须关系,因此可充分发挥其药物功效;再如多数前列腺癌患者年老精气虚衰,脾失健运,气血津液代谢难以温煦推动,水湿内生,湿易趋下,邪郁下焦。此时陈其华教授多以莪术、半枝莲、土茯苓等善行下焦的具解毒渗湿、活血祛瘀等功效药物以"祛邪"。相反相成则体现了方剂间药物的双向调控作用,如熟地黄、鹿角胶滋阴补阳,佐以茯苓、白术利水渗湿,则可避免滋腻太过导致脾失健运。高频药物构成的基本方体现出陈其华教授治疗正虚邪盛型前列腺癌的制方对称性,维持药物使用的整体和谐稳定,体现了"病证结合"的原则,将"扶正"及"祛邪"贯穿正虚邪盛型前列腺癌各病程阶段的治疗中。

2.结合临床浅析陈其华教授治疗正虚邪盛型前列腺癌的遣方用药规律及相关机制

(1)明晰病程阶段,辨别轻重主次

在治疗前列腺癌时,应根据疾病的不同病程阶段,斟酌使用"扶正"及"祛邪"类药物。前列腺癌在初期并无显著特征性的临床表现,常发病隐匿,亦难以进行整体辨证,故局部辨证是前列腺癌辨证的重要补充。陈其华教授认为,前列腺癌的局部辨证,主要以清热解毒、理气疏肝、活血散瘀、消肿散结等治法为重;而其整体辨证,应以肝郁气滞、脾肾虚衰、正气虚弱为主,因此扶正祛邪、补脾益肾、疏肝吧行气应贯穿前列腺癌治疗的始终。脾肾虚衰、阴阳失调为前列腺癌发病之因,属本虚标实,正虚以脾肾虚衰、阴阳失调为主,邪实以瘀毒久积、邪郁下焦为多见,往往由虚致病,又由病致虚,反复循环,虚实夹杂,以虚为主。陈其华教授认为,辨治前列腺癌应基于前列腺癌患者的邪正盛衰及正气虚实判断"扶正祛邪"的轻、重、主、次。若患者处于病变初期，或暂未行手术治疗，其多数瘀毒久积、邪郁下焦的临床表现较为明显，如尿急、尿频、尿血、癃闭等，其治疗原则应予祛邪为重，扶正为翼；若患者已行手术治疗或正行去势治疗、放化疗，此时正气虚弱为前列腺患者的主要矛盾，其治疗原则应予扶正为重，以调整脏腑精气血盛衰，改善其机体耐受性，缓解对治疗的不良反应；若前列腺癌患者经治疗及中医药调理后邪气已衰而正气已复，邪衰而正气恢复，此时应以扶正祛邪及攻补兼施。陈其华教授在辨治前列腺癌的过程中常强调在辨证上力求准确，在治法上灵活运用。

（2）调和转化，坚守辨证

《素问·生气通天论》有云："阴平阳秘，精神乃治。""阴平阳秘"是各项生命活动正常进行的最佳状态，生命在于调和。陈其华教授常常在临证时强调前列腺癌患者需与癌细胞长时间共存，"和平共处"，要采取一些必要的治疗方法去维持人体正常细胞及癌细胞间的动态平衡。故中医药的治疗对于前列腺癌的治疗至关重要。怎样调和前列腺癌患者和癌细胞之间的邪正关系，使其获得长时间带瘤生存是现阶段医学界研究的热点和重点话题。陈其华教授认为，前列腺癌患者无论进行何种现代医学手段治疗，中医药的应用均不可或缺，陈其华教授多年的临床实践证明，中医药治疗可有效改善前列腺癌患者的临床症状，降低前列腺癌复发、转移概率，调节内环境稳态，取得延长存活期、控制癌瘤生长、提升患者生存质量的效果。因此，在明晰病程阶段，辨别轻重主次的同时，坚守中医药辨证论治原则。如排尿困难伴形寒肢冷者，加制附片、干姜；伴腰腹下坠、神疲劳倦者，加升麻、人参；伴排尿灼痛者，加茵陈、车前子；阴虚火旺者加黄柏、麦冬；乳房女性化者加昆布、郁金等；血尿血精者加白茅根、茜草；热毒入营血者多合犀角地黄汤加减，随证治之，应证而变，使前列腺癌患者逐步转化为调和的生理状态。

（3）高频药物集群通过"扶正祛邪"治疗正虚邪盛型前列腺癌

现阶段诸多研究表明，免疫系统功能的正常表达是人体正气充沛的重要因素，邪气为造成各项生理活动及脏腑功能失调、内环境紊乱的主要因素。正虚邪盛型前列腺癌是人体免疫系统功能失调的具体表现。陈其华教授所选用的高频药物对正虚邪盛型前列腺癌免疫系统功能的调控目的是改善恶性肿瘤内环境的自稳调节机制，鼓舞机体正气，抵御抗邪能力。宋清江等研究表明，"扶正"是中医药增强机体免疫功能的体现，中医药能够调控人体多个通路，加强神经 – 内分泌免疫网络的关联，同时能够激活免疫因子、改善骨髓造血功能，增强机体免疫功能。如黄芪、白术、人参合用能够增强免疫细胞的免疫机能，加速干细胞增殖分化及干扰素产生。而"祛邪"则多为药物对免疫系统功能进行双向调控作用，调整邪气导致的免疫技能抑制或亢进状态。有研究表明，"祛邪"类药物其祛邪机制有抑制肥大细胞脱颗粒及相关递质释放、加速中和抗体释放、改善微血管循环及增加其通透性、调控神经 – 内分泌免疫网络的关联等途径。陈其华教授治疗正虚邪盛型前列腺癌患者与运用"扶正祛邪"的治则环环相扣，针对其具体病因病机，结合整体辨治，以平为期。

四、结语

恶性肿瘤是体现中医药治疗优势的病种，正虚邪盛是恶性肿瘤多见又复杂的证型，邪正并存，攻补两难，困扰历代医家。本研究对陈其华教授论治正虚邪盛型前列腺癌遣方用药规律进行了初步的归纳总结，为陈其华教授治疗前列腺癌的临床经验与传承提供了参考及借鉴，同时初步分析了治疗正虚邪盛型前列腺癌的相关机制，为在"扶正祛邪"治疗原则指导下的前列腺癌中医治疗提供了临证依据。鉴于人群体质、经济条件、社会环境的差异造成的病因病机差异，故对陈其华教授治疗前列腺癌其他证型的用药规律需进一步挖掘。同时由于本研究样本量的限制及数据挖掘法亦有其局限性，所挖掘出的新处方仍需更进一步的评价分析。但本研究为诸多名医临证经验的传承构建了优秀的平台，值得进一步推广，笔者亦将在临床及基础研究中进一步探讨其疗效及作用机制。

参考文献

［1］DRAULANS C，DE ROOVER R，VAN DER HEIDE U，et al. Stereotactic body radiation therapy with optional focal lesion ablative microboost in prostate cancer：topical review and multicenter consensus[J]. Radiother Oncol，2019，140（35）：139-147.

［2］潘睿 . 中国慢性病前瞻性研究队列恶性肿瘤发病与死亡分析 [D]. 南京：南京医科大学，2017.

［3］赵成桂，徐鸿波，许斌 .miR–143/miR–145 簇启动子区 rs4705342 基因突变与汉族人群前列腺癌发病的相关性研究 [J]. 中华男科学杂志，2019，25（8）：696-702.

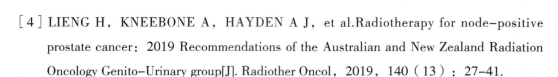

［4］LIENG H，KNEEBONE A，HAYDEN A J，et al.Radiotherapy for node-positive prostate cancer：2019 Recommendations of the Australian and New Zealand Radiation Oncology Genito-Urinary group[J]. Radiother Oncol，2019，140（13）：27-41.

［5］邓仁芬，姚杨，李小江，等.贾英杰"守方微调"治疗前列腺癌经验 [J]. 中医杂志，2019，60（20）：1724-1727.

［6］刘樊，粟宏伟.中医药治疗前列腺癌研究进展 [J]. 海南医学，2018，29（20）：2946-2949.

［7］国家药典委员会.中华人民共和国药典 [M].北京：中国医药科技出版社，2015.

［8］周祯祥，唐德才.中药学 [M].北京：中国中医药出版社，2016.

［9］陶立元，刘珏，商洪才.中医药疗效评价研究热点的双向聚类计量学分析 [J]. 世界中医药，2019，14（10）：2568-2572.

［10］李雅洁，朱畅，杨雨晴，等.基于蒙特卡洛算法的中医药特性研究及应用 [J]. 数理医药学杂志，2018，31（11）：1581-1584.

［11］ZOU S Z，ZHANG J Z，CHEN W. Subtypes based on six apolipoproteins in non-demented elderly are associated with cognitive decline and subsequent tau accumulation in cerebrospinal fluid[J]. J Alzheimers Dis，2019，72（2）：413-423.

［12］HAYASHI Y，FRIEDEL J E，FOREMAN A M，et al. A cluster analysis of text message users based on their demand for text messaging：a behavioral economic approach[J].J Exp Anal Behav，2019，112（3）：273-289.

［13］YOO S Y，PARK H E，KIM J H，et al. Whole-slide image analysis reveals quantitative landscape of tumor-immune microenvironment in colorectal cancers[J].Clin Cancer Res，2020，26（4）：870-881.

［14］陈其华，李博，赵文雪，等.前列清瘀汤配合中药保留灌肠治疗慢性前列腺炎临床观察 [J]. 中国性科学，2018，27（3）：89-91.

［15］马云飞，孙旭，于明薇，等.郁仁存教授治疗老年中晚期前列腺癌的经验探析 [J]. 环球中医药，2019，12（9）：1406-1408.

［16］李波男，何清湖，周兴，等.谭新华治疗前列腺癌临床经验 [J]. 中华中医药杂志，2019，34（7）：3074-3076.

［17］王建娜，成日青，萨仁高娃，等.脂质体作为药物载体的研究进展 [J]. 中南药学，

2019，9（32）：1492-1498.

［18］张晓平，邵骏菁，马大龙，等.天然药物抗肿瘤活性成分及其作用机制研究进展 [J].药学学报，2019，10（34）：1-19.

［19］宋清江，白晓莉，刘红燕.“阳化气，阴成形”与现代医学的代谢观 [J].中国中 医基础医学杂志，2007（8）：572，607.

［20］念家云，王笑民，富琦，等.基于 PI3K/Akt/mTOR 信号传导通路的抗癌中药单 体的研究概况 [J].中国药房，2019，30（20）：2870-2875.

［21］庄振杰，李佳容，黄慈辉，等.基于网络药理学的女贞子 – 黄芪药对的抗癌机制 [J].中国实验方剂学杂志，2019，25（12）：195-202.

［22］许晨曦，刘哲，张继.中药通过调节 microRNA 抗癌研究进展 [J].沈阳医学院学报，2019，21（1）：65-68，74.

［23］蒋先仲，郭红莲.植物性抗癌中药抗瘤机制研究 [J].现代医药卫生，2018，34（19）：2950-2952.

益肾通癃汤对人前列腺癌 DU-145 细胞上皮 – 间质转化及 Ras/ERK 信号通路的影响

刘德果 [1,2]，李姿蓉 [1]，陈其华 [2*]，赵姣 [1]，苏艺峰 [2]，向时竹 [1]，林梦姣 [1]

（1. 湖南中医药大学研究生院，湖南 长沙，410000；

2. 湖南中医药大学第一附属医院中医外科，湖南 长沙，410008）

【摘要】目的　观察益肾通癃汤对人前列腺癌 DU-145 细胞上皮 – 间质转化（epithelial-mesenchymal transition，EMT）及 Ras/ERK 信号通路的影响并探讨其作用机制。方法 实验将人前列腺癌 DU-145 细胞分为空白血浆组及益肾通癃汤含药血浆高、中、低剂量组（以下简称中药高、中、低剂量组），运用 CCK-8 法观察各组 DU-145 细胞增殖情况；运用 Annexin V&PI 双染色法进行细胞凋亡检测；运用 PI 法进行细胞周期检测；运用 Transwell 小室及划痕实验法检测各组 DU-145 细胞侵袭能力及迁移情况；

Western blot 法检测益肾通癃汤干预后各组人前列腺癌 DU-145 细胞 EMT 及 Ras/ERK 信号通路相关蛋白的表达变化；RT-PCR 检测人前列腺癌 DU-145 细胞 EMT 及 Ras/ERK 信号通路相关蛋白的基因表达情况。结果 与空白血浆组对比，中药高、中、低剂量组均可显著抑制 DU-145 细胞增殖，降低其贴壁生长能力并呈剂量依赖性（$P < 0.05$，$P < 0.01$）；中药高、中、低剂量组可显著促进人前列腺癌 DU-145 细胞凋亡并呈剂量依赖性（$P < 0.01$）；中药高、中、低剂量组可显著调控 DU-145 细胞周期并呈剂量依赖性（$P < 0.05$，$P < 0.01$）；中药高、中、低剂量组可显著降低人前列腺癌 DU-145 细胞体外侵袭、迁移能力并呈剂量依赖性（$P < 0.05$）；Western blot 结果显示，与空白血浆组比较，中药高、中、低剂量组人前列腺癌 DU-145 细胞中 N- 钙黏蛋白（N-cadherin）、锌指转录因子（Snail）、Ras、p-ERK1/2、ERK1/2、基质金属蛋白酶（MMP-9）等蛋白表达均存在一定程度的下调，而 E- 钙黏蛋白（E-cadherin）表达上调并存在显著差异（$P < 0.05$，$P < 0.01$）；RT-PCR 结果显示，中药高、中、低剂量人前列腺癌 DU-145 细胞 N-cadherin mRNA、Ras、ERK1 表达下调，而 E-cadherin mRNA 表达上调并存在显著差异（$P < 0.05$，$P < 0.01$）。结论 益肾通癃汤能够有效抑制人前列腺癌 DU-145 细胞的增殖并促进其凋亡，调控细胞周期，抑制其侵袭及迁移能力及 EMT 进程，益肾通癃汤治疗前列腺癌的作用机制可能是通过抑制前列腺癌细胞 EMT 进程及 Ras/ERK 信号通路表达有关。

【关键词】前列腺癌；益肾通癃汤；Ras/ERK 信号通路；上皮 - 间质转化；中药复方研究

前列腺癌是严重威胁男性健康的恶性肿瘤，但目前仍无明确有效的治疗药物。前列腺癌在疾病初期症状相对隐匿，缺少特征性的临床表现，确诊的前列腺癌患者多处于肿瘤的中晚期阶段，失去手术治疗的机会，只能采用内分泌及化疗手段治疗，但多伴随有一定的不良反应，同时治疗一段时间后对药物产生的耐药性及免疫耐受是其发生复发转移的主要原因。前列腺癌的发病机制至今仍未完全明确，因此研究新的治疗药物及相关分子机制具有较重大的意义。

诸多研究表明，上皮 - 间质转化及 Ras/ERK 信号通路在前列腺癌的发生和发展中扮演着重要角色。EMT 是前列腺癌发生及远处转移的必经过程，并且在前列腺癌转移到其他器官的进程中扮演着重要角色，其具体机制为上皮细胞获得间质细胞的生物学特性。邱新耀等研究发现前列腺癌组织中存在大量 Ras/Erk 信号通路蛋白的异常表达，同时 Ras/Erk 信号通路与 EMT 之间存在密切关联，但具体分子机制仍需进一步研究。Semenchenko 等研究表明在前列腺癌组织中 Ras 致癌突变表达水平较正常前列腺组织显著增高，且 Ras 致癌突变高表达患者更易于发生远处转移，同时与前列腺癌 EMT 进程发生密切相关。近年来，中医药在改善前列腺癌具体临床症状、延缓内分泌耐受、改善生活质量、调护心理健康等领域取得了较好的效果。湖南中医药大学第一附属医院经验方益肾通癃汤近 20 年的临床应用表明其能明显缓解前列腺癌患者排尿困难、食欲减低、乏力等临床症状，明显提高了患者的生活质量，降低了炎性相关指标水平，并对化疗药物能够起到减毒增效的目的，但其具体机制仍需进一步证实。本文在前期前列腺癌 PC-3 细胞的研究基础上，以人前列腺癌 DU-145 细胞为研究对象，研究益肾通癃汤对人前列腺癌 DU-145 细胞上皮 – 间质转化及 Ras/ERK 信号通路的影响。

一、材料与方法

1. 实验材料

（1）实验细胞株

前列腺癌 DU-145 细胞株购自中国医学科学院肿瘤细胞库（目录号：SCSP-5024）。

（2）实验动物

本研究选取 SPF 级雄性 SD 大鼠 30 只进行含药血浆制备，体质量为 180 ～ 220 g，购于湖南斯莱克景达实验动物有限公司（动物质量合格证号 430727201101335587）。于湖南中医药大学动物实验中心 SPF 动物房进行饲养，设置温度 21 ～ 25 ℃，相对湿度 40% ～ 70%，每日定时喂养。

（3）实验药物

益肾通癃汤（补骨脂 15 g，熟地黄 15 g，黄芪 30 g，三棱 10 g，莪术 10 g）药物购于湖南中医药大学第一附属医院中药房，根据比例进行煎水浓缩成中药膏剂，同时根据临床等效生药剂量使其终末浓度为 1.44 g/mL。

（4）实验试剂

DEME 细胞培养基（美国 Gibco 公司，批号：8120106）；胎牛血清（美国 Gibco 公司，批号：42G3099K）；CCK-8 试剂盒（日本 Dojindo，批号：JP198233）；AnnexinV-

FITC 凋亡检测试剂盒（日本 Dojindo，批号：VN833）；RIPA 裂解液（美国赛默飞世尔科技公司，批号：33454712）；BCA 蛋白浓度测定试剂盒（美国赛默飞世尔科技公司，批号：YP195441）；溴化乙锭（美国赛默飞世尔科技公司，批号：CC3348574）；RNase A（美国赛默飞世尔科技公司，批号：LD45845）；PVDF 膜（Millipore，批号：K8A4571）；小鼠抗人锌指转录因子（Snail）多克隆抗体、家兔抗人 Ras 单克隆抗体、家兔抗人 p 细胞外调节蛋白激酶 1/2（p-ERK1/2）单克隆抗体、小鼠抗人 ERK1/2 单克隆抗体、家兔抗人 E- 钙黏蛋白（E-cadherin）单克隆抗体、家兔抗人 N- 钙黏蛋白（N-cadherin）单克隆抗体、小鼠抗人基质金属蛋白酶（MMP-9）单克隆抗体（美国赛默飞世尔科技公司，编号分别为 6D2、10H8L11、Thr185/Tyr187、5AD13MA、5H6L18、8C11、Ⅱ A5）；MicroRNA 反转录试剂盒（美国赛默飞世尔科技公司，批号：4366596）。

（5）实验仪器

超净工作台（苏州安泰，型号：SW-CJ-2FD）；CO_2 细胞培养箱（日本松下，型号：MCO-20AIC）；酶标仪（美国 MD，型号：SMax13）；电镜（日本 Olympus，型号：TH4-200）；流式细胞仪（美国 BD，型号：LSRII）。

2. 实验方法

（1）益肾通癃汤含药血浆制备

雄性 SD 大鼠 30 只适应性喂养 3 天，按照随机数字表法分为空白血浆组与含药血浆组。含药血浆组 SD 大鼠予剂量 1.44 g/（mL·100 g）的益肾通癃汤膏剂灌胃，早晚各 1 次，连续 7 天。空白血浆组大鼠予同体积 0.9% 生理盐水进行灌胃，早晚各 1 次，连续 7 天。1 周后肝素采血管取血离心过滤灭活后吸出上清即为含药血浆或空白血浆。

（2）细胞培养及实验分组

前列腺癌 DU-145 细胞于 37 ℃、5% CO_2 培养箱环境中用含 10% 胎牛血清、100 U/mL 青霉素、100 mg/L 链霉素的 DEME 培养基中培养。培养 48 ~ 72 小时后以 0.25% 的胰酶消化传代，取对数生长期的第 5 代细胞用于后续试验。将细胞分为空白血浆组（正常血清培养基）及益肾通癃汤高、中、低剂量组（分别加入 15%、10%、5% 的益肾通癃汤含药血浆培养基），均于相同的环境下培养。

（3）细胞增殖检测

采用 CCK8 法检测益肾通癃汤含药血浆对 DU-145 细胞增殖的影响。

（4）细胞凋亡测定

采用 Annexin V&PI 双染色法进行细胞凋亡检测。收集各组 DU-145 细胞，洗涤后以标记液重悬细胞，25 ℃避光环境下孵育 15 分钟。1500 r/min 离心后取细胞沉淀添加荧光（SA-FLOUS）低温环境下孵育 15 分钟。按照标准程序使用流式细胞仪检测，结果 ModFit LT 软件进行处理。

（5）细胞周期测定

采用 PI 法进行细胞周期检测。各组细胞在干预 48 小时后，采集 DU-145 细胞，以 800 r/min 离心 5 分钟，采集沉淀物，弃上清液，洗涤后加入预冷 75% 乙醇进行固定，之后添加 400 μL 溴化乙锭（PI，50 μg/mL），100 μL RNase A（100 μg/mL），4 ℃避光孵育 30 分钟。以标准程序用流式细胞仪检测，结果用细胞周期拟和软件 ModFit 分析。

（6）细胞侵袭能力测定

分别采用 Transwell 小室法及划痕实验法检测人前列腺癌 DU-145 细胞的侵袭及迁移情况，于倒置显微镜下观察并拍照。

（7）Western blot 法检测 Snail、Ras、p-ERK1/2、ERK1/2、E-cadherin、N-cadherin、MMP-9 蛋白表达

采用标准 Western blot 法进行检测。提取各组前列腺癌 DU-145 细胞蛋白裂解物，高速离心 15 分钟，抽取上清液后按照 BCA 法检测蛋白浓度。电泳后添加 5% 胎牛血清白蛋白 37 ℃封闭 1.5 小时，洗膜后添加 Snail、Ras、p-ERK1/2、ERK1/2、E-cadherin、N-cadherin、MMP-9 抗体，一抗 4 ℃孵育过夜。二抗 37 ℃孵育 1.5 小时显影，结果运用 Image Lab 软件进行处理，同时以 GAPDH 为内参计算各组均值。

（8）RT-PCR 检测蛋白 Ras、ERK、E-cadherin、N-cadherin mRNA 表达

收集前列腺癌 DU-145 细胞，提取总 RNA，以 BCA 法测定浓度，根据试剂盒说明书进行操作。经浓度及纯度检测后，根据试剂盒说明书合成 cDNA，并以 β-actin 为内参基因，SYBR Green PCR 试剂盒扩增 Ras、ERK、E-cadherin、N-cadherin，每组设置 3 个复孔，以相对定量 $2^{-\Delta\Delta Ct}$ 分析上述基因相对表达水平。

（9）统计学分析

本研究采用 SPSS 22.0 统计软件进行数据统计学分析。所有数据结果以 $\bar{x} \pm s$ 表示，组间比较采用方差分析。$P=0.05$ 为统计学显著界限。

二、结果

1. 各组前列腺癌 DU-145 细胞增殖情况

以益肾通癃汤含药血浆及空白血浆处理人前列腺癌 DU-145 细胞 24 小时、48 小时后，与空白血浆组比较，益肾通癃汤含药血浆高、中、低剂量组均可显著抑制 DU-145 细胞增殖，降低其贴壁生长能力并呈剂量依赖趋势（$P < 0.05$，$P < 0.01$），即药物浓度越高，对前列腺癌 DU-145 细胞的抑制率越高。除益肾通癃汤含药血浆低剂量组外，随着时间的增加，抑制率也在增大，具体见图 3-19。

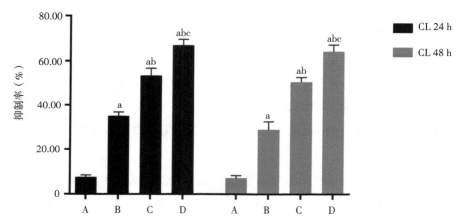

注：A.空白血浆组；B.益肾通癃汤低剂量组；C.益肾通癃汤中剂量组；D.益肾通癃汤高剂量组。各组人前列腺癌 DU-145 细胞抑制率比较，与空白血浆组比较，$^aP < 0.01$；与益肾通癃汤低剂量组比较，$^bP < 0.05$；与益肾通癃汤中剂量组比较，$^cP < 0.05$。

图 3-19　各组前列腺癌 DU-145 细胞增殖情况

2. 各组前列腺癌 DU-145 细胞凋亡情况

与空白血浆组比较，益肾通癃汤含药血浆高、中、低剂量组可显著促进前列腺癌 DU-145 细胞凋亡并呈剂量依赖趋势（$P < 0.05$，$P < 0.01$），即药物浓度越高，细胞凋亡程度越高，具体见图 3-20。

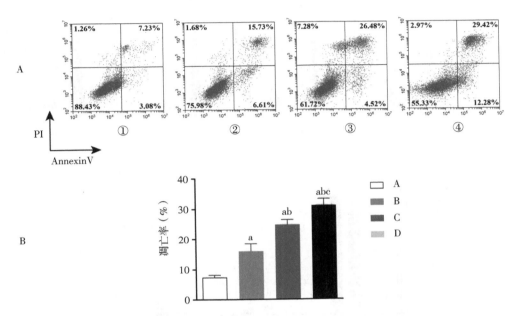

注：①空白血浆组；②益肾通癃汤低剂量组；③益肾通癃汤中剂量组；④益肾通癃汤高剂量组。
A. 各组前列腺癌 DU-145 细胞凋亡情况。B. 各组人前列腺癌 DU-145 细胞凋亡率，其中与空白血浆组比较，$^aP < 0.01$；与益肾通癃汤低剂量组比较，$^bP < 0.05$；与益肾通癃汤中剂量组比较，$^cP < 0.05$。

图 3-20　各组前列腺癌 DU-145 细胞凋亡情况

3. 各组前列腺癌 DU-145 细胞周期情况

各组前列腺癌 DU-145 细胞在干预 48 小时后，结果显示益肾通癃汤高剂量组前列腺癌 DU145 细胞处于 G1 期比例最高，其次分别为益肾通癃汤中、低剂量组及空白血浆组（$P < 0.05$，$P < 0.01$）；处于 S 期比例最高的是空白血浆组，益肾通癃汤低、中、高剂量组依次降低（$P < 0.05$，$P < 0.01$）；处于 G2/M 期比例最高的是空白血浆组，益肾通癃汤低、中、高剂量组依次降低（$P < 0.05$，$P < 0.01$），具体见图 3-21。

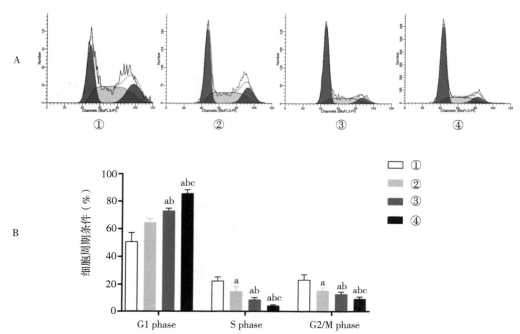

注：① 空白血浆组；② 益肾通癃汤低剂量组；③ 益肾通癃汤中剂量组；④ 益肾通癃汤高剂量组。A. 各组前列腺癌 DU-145 细胞周期情况。B. 各组人前列腺癌 DU-145 细胞凋亡率，其中与空白血浆组比较，$^aP < 0.01$；与益肾通癃汤低剂量组比较，$^bP < 0.05$；与益肾通癃汤中剂量组比较，$^cP < 0.05$。

图 3-21 各组前列腺癌 DU-145 细胞周期情况

4. 各组前列腺癌 DU-145 细胞侵袭、迁移能力比较

与空白血浆组比较，益肾通癃汤含药血浆高、中、低剂量组可显著降低前列腺癌 DU-145 细胞体外侵袭、迁移能力并呈剂量依赖性（$P < 0.05$），即药物浓度越高，DU-145 细胞体外侵袭、迁移能力越低，具体见图 3-22。

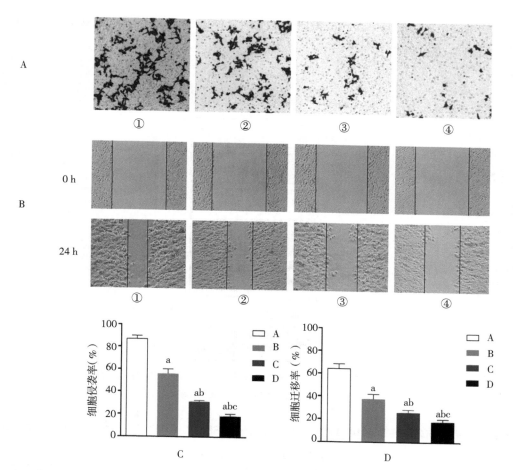

注：① 空白血浆组；② 益肾通癃汤低剂量组；③ 益肾通癃汤中剂量组；④ 益肾通癃汤高剂量组。A. 各组前列腺癌 DU-145 细胞侵袭情况。B. 各组前列腺癌 DU-145 细胞迁移情况。C. 各组前列腺癌 DU-145 细胞侵袭数量比较，其中与空白血浆组比较，$^aP < 0.05$；与益肾通癃汤低剂量组比较，$^bP < 0.05$；与益肾通癃汤中剂量组比较，$^cP < 0.05$。D. 各组前列腺癌 DU-145 细胞迁移率比较，其中与空白血浆组比较，$^aP < 0.05$；与益肾通癃汤低剂量组比较，$^bP < 0.05$；与益肾通癃汤中剂量组比较，$^cP < 0.05$。

图 3-22　各组前列腺癌 DU-145 细胞侵袭、迁移能力比较

5. 益肾通癃汤对前列腺癌 DU-145 细胞 Snail、Ras、p-ERK1/2、ERK1/2、E-cadherin、N-cadherin、MMP-9 蛋白表达的影响

Western blot 结果显示，与空白血浆组比较，中药高、中、低剂量组前列腺癌 DU-145 细胞中 Snail、Ras、p-ERK1/2、ERK1/2、N-cadherin、MMP-9 等蛋白表达均存在

一定程度的下调，而 E-cadherin 蛋白表达上调并存在显著差异（$P < 0.05$，$P < 0.01$），具体见图 3-23，表 3-17。

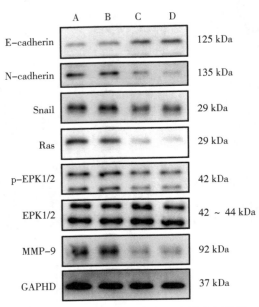

注：A. 空白血浆组；B. 益肾通癃汤低剂量组；C. 益肾通癃汤中剂量组；D. 益肾通癃汤高剂量组。

图 3-23　Western blot 结果

表 3-17　各组前列腺癌 DU-145 细胞 Snail、Ras、p-ERK1/2、ERK1/2、E-cadherin、N-cadherin、MMP-9 蛋白表达情况（/GAPHD，$\bar{x} \pm s$）

Group MMP-9	n	Snail	EPK1	EPK2	p-EPK1	p-EPK2	Ras	E-cadherin	N-cadherin	
A	3	1.01 ± 0.06	0.97 ± 0.08	1.02 ± 0.06	1.07 ± 0.14	0.93 ± 0.05	1.06 ± 0.05	0.56 ± 0.05	0.91 ± 0.07	1.02 ± 0.07
B	3	0.73 ± 0.03[a]	0.78 ± 0.04[a]	0.66 ± 0.04[a]	0.95 ± 0.06[a]	0.72 ± 0.03[a]	0.73 ± 0.02[a]	0.88 ± 0.04[a]	0.74 ± 0.02[a]	0.78 ± 0.03[a]
C	3	0.74 ± 0.04[a]	0.70 ± 0.02[ab]	0.57 ± 0.01[ab]	0.73 ± 0.04[ab]	0.64 ± 0.02[ab]	0.63 ± 0.01[ab]	1.02 ± 0.06[ab]	0.65 ± 0.02[ab]	0.71 ± 0.05[ab]
D	3	0.52 ± 0.02[abc]	0.61 ± 0.02[abc]	0.47 ± 0.01[abc]	0.64 ± 0.02[abc]	0.51 ± 0.01[abc]	0.57 ± 0.01[abc]	1.13 ± 0.08[abc]	0.47 ± 0.01[abc]	0.53 ± 0.03[abc]

注：A. 空白血浆组；B. 益肾通癃汤低剂量组；C. 益肾通癃汤中剂量组；D. 益肾通癃汤高剂量组。与空白血浆组比较，[a]$P < 0.01$；与益肾通癃汤低剂量组比较，[b]$P < 0.05$；与益肾通癃汤中剂量组比较，[c]$P < 0.05$。

6. 益肾通癃汤对前列腺癌 DU-145 细胞 Ras、ERK1、E-cadherin、N-cadherin mRNA 表达的影响

RT-PCR 结果显示，与空白血浆组比较，益肾通癃汤低、中、高剂量组前列腺癌 DU-145 细胞 Ras、ERK1、N-cadherin mRNA 表达显著下调（$P < 0.05$，$P < 0.01$），益肾通癃汤高、中剂量组前列腺癌 DU-145 细胞 E-cadherin mRNA 表达显著上调（$P < 0.01$），益肾通癃汤低剂量组前列腺癌 DU-145 细胞 E-cadherin mRNA 表达变化不明显（$P > 0.05$），具体见表 3-18。

表 3-18　前列腺癌 DU-145 细胞 Ras、ERK1、E-cadherin、N-cadherin mRNA 表达情况（$\bar{x} \pm s$）

Group	n	Ras	ERK1	E-cadherin	N-cadherin
A	3	1.04 ± 0.05	0.98 ± 0.06	0.69 ± 0.05	1.02 ± 0.07
B	3	0.83 ± 0.05[a]	0.82 ± 0.04[a]	0.68 ± 0.04	0.92 ± 0.05[a]
C	3	0.67 ± 0.04[ab]	0.67 ± 0.05[ab]	0.92 ± 0.04[ab]	0.64 ± 0.04[ab]
D	3	0.52 ± 0.04[abc]	0.60 ± 0.03[abc]	1.21 ± 0.06[abc]	0.56 ± 0.05[abc]

注：A. 空白血浆组；B. 益肾通癃汤低剂量组；C. 益肾通癃汤中剂量组；D. 益肾通癃汤高剂量组。与空白血浆组比较，[a]$P < 0.01$；与益肾通癃汤低剂量组比较，[b]$P < 0.05$；与益肾通癃汤中剂量组比较，[c]$P < 0.05$。

三、讨论

前期临床研究表明，益肾通癃汤能有效治疗前列腺癌，但具体机制仍需进一步证实。本研究结果显示，益肾通癃汤能够有效抑制前列腺癌 DU-145 细胞增殖，促进其凋亡，将前列腺癌 DU-145 细胞的周期阻滞在 G1 期且呈现出浓度依赖趋势，同时能够降低前列腺癌 DU-145 细胞的侵袭及迁移能力，具体机制可能与益肾通癃汤通过 Ras/ERK 信号通路抑制前列腺癌 EMT 有关。诸多研究表明，癌症发生、侵袭、远处转移等恶性生物学进程多与细胞内信号传导通路异常激活密切相关，此类信号通路异常激活所致的失于调控的细胞增殖、细胞周期、凋亡等异常是癌症发生的标志性特征之一。现阶段肿瘤学界普遍认为，抑制肿瘤细胞增殖、诱导其凋亡、阻滞细胞周期是目前大部分药物或化合物抗肿瘤的重要机制。Ras/Erk 信号通路是目前已被发现的调控组织细胞终末分化、分裂增殖、细胞周期、凋亡、侵袭及转移等恶性生物学行为的关键通路，在人体的真核细胞中广泛存在。Shafei 等研究发现 Ras/Erk 信号通路在前列腺癌的发生发展、侵袭、远处转移等恶性生物学行为进程中扮演着重要角色；同时邱新耀等研究

显示 Ras/Erk 信号通路与前列腺癌上皮间质转化（EMT）进程密切相关。

前列腺癌细胞增殖、侵袭及转移是前列腺癌发生发展的病理基础，而 EMT 是前列腺癌发生及远处转移的必经过程。EMT 是指腺体上皮细胞在病理学上出现成纤维细胞或间充质细胞表型改变，同时由此获得向远处迁移的能力，诸多证据表明 EMT 是癌症细胞发生侵袭、转移的关键过程，已日益成为当前癌症研究的重点与热点。对前列腺癌的发生发展、侵袭转移及其相关信号传导通路进行深入研究，对提供前列腺癌的新的诊断依据、判断预后及寻找抗前列腺癌治疗靶点具有重要意义。前列腺癌的发生发展及侵袭转移均为多层次、多步骤、多基因的复杂过程，Wang 等研究显示发生 EMT 的前列腺癌细胞其侵袭能力显著提升，发生 EMT 的前列腺癌细胞往新的肿瘤微环境定植后仍能够继续横向分化，在此通过间质 – 上皮样表型转化，可生成与前列腺癌原发灶组织病理学类似结构的转移灶。EMT 能够让原本不存在侵袭性的肿瘤细胞获得侵袭性并最终发生侵袭转移，EMT 发生机制的异常激活是诸多上皮性肿瘤进展过程的关键步骤。马亮等最新研究发现，Ras/Erk 信号通路中 Ras 蛋白及 Erk 蛋白被激活后经细胞内环境运送至细胞核，对多种重要细胞因子进行激活或灭活，调控相应的关键靶基因转录，导致相关蛋白表达或活性异常，最终推进相应基因表观修饰异常导致细胞增殖及恶性转化。Ngalame 等研究表明，Ras/Erk 信号通路是前列腺癌 EMT 发生的关键信号传导通路之一，通过激活该信号通路的下游转录因子进而促进上皮 – 间质细胞转化导致前列腺癌发生。蔡启亮等研究表明，前列腺癌细胞的 EMT 一旦激活其肿瘤细胞的各种恶性生物学行为明显提升，其调控着前列腺癌的进一步发展，在该过程中 E-cadherin 扮演着关键性的调控角色，而 N-cadherin 则与之相反。Snail 是前列腺癌发生发展及 EMT 过程的主要调节因子，其通过调节 E-cadherin 表达推进 EMT 过程。MMP-9 是关键细胞外基质蛋白水解酶，其能够直接调控恶性肿瘤的发生、侵袭及转移进程，其亦是通过水解细胞外基质，调控细胞黏附及肿瘤微小血管生成，在癌性浸润进程中起到了关键的作用。

本研究结果显示，益肾通癃汤能够有效抑制人前列腺癌 DU-145 细胞的增殖并促进其凋亡，调控细胞周期，抑制其侵袭及迁移能力及 EMT 进程，益肾通癃汤治疗前列腺癌的作用机制可能是抑制前列腺癌 EMT 进程，与调控 Ras/ERK 信号通路活化有关。我们在前期对前列腺癌骨转移 PC-3 细胞亦得到了类似的结果，但益肾通癃汤抑制前列腺癌细胞增殖及侵袭、促进凋亡是直接作用还是间接通过 Ras/ERK 信号通路，抑制前列腺癌 EMT 是否还存在其他关键细胞内信号通路，仍需进一步设计相关实验证实。

参考文献

［1］KANG Y M，SONG P，FANG K，et al. Survival outcomes of low prostate-specific antigen levels and T stages in patients with high-grade prostate cancer：a population-matched study[J] .J Cancer，2020，11（22）：6484-6490.

［2］WILSON B E，HANSEN A R.Dual checkpoint blockade in metastatic castration-resistant prostate cancer：just a gambit or real checkmate[J] .Cancer Cell，2020，38（4）：438-440.

［3］NAM H W，BAE J，KIM Y W，et al. Anti-cancer effects of raw 264.7 cells on prostate cancer PC-3 cells[J] .Ann Clin Lab Sci，2020，50（1）：739-746.

［4］CRAWFORD E D，ANDRIOLE G，FREEDLAND S J，et al.Evolving understanding and categorization of prostate cancer：preventing progression to metastatic castration-resistant prostate cancer：RADAR IV[J] .Can J Urol，2020，27（5）：10352-10362.

［5］QIU X Y，HU D X，CHEN W Q，et al. PD-L1 confers glioblastoma multiforme malignancy via Ras binding and Ras/Erk/EMT activation[J] .Biochim Biophys Acta Mol Basis Dis，2018，1864（11）：1754-1769.

［6］SEMENCHENKO K，WASYLYK C，CHEUNG H，et al. XRP44X，an inhibitor of Ras/Erk activation of the transcription factor elk3，inhibits tumour growth and metastasis in mice[J] .PLoS One，2016，11（2）：e0159531.

［7］李小江，冯梦晗，牟睿宇，等 . 中医药干预前列腺癌内分泌治疗后部分雄激素缺乏综合征的研究进展 [J]. 天津中医药，2020，37（7）：831-835.

［8］殷振超，周建甫，陈志强，等 . 前列腺癌现代中医平衡论治理论体系探讨 [J]. 中华中医药杂志，2020，35（2）：546-548.

［9］徐文静，陈其华，宾东华 .益肾通癃汤对前列腺癌去势治疗的减毒增效作用临床观察 [J]. 湖南中医药大学学报，2020，40（5）：617-620.

［10］黄继汉，黄晓晖，陈志扬，等 .药理试验中动物间和动物与人体间的等效剂量换算 [J]. 中国临床药理学与治疗学，2004（9）：1069-1072.

［11］张会鲜，何琪杨 .CCK-8 法检测药物影响肿瘤细胞增殖的优化研究 [J]. 药学研究，

2016, 35（2）: 63-66.

［12］LI X B, LIU R, WANG Z, et al. MicroRNA-7 regulates the proliferation and metastasis of human papillary carcinoma cells by targeting Bcl-2[J] .Am J Transl Res, 2020, 12（9）: 5772-5780.

［13］陈水龄. 姜黄素抑制实验性脉络膜新生血管的机制研究 [D]. 北京：中国中医科学院，2020.

［14］高永军，陈天泽，于如同 .PAK4 抑制剂对胶质瘤细胞侵袭、迁移与增殖能力的影响 [J]. 徐州医科大学学报，2020，40（6）: 396-401.

［15］MOORE C, PALAU V E, MAHBOOB R, et al. Upregulation of pERK and c-JUN by γ-tocotrienol and not α-tocopherol are essential to the differential effect on apoptosis in prostate cancer cells[J] .BMC Cancer, 2020, 20（1）: 428.

［16］ZHANG Y X, LI Y. Long non-coding RNA NORAD contributes to the proliferation, invasion and EMT progression of prostate cancer via the miR-30a-5p/RAB11A/WNT/β-catenin pathway[J] .Cancer Cell Int, 2020, 20（1）: 571.

［17］RAJABI F, LIU B, WIN Y, et al. CPEB1 orchestrates a fine-tuning of miR-145-5p tumor-suppressive activity on TWIST1 translation in prostate cancer cells[J] .Oncotarget, 2020, 11（6）: 4155-4168.

［18］HOU R Z, LIU Y, SU Y Z, et al. Overexpression of long non-coding RNA FGF14-AS2 inhibits colorectal cancer proliferation via the RERG/Ras/ERK signaling by sponging microRNA-1288-3p[J] .Pathol Oncol Res, 2020, 26（4）: 2659-2667.

［19］SHAFEI M A, FORSHAW T, DAVIS J, et al. BCATc modulates crosstalk between the PI3K/Akt and the Ras/ERK pathway regulating proliferation in triple negative breast cancer[J] .Oncotarget, 2020, 11（21）: 1971-1987.

［20］LI Y, LI Q, LI D J, et al.Exosome carrying PSGR promotes stemness and epithelial-mesenchymal transition of low aggressive prostate cancer cells[J] .Life Sci, 2021, 264（12）: 118638.

［21］亓光惠. 丙戊酸钠通过 TIF1γ 介导的 TGF-β /Smad 信号通路抑制前列腺癌 EMT 的作用机制研究 [D]. 济南：山东大学，2020.

［22］GUO W J, ZHANG Z S, LI G H, et al. Pyruvate kinase M2 promotes prostate cancer metastasis through regulating ERK1/2–COX–2 signaling[J] .Front Oncol, 2020, 10（4）: 544288.

［23］WANG Y, HU J D, QI G Y, et al. miR–19a promotes the metastasis and EMT through CUL5 in prostate cancer cell line PC3[J] .J BUON, 2020, 25（4）: 2028–2035.

［24］MA L, CAO Y, HU J J, et al. CKIP–1High expression of the gene might promote apoptosis through downregulation of the Ras/ERK signalling pathway in the intestinal type of gastric cancer[J] .J Int Med Res, 2020, 48（3）: 300060520909025.

［25］NGALAME N N, WAALKES M P, TOKAR E J.Silencing KRAS overexpression in cadmium–transformed prostate epithelial cells mitigates malignant phenotype[J] .Chem Res Toxicol, 2016, 29（6）: 1458–1467.

［26］CAI Q L, CHEN Y G, ZHANG D R, et al. Loss of epithelial AR increase castration resistant stem–like prostate cancer cells and promotes cancer metastasis via TGF–β 1/ EMT pathway[J] .Transl Androl Urol, 2020, 9（3）: 1013–1027.

［27］MODI S J, KULKARNI V M.Discovery of VEGFR–2 inhibitors exerting significant anticancer activity against CD44+ and CD133+ cancer stem cells（CSCs）: reversal of TGF–β induced epithelial–mesenchymal transition（EMT）in hepatocellular carcinoma[J] .Eur J Med Chem, 2020, 207（4）: 112851.

［28］FRANKO A, BERTI L, HENNENLOTTER J, et al. Increased expressions of matrix metalloproteinases（MMPs）in prostate cancer tissues of men with Type 2 diabetes[J] .Biomedicines, 2020, 8（11）: 112–117.

基于网络药理学及分子对接技术探讨益肾通癃汤治疗前列腺癌分子作用机制

刘德果[1,2]，李姿蓉[1,3]，赵姣[1]，苏艺峰[1]，向时竹[1]，
林梦姣[1]，胡金辉[2]，陈其华[2**]，刘吉勇[4]

（1.湖南中医药大学，长沙，410208；2.湖南中医药大学第一附属医院，
长沙，410007；3.湖南中医药大学科技创新中心，长沙，410208；
4.中医诊断学湖南省重点实验室，长沙，410208）

【摘要】目的　运用网络药理学、分子对接技术及细胞实验研究益肾通癃汤治疗前列腺癌的分子机制。方法　借助 TCMSP、TCMID 数据库及相关文献检索益肾通癃汤活性成分及对应靶点，通过 GeneCards、OMIM 等数据库及相关文献检索前列腺癌的作用靶点，构建药物与疾病映射靶基因网络，利用 STRING 构建益肾通癃汤治疗前列腺癌的蛋白－蛋白相互作用（PPI）网络并运用 MCODE 插件对上述构建的 PPI 网络进行模块化聚类处理，通过 David 数据库对药物－疾病关键靶基因进行 GO 功能富集分析及 KEGG 信号通路富集分析，运用 Autodock、Pymol 等软件对益肾通癃汤的关键活性成分及关键靶点进行分子对接，并以细胞实验进一步验证相关靶基因。结果　益肾通癃汤治疗前列腺癌的"药物－疾病－靶点"网络共涉及 153 个共同靶点，其中益肾通癃汤治疗前列腺癌的共同靶点前 10 位分别为：AKT1、IL-6、VEGFA、TP53、TNF、CASP3、JUN、MAPK1、MYC、EGF，PPI 网络构建后运用 MCODE 插件进行蛋白聚类共获得 4 个（靶点基因）蛋白聚类群，GO 功能富集提示益肾通癃汤治疗前列腺癌的生物学过程及功能集中在 DNA 转录功能、泛素样酶结合、雄激素受体功能、核受体功能、细胞周期、细胞凋亡等；KEGG 通路富集分析提示益肾通癃汤治疗前列腺癌主要集中在肿瘤 MicroRNA 调控、细胞凋亡、细胞周期、免疫耐受、磷脂酰肌醇 3－激酶／蛋白激酶 B（PI3K/AKT）、丝裂原活化蛋白激酶（MAPK）信号通路、p53 肿瘤抑制信号通路、肿瘤坏死因子（TNF）等信号通路；分子对接结果显示，益肾通癃汤治疗前列腺癌的主要活性成分 quercetin（槲皮素）、formononetin（芒柄花黄素）、hederagenin（常春藤

皂苷元）、kaempferol（山柰酚）、psoralen（补骨脂素）等与核心蛋白 TNF、TP53、AKT1、MARK1、IL-6、MYC、VEGF 等存在较好的结合性。细胞实验结果表明益肾通癃汤能够有效抑制前列腺癌 PC-3 细胞的增殖并促进其凋亡，同时降低其细胞迁移及侵袭能力。Western blot 结果表明益肾通癃汤能够通过调控前列腺癌 PC-3 细胞的增殖、凋亡及细胞周期相关蛋白的表达治疗前列腺癌。结论　益肾通癃汤治疗前列腺癌的分子机制可能与其调控细胞增殖、凋亡、细胞周期等生物学过程及信号通路相关。

【关键词】益肾通癃汤；前列腺癌；网络药理学；分子对接技术；实验验证

　　前列腺癌是男性泌尿系统发病率最高的恶性肿瘤，但现阶段并无确切有效的治疗手段，单纯使用西药治疗前列腺癌其病死率仍居高不下，同时极易使本病转化为激素抵抗性前列腺癌，众多临床及基础研究表明，中医药在改善前列腺癌具体临床症状、延缓内分泌耐受、改善生活质量、调护心理健康等领域取得了较好的效果，因此探寻确切、有效的中药新药对于前列腺癌的防治具有重要意义。中医学并无前列腺癌病名，但根据其临床症状及病因病机可将其纳入"癥瘕""积聚""癃闭"等范畴。中医学认为，前列腺癌其病位在下焦精器，其多为肾中阳气衰微，水湿、痰浊、血瘀、癌毒结聚局部发生，《难经·五十五》有云："积者，阴气也。"《素问·调经论》论述其治则："血气者，喜温而恶寒，寒则泣而不能流，温则消而去之。"因此"阳虚阴结"为其病机。益肾通癃汤是我院基于"阳虚阴结"病机创制的治疗前列腺癌的效方，具有温阳补肾、益气健脾、活血化瘀等功效。前期药理学研究显示，益肾通癃汤能够有效抑制前列腺组织微血管生成及血清中雌/雄激素的比例失衡，调节小鼠前列腺组织中 COX-2 及 PGE-2 表达降低炎性反应程度，并可通过影响 HIF-1α 的表达，有效抑制小鼠前列腺及血清中氧化应激水平。同时前期临床研究发现益肾通癃汤能明显缓解前列腺癌患者排尿困难、食欲减低、乏力等临床症状，明显提高了患者的生活质量，降低了炎性相关指标水平，并对化疗药物能够起到减毒增效的目的，但其具体机制仍需进一步证实。为明确益肾通癃汤治疗前列腺癌的生物学机制，本文基于网络药理学及分子对接技术科学系统地对益肾通癃汤治疗前列腺癌的分子机制进行预测，并借助细胞实验进行验证，探索中药组方在治疗前列腺癌的新方向与新思路。

一、材料与方法

本研究具体研究思路为借助 TCMSP、TCMID 数据库及相关文献筛选益肾通癃汤活性成分和靶标，通过 GeneCards、OMIM、STRING 等数据库及相关文献检索疾病靶点，构建"药物－疾病"共同靶点网络及 PPI 网络，借助 David 数据库对"药物－疾病"共同靶点 GO 及 KEGG 分析，借助 Autodock、Pymol 等软件对益肾通癃汤的关键活性成分及关键靶点进行分子对接，并以细胞实验验证上述预测。具体见图 3-24。

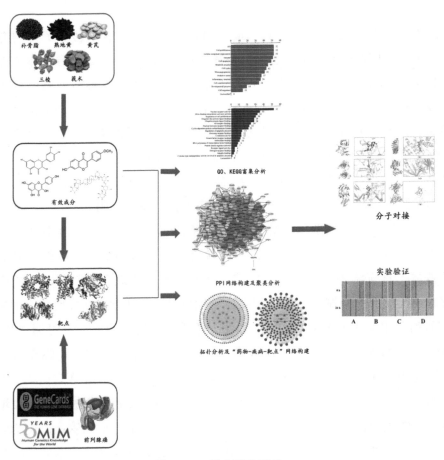

图 3-24　研究思路导图

1. 实验药物

益肾通癃汤主要由补骨脂 15 g，熟地黄 15 g，黄芪 30 g，三棱 10 g，莪术 10 g 组成，中药饮片均购于湖南中医药大学第一附属医院中药房。本院制剂室根据人临床等效剂量水煎浓缩，其终浓度为 0.72 g/mL，置于无菌棕色瓶，4 ℃ 冰箱保存备用。

2. 动物与细胞

选取 SPF 级雄性 SD 大鼠 30 只进行药物血清制备，体质量 180 ~ 220 g，购于湖南斯莱克景达实验动物有限公司，动物使用许可证号 SYXK（湘）2019-0009，生产许可证号 SCXK（湘）2019-0004。饲养于湖南中医药大学动物实验中心 SPF 级动物房，温度 21 ~ 25 ℃，相对湿度 40% ~ 70%，每日定时喂养，实验动物伦理批号：LL2020101902。人前列腺癌 PC-3 细胞株，购于中国医学科学院肿瘤细胞库（目录号 TCHu158）。

3. 试剂

RPMI 1640 细胞培养基（美国 Gibco 公司，批号：8120357）胎牛血清（美国 Gibco 公司，批号：42G3099K）；CCK-8 试剂盒（日本 Dojindo 公司，批号：JP198233）；Annexin V-FITC/PI 凋亡检测试剂盒（日本 Dojindo 公司，批号：VN833）；RIPA 裂解液（美国赛默飞世尔科技公司，批号：33454712）；BCA 蛋白浓度测定试剂盒（美国赛默飞世尔科技公司，批号：YP195441）；溴化乙锭（美国赛默飞世尔科技公司，批号：CC3348574）；RNase A（美国赛默飞世尔科技公司，批号：LD45845）；PVDF 膜（Millipore 公司，批号：K8A4571）；Bax、Bcl-2、CyclinD1、CyclinE1、β-actin（美国 Proteintech 公司，货号分别为：60267-1-Ig、26593-1-AP、26939-1-AP、11554-1-AP、66009-1-Ig）。

4. 仪器

超净工作台（苏州安泰空气技术有限公司，型号 SW-CJ-2FD），CO_2 细胞培养箱（日本 Panasonic 公司，型号 MCO-20AIC），酶标仪（美国 MD 公司，型号 SpectraMax i3），电子显微镜（日本 Olympus 公司，型号 TH4-200），流式细胞仪（美国 BD 公司，型号 LSR Ⅱ），摇床（上海辅泽商贸有限公司，型号 SLK-O3000-S）；酶标仪（瑞士 TECAN 公司，型号 M200 Pro）；荧光定量 PCR 系统（美国 ABI 公司，型号 C7500），电泳仪（美国赛默飞世尔科技公司，型号 A25977）；凝胶成像系统（上海天能科技有限公司，型号 Tanon 5200）。

5. 方法

（1）含药血清制备

SD 大鼠适应性喂养 3 天后，随机分为空白组及给药组，经换算后给药组大鼠予益肾通癃汤浸膏剂灌胃（给药体积为 15 mL/kg，1 天 1 次），空白组大鼠予同体积蒸馏水灌胃。灌胃 1 周后进行采血，经过离心、过滤、灭活后吸出上清即为含药血清或空白血清。课题组在前期预实验中进行细胞毒性实验显示前列腺癌 PC-3 细胞的 MTD 剂量为 14.5 g/（mL·d），故本研究的给药剂量并不会对实验结果产生干扰。

（2）细胞培养与分组

前列腺癌 PC-3 细胞培养基由含 10% 胎牛血清的 RPMI 1640 组成，并置于 37 ℃、5% CO_2 的培养箱中培养。本研究将前列腺癌 PC-3 细胞分为 4 组，分为空白血清组及益肾通癃汤含药血清高、中、低剂量组，其中空白血清组为前列腺癌 PC-3 细胞给予等浓度空白血清干预，中药高、中、低剂量组分别给予益肾通癃汤 5%、10%、20% 含药血清干预 48 小时后进行检测，其中细胞抑制率检测时间点为 24 小时及 48 小时。

（3）网络药理学及分子对接技术预测

1）益肾通癃汤有效成分及药物靶点基因：采用 TCMSP、TCMID 数据库检索益肾通癃汤（补骨脂、熟地黄、黄芪、三棱、莪术）的药物有效成分及靶点基因。有效成分筛选标准为：OB > 30%，DL > 0.18，HL > 4 h。点击 "Related Targets"，获得益肾通癃汤的药物靶点基因。

2）前列腺癌疾病靶点基因：在 GeneCards、OMIM 数据库以 "Prostate cancer" 进行关键词进行检索。将获得的药物靶点基因和前列腺癌疾病靶点基因进行映射，获得益肾通癃汤治疗前列腺癌的靶点基因。

3）构建"药物–成分–预测靶点""药物–疾病–共同靶点"网络：借助 Cytoscape 3.8.1 软件将益肾通癃汤治疗前列腺癌的靶点基因及其有效成分进行映射构建"药物–成分–预测靶点""药物–疾病–共同靶点"网络；借助 STRING 数据库（https://string-db.org）对构建蛋白–蛋白相互作用（PPI）网络并运用 MCODE 插件对上述构建的 PPI 网络进行模块化聚类处理。

4）关键靶基因 GO 分析及 KEGG 分析：应用 R 语言（https://www.r-project.org/）软件中 clusterProfilerGO.R 插件及 Perl 语言进行关键靶点基因筛选，将筛选后的靶点基因运用 David 数据库进行 GO 富集分析及 KEGG 富集分析。

5）关键活性成分与关键靶点分子对接：为了验证网络药理学预测的关键活性成分与关键靶点之间的相互作用关系，对二者进行分子对接。分别采用 ChemOffice 软件及 PDB 数据库获取药物关键活性成分及关键靶点的 3D 结构，运用 Pymol 软件、AutoDock 1.5.6 软件及 Vina 进行分子对接。选取结合能 ≤ –6.0 kcal/mol 的活性成分作为益肾通癃汤治疗前列腺癌靶点的筛选依据，以此评价网络药理学预测的可靠性。

（4）细胞实验验证

1）细胞增殖检测：采用 CCK8 法检测益肾通癃汤含药血清对 PC-3 细胞增殖的影响。

2）细胞凋亡测定：采用 Annexin V&PI 双染色法进行细胞凋亡检测，结果用 ModFit LT 软件进行处理。

3）细胞侵袭、迁移检测：分别采用 Transwell 小室法及划痕实验法检测人前列腺癌 PC-3 细胞的侵袭及迁移情况。

4）Western blot 分析：提取各组前列腺癌 PC-3 细胞蛋白裂解物，高速离心 15 分钟，抽取上清液后按照 BCA 法检测蛋白浓度。取适量总蛋白用 12% 分离胶及 5% 浓缩胶进行 SDS-PAGE 电泳，转印至 PVDF 膜上，用含 5% 脱脂奶粉的 PBST 封闭 1.5 小时后添加抗体，一抗 4 ℃孵育过夜。二抗 37 ℃孵育 1.5 小时显影，结果运用 Image Lab 软件进行处理。

5）统计学处理：运用 SPSS 22.0 软件进行统计学分析，所有数据结果以 $\bar{x} \pm s$ 表示。如数据为正态分布，组间比较采用单因素方差分析。组间两两比较采用 SNK 检验方法，如不符合正态分布则采用 Dunnett's T3 检验，$P < 0.05$ 为存在显著差异。

二、结果

1. 药物有效成分

共获取益肾通癃汤 304 个药物有效成分，其中补骨脂 30 个、熟地黄 76 个，黄芪 87 个，三棱 30 个，莪术 81 个。根据 $OB > 30\%$，$DL > 0.18$，$HL > 4\,h$ 标准筛选去重后共获得 29 个益肾通癃汤主要有效成分。益肾通癃汤的主要有效活性成分具体见表 3-19。

表 3-19　益肾通癃汤中潜在活性成分

药物名称	编号	有效成分
补骨脂	MOL005639	新补骨脂查耳酮（Neobavachalcone）

药物名称	编号	有效成分
补骨脂	MOL005009	补骨脂乙素（Corylifolinin）
	MOL012237	胡萝卜甾醇（Daucosterol）
	MOL000131	亚油酸（Linoleic acid）
	MOL001950	补骨脂素（Psoralen）
	MOL000448	异补骨脂二氢黄酮（Isobavachin）
	MOL000359	谷甾醇（Sitosterol）
	MOL003590	异补骨脂素（Angelicin）
	MOL000422	山奈酚（Kaempferol）
	MOL004798	花翠素（Delphinidin）
	MOL000006	木犀草素（Luteolin）
	MOL000098	槲皮素（Quercetin）
熟地黄	MOL000449	豆甾醇（Stigmasterol）
	MOL003708	焦地黄素D（JioglutinD）
黄芪	MOL000211	丁子香萜（Mairin）
	MOL000239	佳罗醇（Jaranol）
	MOL000296	常春藤皂苷元（Hederagenin）
	MOL000354	异鼠李素（Isorhamnetin）
	MOL000371	3，9-美迪紫檀苷（3，9-di-O-methylnissolin）
	MOL000387	联苯双酯（Bifendate）
	MOL000392	芒柄花黄素（Formononetin）
	MOL000398	二氢异黄酮（Isoflavanone）
	MOL000417	毛蕊异黄酮（Calycosin）
	MOL000433	毛蕊异黄酮葡萄糖苷（Calycosin-7-glucoside）
三棱	MOL001297	顺式二十碳-11-烯酸（Trans-gondoic acid）
	MOL000852	香草酸（Vanillic acid）
莪术	MOL000906	温郁金萜醇（Wenjine）
	MOL000940	双脱甲氧基姜黄素（Bisdemethoxycurcumin）
	MOL004254	莪术醇（Curcumol）

2."药物 - 疾病"共同靶点

借助 TCMSP、TCMID 数据库筛选共获得益肾通癃汤药物靶点基因 259 个。于 GeneCards 并结合相关文献报道共筛选出前列腺癌靶点基因共 3321 个。将益肾通癃汤药物靶点基因和前列腺癌疾病靶点基因完成交互,获得交集靶点 175 个,具体见图 3-25;将 175 个交集靶点采用 Cytoscape 3.8.1 软件进行拓扑分析,前 10 位共同靶点分别为:AKT1、IL-6、VEGFA、TP53、TNF、CASP3、JUN、MAPK1、MYC、EGF,具体见图 3-26。

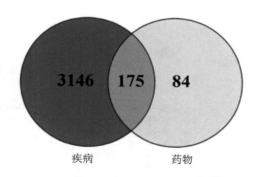

图 3-25 益肾通癃汤潜在活性成分与前列腺癌相关靶点 Veen 图

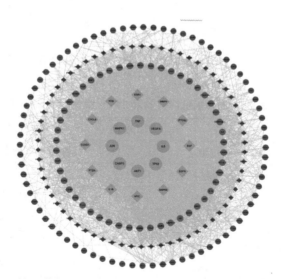

注:药物 - 疾病交集靶点由内向外度值依次减小。

图 3-26 益肾通癃汤治疗前列腺癌交集靶点的拓扑分析

3. "药物活性成分 – 预测靶点"网络分析

构建益肾通癃汤"药物活性成分–预测靶点"网络,其中"药物活性成分–预测靶点"网络由 175 个蛋白质靶标和 573 个边缘组成,紫色菱形代表益肾通癃汤的活性成分,蓝色圆形代表靶点基因,颜色越深、面积越大表示度值越大,根据度值筛选活性成分,其中化合物槲皮素、芒柄花黄素、常春藤皂苷、山奈酚、豆甾醇、补骨脂素、β – 谷甾醇、异鼠李素、3,9–di–O– 甲基尼索林、钙黏蛋白等药物有效成分与多个作用靶点存在密切联系,具体见图 3–27、表 3–20。

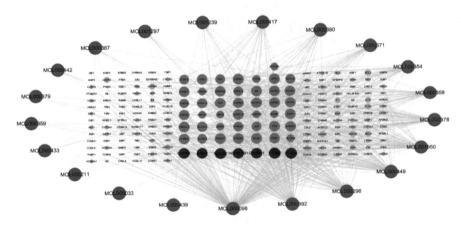

图 3–27 益肾通癃汤 "药物活性成分 – 预测靶点" 网络

表 3–20 益肾通癃汤有效活性成分信息(排名前 10)

Mol ID	活性成分	度值	所属中药
MOL000098	quercetin(槲皮素)	223	补骨脂、熟地黄、黄芪、三棱、莪术
MOL000392	formononetin(芒柄花黄素)	103	补骨脂、熟地黄、黄芪
MOL000296	hederagenin(常春藤皂苷)	82	补骨脂、熟地黄、黄芪、三棱、莪术
MOL000422	kaempferol(山奈酚)	63	补骨脂、熟地黄、黄芪、三棱
MOL000449	stigmasterol(豆甾醇)	52	补骨脂、熟地黄、黄芪
MOL001950	psoralen(补骨脂素)	33	补骨脂
MOL000358	beta–sitosterol(β – 谷甾醇)	32	补骨脂、熟地黄
MOL000354	isorhamnetin(异鼠李素)	21	熟地黄

续表

Mol ID	活性成分	度值	所属中药
MOL000371	3，9-di-O-methylnissolin（3，9-美迪紫檀苷）	16	补骨脂、三棱、莪术
MOL000417	calycosin（钙黏蛋白）	15	补骨脂、黄芪

4."药物-疾病"共同靶点网络分析

"药物-疾病"共同靶点网络由 139 个蛋白质靶点及 371 条边组成，其中紫色三角形为益肾通癃汤的五味药物（补骨脂、熟地黄、黄芪、三棱、莪术），圆形为益肾通癃汤治疗前列腺癌的共同靶点，越靠外面、面积越大表示与益肾通癃汤治疗前列腺癌的关联程度越密切，其中度值较高靶点多集中于调控细胞增殖、凋亡、细胞周期，减少炎症反应，抑制微小血管新生，降低氧化应激等作用，具体见图 3-28。

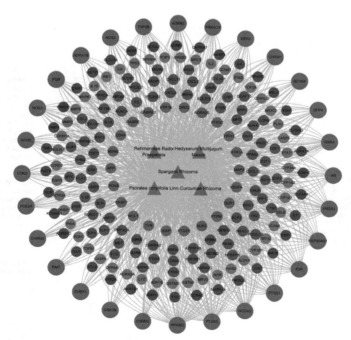

图 3-28　益肾通癃汤治疗前列腺癌潜在作用靶点相互作用图

5. PPI 网络图分析

借助 STRING 数据库将上述获得的 175 个交集靶点构建 PPI 网络，一共获得 104 个节点，1658 条边，平均度值为 31，其中 AKT1、IL-6、TP53、VEGFA、TNF、CASP3、JUN、MAPK1、MYC 等度值较大，提示与其他蛋白互作力强较强，具体见表 3-21。运行 Cytoscape3.8.1 软件中的 MCODE 插件对复杂（靶点基因）蛋白群进行蛋白聚类，以获得不同功能的蛋白模块，共获得 4 个（靶点基因）蛋白聚类群并进行 GO-BP 分析，模块一以 AKT1 蛋白为代表，涉及 DNA 结合转录因子活性的调控、抗氧化反应、细胞增殖 / 凋亡调节、细胞周期调节、细胞对氧化应激的反应、肿瘤血管生成调控、生长因子信号传导、细胞外基质降解、肿瘤坏死调节、炎性反应调节、雄激素受体调控等环节，模块二以 RXRA 蛋白为代表，涉及染色体浓缩机转录、转录辅激活、小分子代谢、对金属离子反应、对无机物反应等过程，模块三以 SULT1E1 蛋白为代表，涉及类固醇激素生物合成、癌基因活化等过程，模块四以 SCN5A 蛋白为代表，涉及钠离子通道抑制等过程，具体见图 3-29。

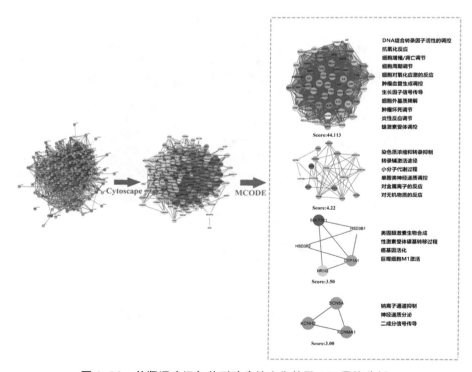

图 3-29 益肾通癃汤与前列腺癌的交集基因 PPI 网络分析

6. GO 及 KEGG 富集分析

对上述获得的益肾通癃汤治疗前列腺癌的关键靶基因采用 DAVID 数据库进行 GO 生物过程和 KEGG 信号通路分析,得到 DNA 转录功能、泛素样酶结合、雄激素受体功能、核受体功能、细胞周期、细胞凋亡、细胞增殖等生物学过程的 95 个 GO 条目,KEGG 通路 117 条,以 $P \leq 0.05$,$FDR \leq 0.05$ 为标准,并以 P 值升序排列,分别筛选出符合条件的 20 个生物过程和 20 条信号通路,并将 GO 生物过程以气泡图的形式展现出来(图 3–30),将 KEGG 通路(取前 15 位)以表格形式展现出来(表 3–21、图 3–31)。

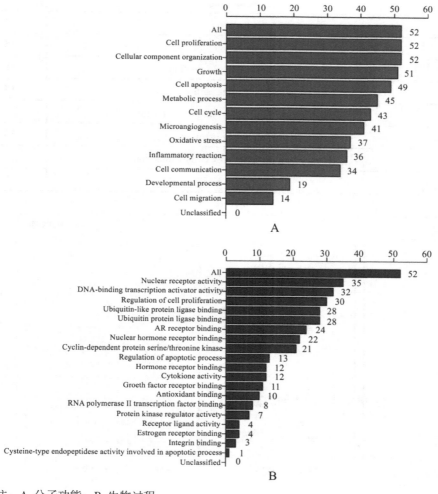

注:A. 分子功能;B. 生物过程。

图 3–30　益肾通癃汤治疗前列腺癌的关键靶基因的 GO 生物过程

表 3-21　益肾通癃汤治疗前列腺癌的信号通路（排名前 15）

编号	信号通路	度值
hsa05206	MicroRNAs in cancer	28
hsa04151	PI3K–Akt signaling pathway	26
hsa04115	P53 signaling pathway	21
hsa05205	Proteoglycans in cancer	17
hsa01521	EGFR tyrosine kinase inhibitor resistance	16
hsa05163	HIF–1α signaling pathway	16
hsa05215	Prostate cancer	15
hsa04210	Apoptosis	15
hsa04110	Cell cycle	15
hsa05169	Epstein–Barr virus infection	15
hsa04010	MAPK signaling pathway	14
hsa04933	AGE–RAGE signaling pathway in diabetic complications	13
hsa04668	TNF signaling pathway	13
hsa05170	Human immunodeficiency virus 1 infection	13
hsa05162	Measles	12

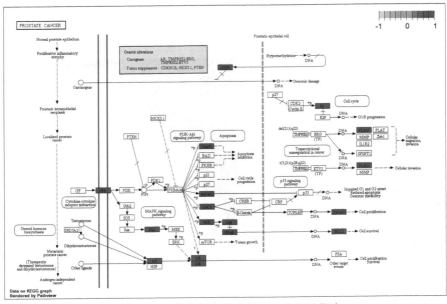

图 3-31　益肾通癃汤治疗前列腺癌通路靶点

7. 分子对接分析

借助 Autodock 软件选取"药物活性成分 – 预测靶点"网络图中度值最高的 2 个活性成分槲皮素、芒柄花黄素分别与 PPI 网络图中的 37 个、34 个潜在靶点存在相互作用，选取其中 6 个核心蛋白（TNF、TP53、AKT1、MARK1、IL–6、MYC）进行分子对接。配体与受体结合越稳定其结合能越低，分析结果显示槲皮素、芒柄花黄素与上述核心蛋白结合能全部 < –6 kcal/mol，具体见表 3–22。将上述结果借助 Pymol 软件进行可视化分析，具体见图 3–32、图 3–33，提示槲皮素、芒柄花黄素等活性成分可能是益肾通癃汤的核心活性成分之一，其治疗前列腺癌的分子机制可能与 TNF、TP53、AKT1、MARK1、IL–6、MYC 等蛋白发生作用相关。

表 3–22　益肾通癃汤核心活性成分与核心蛋白结合能（kcal/mol）

MolID	活性成分	结合能					
		TNF	TP53	AKT1	MARK1	IL–6	MYC
MOL000098	槲皮素	–8.63	–7.85	–6.46	–6.27	–7.54	–6.16
MOL000392	芒柄花黄素	–9.46	–6.03	–7.34	–6.14	–7.26	–6.45

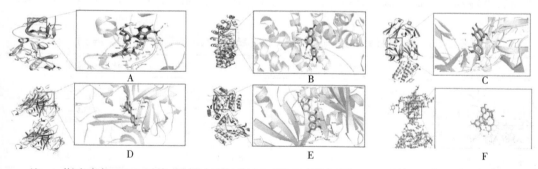

注：A. 槲皮素与 AKT1 对接；B. 槲皮素与 TP53 对接；C. 槲皮素与 IL–6 对接；D. 槲皮素与 TNF 对接；E. 槲皮素与 MARK1 对接；F. 槲皮素与 MYC 对接。

图 3–32　槲皮素与核心蛋白分子对接图

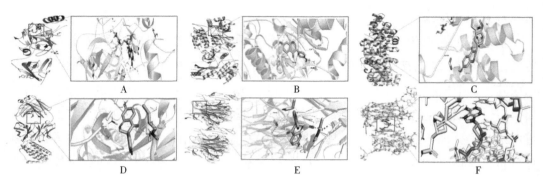

注：A.芒柄花黄素与AKT1对接；B.芒柄花黄素与MARK1对接；C.芒柄花黄素与TP53对接；D.芒柄花黄素与IL-6对接；E.芒柄花黄素与TNF对接；F.芒柄花黄素与MYC对接。

图3-33　芒柄花黄素与核心蛋白分子对接图

8. 药理实验验证

（1）益肾通癃汤对人前列腺癌PC-3细胞抑制率的影响

益肾通癃汤干预人前列腺癌PC-3细胞24小时、48小时后，与空白血清组比较，益肾通癃汤含药血清各剂量组均可显著抑制PC-3细胞增殖（$P < 0.05$，$P < 0.01$），除益肾通癃汤含药血清低剂量组外，随着时间的增加，抑制率也在增大，具体见表3-23。

表3-23　益肾通癃汤对人前列腺癌PC-3细胞抑制率的影响（$\bar{x} \pm s$，$n=3$）

组别	含药血清/%	24 h 细胞抑制率/%	48 h 细胞抑制率/%
空白血清组		3.98 ± 0.24	4.70 ± 0.26
益肾通癃汤低剂量组	5	31.90 ± 2.46*	29.54 ± 3.44*
益肾通癃汤中剂量组	10	50.69 ± 2.52*#	53.79 ± 4.89*#
益肾通癃汤高剂量组	20	66.83 ± 4.06 △#*	69.85 ± 4.93 △#*

注：与空白血清组比较，*$P < 0.05$；与益肾通癃汤低剂量组比较，#$P < 0.05$；与益肾通癃汤中剂量组比较，△$P < 0.05$。

（2）益肾通癃汤对人前列腺癌PC-3细胞凋亡率的影响

与空白血清组比较，益肾通癃汤含药血清各剂量组可显著促进前列腺癌PC-3细胞凋亡（$P < 0.05$）；但益肾通癃汤中剂量组与益肾通癃汤高剂量组的细胞凋亡率无显著差异（$P > 0.05$），具体见图3-34、表3-24。

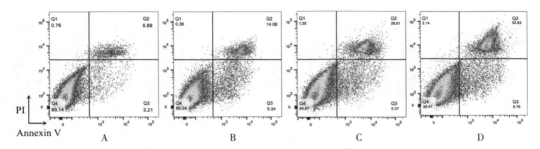

注：A. 空白血清；B. 益肾通癃汤 5% 含药血清；C. 益肾通癃汤 10% 含药血清；D. 益肾通癃汤 20% 含药血清。

图 3-34　益肾通癃汤对人前列腺癌 PC-3 细胞凋亡率的影响

表 3-24　益肾通癃汤对人前列腺癌 PC-3 细胞凋亡率的影响（$\bar{\chi} \pm s$，$n=3$）

组别	含药血清 /%	细胞凋亡率 /%
空白血清组		10.57 ± 1.17
益肾通癃汤低剂量组	5	$20.38 \pm 2.43^{*}$
益肾通癃汤中剂量组	10	$36.61 \pm 3.76^{*\#}$
益肾通癃汤高剂量组	20	$41.84 \pm 4.53^{*\#}$

注：与空白血清组比较，$^{*}P < 0.05$；与益肾通癃汤低剂量组比较，$^{\#}P < 0.05$。

（3）益肾通癃汤对人前列腺癌 PC-3 细胞侵袭、迁移能力的影响

与空白血清组比较，益肾通癃汤含药血清各剂量组均可显著降低前列腺癌 PC-3 细胞体外侵袭、迁移能力并呈现出剂量依赖趋势（$P < 0.05$）；但益肾通癃汤低剂量组与益肾通癃汤中剂量组的 48 小时细胞迁移率无显著差异（$P > 0.05$），具体见图 3-35、图 3-36、表 3-25。

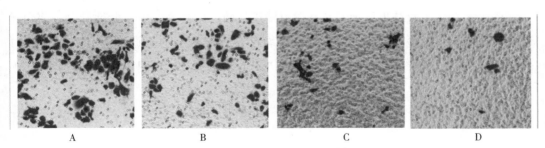

注：A. 空白血清；B. 益肾通癃汤 5% 含药血清；C. 益肾通癃汤 10% 含药血清；D. 益肾通癃汤 20% 含药血清。

图 3-35　益肾通癃汤对人前列腺癌 PC-3 细胞侵袭能力的影响

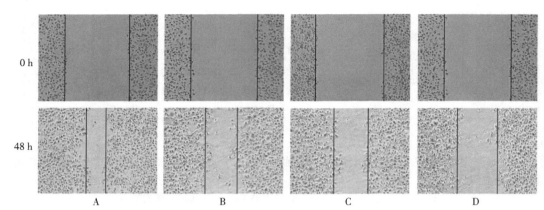

注：A.空白血清；B.益肾通癃汤 5% 含药血清；C.益肾通癃汤 10% 含药血清；D.益肾通癃汤 20% 含药血清。

图 3-36　益肾通癃汤对人前列腺癌 PC-3 细胞迁移能力的影响

表 3-25　益肾通癃汤对人前列腺癌 PC-3 细胞侵袭、迁移能力的影响（$\bar{\chi} \pm s$，$n=3$）

组别	含药血清 /%	细胞侵袭数 / 个	48 h 细胞迁移率 /%
空白血清组		85.67 ± 4.92	73.23 ± 5.64
益肾通癃汤低剂量组	5	62.33 ± 3.40*	37.47 ± 3.23*
益肾通癃汤中剂量组	10	29.67 ± 2.87*#	31.14 ± 2.86*
益肾通癃汤高剂量组	20	10.34 ± 1.25△#*	22.51 ± 2.06△#*

注：与空白血清组比较，*$P < 0.05$；与益肾通癃汤低剂量组比较，#$P < 0.05$；与益肾通癃汤中剂量组比较，△$P < 0.05$。

（4）益肾通癃汤对人前列腺癌 PC-3 细胞 Bax、Bcl-2、CyclinD1、CyclinE1 蛋白表达变化的影响

Western blot 实验结果显示，与空白血清组比较，中药高、中、低剂量组人前列腺癌 PC-3 细胞中 Bcl-2、CyclinE1 蛋白表达均存在一定程度的下调，而 Bax、CyclinD1 蛋白表达上调并存在显著差异（$P < 0.05$，$P < 0.01$），具体见图 3-37、表 3-26。

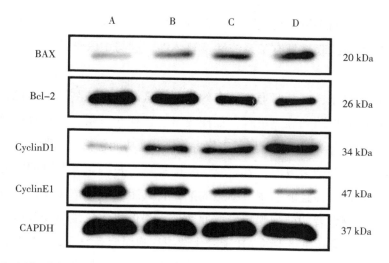

注：A.空白血清；B.益肾通癃汤 5% 含药血清；C.益肾通癃汤 10% 含药血清；D.益肾通癃汤 20% 含药血清。

图 3-37 益肾通癃汤对人前列腺癌 PC-3 细胞 Bax、Bcl-2、CyclinD1、CyclinE1 蛋白表达变化的影响

表 3-26 益肾通癃汤对人前列腺癌 PC-3 细胞 Bax、Bcl-2、CyclinD1、
CyclinE1 蛋白表达变化的影响（$\bar{x} \pm s$, $n=3$）

组别	含药血清 /%	Bax/β–actin	Bcl–2/β–actin	CyclinD1/β–actin	CyclinE1/β–actin
空白血清		0.57 ± 0.02	0.96 ± 0.02	0.51 ± 0.02	0.95 ± 0.03
益肾通癃汤低剂量组	5	0.69 ± 0.02*	0.85 ± 0.03*	0.67 ± 0.03*	0.83 ± 0.04*
益肾通癃汤中剂量组	10	0.84 ± 0.04*#	0.66 ± 0.02*#	0.86 ± 0.03*#	0.66 ± 0.03*#
益肾通癃汤高剂量组	20	0.98 ± 0.03△#*	0.53 ± 0.03△#*	1.01 ± 0.04△#*	0.52 ± 0.02△#*

注：与空白血清组比较，$^*P < 0.05$；与益肾通癃汤低剂量组比较，$^#P < 0.01$；与益肾通癃汤中剂量组比较，$^{\triangle}P < 0.05$。

三、讨论

目前，前列腺癌的发病机制及治疗靶点仍未十分明确，针对本病的治疗靶点药物亦处于探索阶段，西药因其较易产生不良反应及耐药性较大程度上降低了患者的生存质量，而运用中药治疗前列腺癌在某些方面具有一定优势。但是，中药有效成分复杂，作用靶点众多，因此给学者探索其药效机制其形成了较大阻碍，而借助生物信息学虚

拟计算、分子组学分析等研究方法，对"药物－疾病－靶点"进行网络构建及信息整合，使药物与疾病之间的联系具有了系统性及整体性，这与中医学的整体观念有较多相似之处。

本研究结果显示，经益肾通癃汤有效成分筛选及靶点预测发现其包含了多种有效活性呈协同作用调控前列腺癌进程，如槲皮素、芒柄花黄素、常春藤皂苷、山柰酚、豆甾醇、补骨脂素、β－谷甾醇、异鼠李素等，其生理功能包括抗高脂血症、抗癌、抗炎、抗氧化和免疫调节等诸多方面，有研究证实槲皮素、芒柄花黄素可抑制恶性肿瘤细胞增殖，促进其凋亡，并且能够调节细胞周期，将其阻滞在 G0/G1 期；常春藤皂苷能够有效降低前列腺癌患者的前列腺特异抗原数值，降低机体免疫耐受程度，其机制可能与抑制雄激素受体信号通路中的 AR 磷酸化调控细胞周期有关；山柰酚最主要的特性是抗炎性反应及抗氧化作用，其能够通过抑制前列腺组织中的炎性反应及氧化应激缓解前列腺癌进展。在前 10 位的药物活性成分中，其中补骨脂占 8 味，熟地黄占 7 味，黄芪、三棱占 6 味，莪术 4 味，可推测补骨脂可能是益肾通癃汤治疗前列腺癌的核心药物，符合其在原方中的君药地位，有研究显示补骨脂中的补骨脂苷具有较显著的改善免疫功能、抗肿瘤功效，能够有效调节多种免疫细胞及免疫分子，通过调控雄激素受体影响神经内分泌网络系统，并且能够在分子水平上调节癌基因剂抑癌基因。

益肾通癃汤与前列腺癌的交集蛋白相互作用网络分析结果显示，核心蛋白前 10 位分别为 AKT1、IL-6、TP53、VEGFA、TNF、CASP3、JUN、MAPK1、MYC。有研究显示，AKT1 在恶性肿瘤发生及进展的诸多生物过程均有参与，薛金喜等研究发现 AKT 可通过磷酸化通路下游多种作用底物促进前列腺癌细胞增殖，抑制前列腺癌细胞凋亡，同时 Chaurasiya 等研究发现 AKT 在前列腺癌、乳腺癌、肝癌等恶性肿瘤中均存在过表达及活化状态；陈斌申等研究显示 AKT1 对前列腺癌的发生和发展存在密切联系，同时对前列腺癌组织的研究发现 AKT1 蛋白的表达与前列腺癌的分化程度、侵袭转移及疾病分期存在密切关系；文艳梅等研究表明，补骨脂中活性成分补骨脂苷能够通过下调 AKT 延缓前列腺癌的进展。此外，本研究 Cytoscape 软件中的 MCODE 插件对复杂（靶点基因）蛋白群进行蛋白聚类，获得 AKT1、RXRA、SULT1E1、SCN5A 等蛋白为代表的 4 个蛋白聚类群，主要涉及 DNA 结合转录因子活性的调控、抗氧化反应、细胞增殖／凋亡调节、细胞周期调节、细胞对氧化应激的反应、肿瘤血管生成调控、生长因子信号传导、细胞外基质降解、肿瘤坏死调节、炎性反应调节、雄激素受体调控等生物学环节，推测益肾通癃汤可能通过这 4 个蛋白质聚类群发挥治疗前列腺癌的功效。

GO 及 KEGG 富集分析结果显示益肾通癃汤能够通过多个生物学过程及多条信号通路调控细胞增殖、凋亡，抑制炎性反应及氧化应激等过程。KEGG 富集分析中的 Apoptosis 信号通路可通过激活肿瘤坏死家族细胞因子，经 PKB/Akt 磷酸化后与游离的 CASP3、Bax、Bcl-2 等特异性结合，降低氧化应激，最终促进细胞凋亡；PI3K/AKT 通路 AKT 可磷酸化 JUN、MAPK1 等进而抑制 p21、p27 等调控细胞周期，使其阻滞在 G0/G1 期，同时降低其侵袭、迁移能力，最终导致肿瘤细胞凋亡，此外，其能够通过 β -Catenin/TCF/LEF 途径通过 DNA 转录途径调控 Cyclin、Bcl-2 等蛋白表达，进而抑制前列腺癌细胞增殖并促进其凋亡；p53 是 PI3K/AKT 信号通路的下游蛋白，其能够通过 GSK3 磷酸化 CREB 及 β -Catenin，阻断 p53DNA 转录过程，抑制炎性反应，使细胞周期阻滞在 G1/G2 期，并其可调控 Bax、Bcl-2 等细胞凋亡调控蛋白的表达诱导细胞凋亡，最终阻断肿瘤的发生及进展。

从分子对接结果我们能够知悉核心活性成分与核心蛋白分子的结合能均≤ –6 kca/mol，其结合位点均存在较稳定的 H 键及疏水键，其中分子对接最稳定的是芒柄花黄素与 TNF 的结合（–9.46 kcal/mol），其次是槲皮素与 TNF 的结合（–8.63 kcal/mol），提示益肾通癃汤活性成分与核心受体蛋白能够稳定结合，起到治疗前列腺癌的作用。

由于网络药理学的研究具有一定的局限性，所以本文借助细胞实验对网络药理学及分子对接预测的相关靶点进行验证。细胞验证实验结果显示，益肾通癃汤含药血清可有效抑制人前列腺癌 PC-3 细胞的增殖，促进前列腺癌 PC-3 细胞凋亡并呈剂量依赖性（$P < 0.05$）。同时 Western blot 结果显示，调控前列腺癌 PC-3 细胞增殖、凋亡及周期的蛋白 Bcl-2、Cycline E1 等蛋白随益肾通癃汤剂量而出现不同程度的降低，但 Bax、Cycline D1 等蛋白呈相反趋势改变，证实了益肾通癃汤能够通过调控细胞增殖、凋亡及周期相关蛋白进而治疗前列腺癌。

本文基于网络药理学及分子对接技术研究益肾通癃汤治疗前列腺癌的分子机制，并设计细胞实验进行验证，证实益肾通癃汤治疗前列腺癌的分子机制可能与其调控细胞增殖及凋亡、细胞周期，减少炎症反应，抑制微小血管新生，降低氧化应激等生物学过程及信号通路相关。益肾通癃汤可能通过核心活性成分槲皮素、芒柄花黄素、常春藤皂苷、山柰酚、豆甾醇、补骨脂素等与 TNF、TP53、AKT1、MARK1、IL-6、MYC 等核心蛋白结合，从而调控细胞增殖及凋亡、细胞周期，减少炎症反应，抑制微小血管新生，降低氧化应激等生物学过程及信号通路。通过基因可视化寻找益肾通癃汤的可能作用靶点，相对科学可靠地预测益肾通癃汤治疗前列腺癌的分子作用机制，为益肾通癃汤的应用及前列腺癌的防治提供了新思路。但受中药成分复杂、靶点众多的特点限制，其更进一步的药效机制仍需要更进一步的研究探讨。后续研究可进一步基于网络药理学及分子对接的预测结果，拓展益肾通癃汤及主要药物成分抗前列腺癌作用机制的研究范围，有助于从中药中寻找抗前列腺癌的新药。

参考文献

［1］KANG Y M，SONG P，FANG K，et al. Survival outcomes of low prostate-specific antigen levels and T stages in patients with high-grade prostate cancer：a population-matched study [J] .J Cancer，2020，11（22）：6484-6490.

［2］李小江，冯梦晗，牟睿宇，等.中医药干预前列腺癌内分泌治疗后部分雄激素缺乏综合征的研究进展 [J]. 天津中医药，2020，37（7）：831-835.

［3］殷振超，周建甫，陈志强，等.前列腺癌现代中医平衡论治理论体系探讨 [J]. 中华中医药杂志，2020，35（2）：546-548.

［4］邓仁芬，姚杨，李小江，等.贾英杰"守方微调"治疗前列腺癌经验 [J]. 中医杂志，2019，60（20）：1724-1727.

［5］和梦珂，刘传波，杨佳璇，等.从异病同治探讨温阳法治疗前列腺癌的可行性 [J].中医杂志，2018，59（18）：1618-1620.

［6］陈其华，欧阳政洁，赵丹，等.益肾通癃胶囊对前列腺增生模型小鼠生殖激素水平的影响 [J].中华男科学杂志，2016，22（11）：1011-1015.

［7］周欢，羊羡，李博，等.益肾通癃胶囊对良性前列腺增生大鼠模型 COX-2 及 PGE-2 表达的影响 [J].山西中医药大学学报，2020，21（1）：14-17，22.

［8］涂雅玲，陈其华.益肾通癃胶囊对前列腺增生模型大鼠雌雄激素比及缺氧诱导因子-1α 的影响 [J].湖南中医药大学学报，2020，40（1）：14-17.

［9］徐文静，陈其华，宾东华.益肾通癃汤对前列腺癌去势治疗的减毒增效作用临床观察 [J].湖南中医药大学学报，2020，40（5）：617-620.

［10］赵苗青，李丰，石彬彬，等.系统药理学（Ⅵ）-TCMSP 数据库及其应用 [J].中医药信息，2020，37（3）：22-29.

［11］江珊，蒋勃，徐桂珍，等 . 使用 Cytoscape 对生物网络数据的建模和分析 [J]. 农业网络信息，2017（6）：32-37.

［12］方崇锴，杨丽廷，莫宗权，等 . 基于网络药理学和分子对接探讨熊果酸治疗胃癌的分子机制 [J]. 中国新药杂志，2020，29（20）：2372-2380.

［13］张会鲜，何琪杨 .CCK-8 法检测药物影响肿瘤细胞增殖的优化研究 [J]. 药学研究，2016，35（2）：63-66.

［14］LI X B，LIU R，WANG Z，et al. MicroRNA-7 regulates the proliferation and metastasis of human papillary carcinoma cells by targeting Bcl-2[J] .Am J Transl Res，2020，12（9）：5772-5780.

［15］陈水龄 . 姜黄素抑制实验性脉络膜新生血管的机制研究 [D]. 北京：中国中医科学院，2020.

［16］高永军，陈天泽，于如同 .PAK4 抑制剂对胶质瘤细胞侵袭、迁移与增殖能力的影响 [J]. 徐州医科大学学报，2020，40（6）：396-401.

［17］WU X B，LONG X B，YANG C，et al. Icaritin reduces prostate cancer progression via inhibiting high-fat diet-induced serum adipokine in TRAMP mice model[J] .J Cancer，2020，11（22）：6556-6564.

［18］ZHU J L，WANG Y，LI D，et al. Interleukin-35 promotes progression of prostate cancer and inhibits anti-tumour immunity[J].Cancer Cell Int，2020，20（10）：487-489.

［19］王程成，封亮，刘丹，等 . 结合网络药理学的中药组分结构研究思路 [J]. 中国中药杂志，2015，40（22）：4514-4519.

［20］COUTURE R，MORA N，AL B S，et al. Luteolin modulates gene expression related to steroidogenesis，apoptosis，and stress response in rat LC540 tumor Leydig cells[J] .Cell Biol Toxicol，2020，36（1）：31-49.

［21］何华琼，饶红，郑君，等 . 补骨脂苷对前列腺癌原位移植瘤模型小鼠雄激素受体信号通路的影响 [J]. 世界科学技术 - 中医药现代化，2019，21（4）：641-646.

［22］ZHANG F，MA C M. Kaempferol suppresses human gastric cancer SNU-216 cell proliferation，promotes cell autophagy，but has no influence on cell apoptosis[J] .Braz J Med Biol Res，2019，52（2）：78-83.

［23］XUE J X，ZHANG Z W，HU H Y.Prostate cancer growth inhibition by 1-（3，

5–Dimethylphenyl）–6–methyl–1H–pyrazolo[4，3–c]pyridin–4（5H）–one via down–regulation of phosphorylation PI3K/AKT and STA3/JAK2[J].Dokl Biochem Biophys，2020，495（1）：347–353.

［24］CHAURASIYA S，WU W F，STROM A M，et al. Estrogen receptor β regulates AKT activity through up–regulation of INPP4B and inhibits migration of prostate cancer cell line PC–3[J].Proc Natl Acad Sci U S A，2020，117（42）：26347–26355.

［25］CHEN B S，ZHANG Y M，LI C M，et al. CNTN–1 promotes docetaxel resistance and epithelial–to–mesenchymal transition via the PI3K/Akt signaling pathway in prostate cancer.[J].Arch Med Sci，2021，17（1）：152–165.

［26］文艳梅，梁宗安，徐治波，等.补骨脂苷抑制 PI3K/AKT 通路对肺腺癌 A549 细胞存活和转移的影响 [J]. 中国免疫学杂志，2020，36（17）：2091–2095.

［27］JIANG F，WU P F. DSC2Regulating Expression affects the proliferation and apoptosis of prostate cancer cells[J].Cancer Manag Res，2020，12（2）：11453–11462.

［28］LIU K Y，XUE B Y，BAI G Q，et al. F–box protein FBXO31 modulates apoptosis and epithelial–mesenchymal transition of cervical cancer via inactivation of the PI3K/AKT–mediated MDM2/p53 axis[J].Life Sci，2020，259（3）：118–127.

陈其华分期辨治激素难治性前列腺癌经验

刘德果[1,2]，陈其华[1*]

（1.湖南中医药大学第一附属医院，湖南 长沙，410000；

2.湖南中医药大学，湖南 长沙，410008）

【摘要】本文介绍陈其华教授分期辨治激素难治性前列腺癌的经验。陈其华教授认为，激素难治性前列腺癌的疾病分期可分为雄激素依赖期"肺肾阴虚"证和雄激素抵抗期"阴阳俱虚"证，针对上述病机在治疗上应进行分期辨治，参以引经药物直达病所，并注重整体与局部辨证，权衡疾病虚实主次，在不同分期分别治以"金水相生"

与"阴阳双补，通调三焦"等法，综合运用养阴补肾汤与温阳补肾汤加减等方药，每获良效，另举验案二则供同道参考。

【关键词】激素难治性前列腺癌；陈其华；分期辨治；中医药；名医经验

目前，尽管前列腺癌内分泌治疗的早期疗效较为肯定，但经治疗一段时间后几乎所有的前列腺癌患者都将发展为激素难治性前列腺癌（hormone refractory prostate cancer，HRPC），导致患者生存质量严重下降，生存期急剧减少。现阶段针对 HRPC 仍无标准有效的治疗方案，继续使用西药疗效不甚理想，不良反应明显，患者病情仍持续进展。如何延缓 HRPC 进展，减少内分泌治疗的不良反应，延长生存期限，已成为研究者们不断深入研究的难点及热点。

陈其华教授为全国名中医、国家二级教授、博士研究生导师、全国老中医药专家学术经验继承工作指导老师，湖南中医药大学第一附属医院中医外科学科带头人、湖南省中医男科临床医学研究中心主任，从事中医外科疾病的中西医结合诊疗及基础研究近 40 年，擅长中医外科、男科疑难杂病的诊疗。陈其华教授认为，HRPC 的治疗现状为中医药介入其治疗提供了良好契机。陈其华教授审证求因，提出 HRPC 在雄激素依赖期可治以"金水相生"法，从而延缓其往雄激素抵抗期进展；在雄激素抵抗期治以"阴阳双补，通调三焦"法，有效延长患者生存期限，提高其生存质量，疗效显著。现将陈其华教授分期辨治 HRPC 的经验总结如下。

一、病因病机

1. 脾肾虚衰，阴阳失调为发病之因

陈其华教授认为，HRPC 与男性脾肾二脏功能密切相关，本病存在不同临床分期，其病机应有所差异，但"肾虚"贯穿始终。男性年老"精少，肾脏衰，形体皆极"，肾火难以温煦诸脏，津液气血难以润泽皮毛，诸如痰饮、水湿、血瘀等留滞经络，更加药物损伤及癌瘤消耗肾气，癌毒蓄而化火耗伤阴液，日久终致阴阳失调，两者俱虚，虚邪贼风乘虚而入。清代医家王清任云："元气既虚……血管无气，必停留成瘀。"此外，肾阳失于温煦中焦脾脏，或饮食伤及脾脏，或衰老脾气虚衰，水谷精微难以化生输布，日久诸脏阴阳及机体正气受损。《黄帝内经》曰："荣卫不行，五脏不通，则死矣。"在临床上，多数 HRPC 患者可见夜间肢冷，麻木或乏力、盗汗自汗、精神萎靡、食少便溏、

排尿困难等临床表现，均为癌瘤损伤脾肾，脾肾两虚，阴阳失调之象。

2. 情志饮食伤及脏腑为起病之源

陈其华教授认为，前列腺癌进展为 HRPC 与情志饮食伤及脏腑密切相关，其中又以脾肾为重，与肝密切相关。清代医家高秉钧有云："病起于脏者为内因……皆由气郁而成。"各类情志刺激，加之内分泌治疗药物不良反应较多，患者往往处于紧张、焦虑、恐惧等负面情绪中，肝气失于条达，经气不行，先天肾阳失于气化温煦，使诸如痰浊、水湿、血瘀等留滞经络蓄于体内阻滞精窍；加之药物损伤脾胃，食欲缺乏，饮食失常，中焦脾胃湿浊痰瘀阻滞精室，从而进展为本病。

3. 瘀毒久积、邪郁下焦为致病之标

《疡科心得集》有云："癌肿者……乃五脏瘀血浊气痰滞。"陈其华教授认为，前列腺癌进展为 HRPC 是多病理因素作用的结果，证属本虚标实，正虚以脾肾不足、阴阳失调为主，标实以血瘀痰凝、精道阻滞多见，往往由虚致病，又由病致虚，反复循环，虚实夹杂，以虚为主。脾肾不足，肾精亏虚，清阳不升，湿浊不化，痰瘀阻滞，九窍不通，精道不行，从而诱发本病。

二、疾病分期

1. HRPC 雄激素依赖期应属"肺肾阴虚"证

HRPC 雄激素依赖期已基本丧失手术根治可能，内分泌药物治疗为该分期的首选治疗手段。应用内分泌治疗期间患者内环境的激素数值会发生急剧波动，导致诸如口干、潮热、烦躁、眩晕、性欲减退、男性乳房女性化、骨质疏松、心血管病变等不良反应。根据该期患者的临床表现，陈其华教授认为此期病机应为肺肾气阴亏虚，病位在肺、肾、心、肝等多个脏腑。肺为华盖之脏，水之上源，肾主水，人体水液代谢及排泄均依赖于肺肾二脏，而肾阴亏虚往往会累及肺阴。明代医家张介宾有云："阴水不足，阴火上升，肺受火邪。"肾阴为一身阴气之源，肾水不足，则肺阴亦无所充养，终致肺肾气阴亏虚证候，因此该期患者往往多见口干舌燥、五心烦热、心悸不安、乏力自汗、神疲气短、眩晕目蒙等肺肾阴虚表现。

2. HRPC 雄激素抵抗期应属"阴阳俱虚"证

几乎所有的前列腺癌患者经内分泌治疗后均进展为 HRPC。陈其华教授认为，尽

管前列腺癌内分泌治疗的早期疗效较为肯定，但随着疾病进入 HRPC 雄激素抵抗期，其病机及临床表现亦出现相应变化，即从"肺肾阴虚"进展为"阴阳俱虚"。HRPC 雄激素抵抗期内分泌治疗收效甚微，多数患者在此期可见夜间肢冷、麻木或乏力、盗汗自汗、精神萎靡、食少便溏、排尿困难等临床表现，均为阴阳俱虚之象。

脾肾阳虚，气化失司，前列腺位于人体下焦，为水液之出路，水湿痰瘀易滞此所，痰湿瘀毒缠绵终致疾病进展。清代叶天士有云："湿胜则阳微。"水湿痰瘀损伤机体阳气，脾失健运，则水湿痰瘀程度更甚，形成恶性循环，终致阴阳俱虚。因此该期患者往往多见畏寒肢冷、腰膝酸软、骨痛频发、便溏时作、神疲浮肿等阴阳俱虚表现。

三、分期辨治

1. HRPC 雄激素依赖期应治予"金水相生"法

陈其华教授在 2006 年便根据 HRPC 雄激素依赖期的病因病机提出"金水相生"的治疗观点，并拟制了针对 HRPC 雄激素依赖期的基本方——养阴补肾汤。养阴补肾汤其方药组成：熟地黄 15 g，生地黄 15 g，南沙参 15 g，天冬 15 g，酒黄精 15 g，牡蛎 15 g，黄芩 10 g，桂枝 6 g，枸杞子 15 g，半枝莲 12 g，玄参 15 g，浙贝母 15 g，女贞子 15 g，麦冬 15 g，当归 15 g。

其中熟地黄、生地黄共用滋阴生津补血、抗肿瘤；南沙参养阴清肺、生津益气；天冬、麦冬、酒黄精、枸杞子合用养阴润肺、益气生津；桂枝温经通阳、振奋阳气、调和营卫。又予玄参、牡蛎、浙贝母（消瘰丸）清润化痰、软坚散结，以缓解患者癃闭不通症状；当归补血生血，使血生有源；半枝莲解毒散结，抗肿瘤，其余诸药合用，益气养阴，使肺肾阴液得复，营卫得和。陈其华教授亦根据患者兼证进行灵活加减，如排尿困难伴形寒肢冷者，加制附片、肉苁蓉；伴腰腹下坠、神疲劳倦者，加黄芪、人参；伴排尿灼痛者，加茵陈、车前子；阴虚火旺者加黄柏、麦冬；乳房女性化者加昆布、郁金等；血尿血精者加白茅根、茜草，随证治之，应证而变，每获良效。

2. HRPC 雄激素抵抗期应治予"阴阳双补，通调三焦"法

陈其华教授认为，及至 HRPC 雄激素抵抗期，往往发生脾肾阳虚，加之阴液枯涸，终致阴阳俱虚。陈其华教授根据 HRPC 雄激素抵抗期的病因病机，提出"阴阳双补，通调三焦"的治疗原则，并创制温阳补肾汤，其具体组成：黄芪 15 g，生晒参 10 g，肉桂 6 g，淫羊藿 15 g，西洋参 15 g，附片 10 g，菟丝子 15 g，补骨脂 15 g，白术 15 g，

柴胡 15 g，知母 15 g，枳实 15 g，干姜 5 g，半枝莲 15 g，山药 15 g，龟甲 30 g。

其中肉桂、附片、干姜补火助阳，通调气血、散寒止痛；黄芪、生晒参益气升阳；淫羊藿、菟丝子、补骨脂补肾益精；龟甲滋阴潜阳，益肾生精；柴胡、枳实疏肝理气，消积除癥，通调三焦，使阴邪祛除，诸药合用，阴阳俱补，三焦得通。此外，该期患者较易发生骨转移，可加延胡索、川芎、络石藤理气止痛；见血瘀之象可酌情加桃仁、红花、失笑散；脾胃气滞者可加六神曲、鸡内金等。全方寒热并用，阴阳双补，又可避免滋腻过度、大寒大热之弊。

四、临证备要

HRPC 由雄激素依赖性向雄激素抵抗性进展为渐进之过程。陈其华教授在临证治疗本病时强调详审阴阳转化之表现，顺应各脏腑气机升降特性进行辨治，尤重视脾、肾、肺等脏腑，旨在固守肾气，补益真元，应坚持整体审察，切不可仅注重调整单个脏腑的阴阳盛衰。

此外，上述 HRPC 的两个分期并无绝对明确的界限，在 HRPC 雄激素依赖期亦可出现阳虚之象，有部分患者在 HRPC 病情平稳阶段，前列腺特异性抗原（PSA）尚未明显增加时便已发生畏寒肢冷、神疲乏力、舌白、脉沉细等阳虚之象。因此，在临证治疗本病时应强调病症结合，切忌盲目照搬，需详察其各个临床表现，同时各临床表现转变亦可能在 PSA 水平变化之前发生，应进行仔细审察、谨慎辨治。

五、典型病案

病案 1

患者，66 岁。于 2019 年 4 月 16 日于湖南中医药大学第一附属医院国医堂初诊。患者及其家属诉其于 2018 年 3 月 11 日在中南大学湘雅医院行前列腺穿刺活检，常规病理示前列腺 3—7 点穿刺组织：前列腺癌，外周存在凝固性坏死，当时查 PSA 数值 15.33，Gleason 评分共 9 分。盆腔 CT 及 PET-CT 未见骨转移征象。该患者经确诊当时予行放疗 + 内分泌治疗（亮丙瑞林 + 比卡鲁胺）。患者自诉经上述治疗后数月后出现足心潮热，下腹坠胀闷痛，髋部及胸骨处时常刺痛，神疲劳倦，常常盗汗，口唇时常麻木，口渴偶尔觉苦，大便稍干结，小便频数且黄。经人介绍在陈其华教授处治疗，查 PSA

数值为 0.12。

刻下：口干舌燥，神疲劳倦，烦躁不安，乏力自汗，心悸气短，潮热汗出，小便点滴呈细线，夜尿频多，色黄，大便干结，数日一行，纳寐较差，舌红绛，苔黄腻，脉细数。

诊断：前列腺癌。

辨证：肺肾阴虚，湿热蕴结。

治法：滋阴润肺，益气生津，清利湿热。

拟方养阴补肾汤加减：熟地黄 15 g，生地黄 15 g，南沙参 15 g，天冬 15 g，酒黄精 15 g，牡蛎 30 g，龙骨 30 g，黄芩 10 g，延胡索 15 g，牛膝 15 g，枸杞子 15 g，半枝莲 12 g，玄参 15 g，浙贝母 15 g，麦冬 15 g，淡竹叶 10 g，当归 15 g，赤芍 15 g，大黄 6 g，甘草 6 g。共 21 剂，日 1 剂，分早晚饭后服。同时嘱其稍走动，规律作息时间，听轻松、舒缓的音乐平静情绪。

二诊：2019 年 5 月 6 日，患者烦躁不安、口干舌燥、心悸气短、潮热汗出等临床表现较前显著改善，自诉食欲渐增，睡眠时间渐长，夜尿次数减少，大便每日一解，舌红、苔黄，脉细数。查 PSA 数值为 0.11。予初诊原方基础上加六神曲 15 g，陈皮 15 g，共 21 剂，水煎服，日 1 剂，分早晚饭后服，其余调护同前。

三诊：2019 年 5 月 27 日，患者烦躁不安、口干舌燥、心悸气短、潮热汗出等临床表现基本缓解，纳寐正常。查 PSA 数值为 0.11。陈其华教授嘱其继续巩固治疗，按时就诊，效不更方，继续予原方口服。半年后电话随访，其家属诉该患者一般情况良好，病情稳定，未见特殊不适，PSA 亦处于稳定状态。

【按语】该患者在确诊前列腺癌后进行内分泌药物治疗，出现口干舌燥、神疲劳倦、烦躁不安、乏力自汗、心悸气短、潮热汗出等临床表现，经中医辨证均属肺肾阴虚之象，同时该患者又兼杂有湿热之症。结合该患者病史，上述症状应为前列腺癌内分泌治疗产生的不良反应，长期的内分泌治疗耗伤肺肾之阴，肾水不足，则肺阴亦无所充养，终致肺肾气阴亏虚证候。陈其华教授予其"金水相生"法，"虚则补其母"，予养阴补肾汤为基础方进行加减改善内分泌治疗产生的不良反应，同时予牛膝引火下行、黄芩清热燥湿、淡竹叶清热除烦，并予赤芍、大黄等药物祛瘀止痛，消散热结。结合合理的生活调护措施平静心态，改善焦虑、紧张等负面情绪。二诊时患者上述症状显著改善，食欲渐增，效不更方，在原方基础上酌加六神曲、陈皮等理气疏肝、健脾和胃之品，以求脾胃运化得复以滋肺肾之阴液。三诊时患者上述症状基本缓解，PSA 数值亦维持在较低水平，予继续原方巩固治疗。一般认为，若没有经中医药干预而进行内分泌治疗，多数前列腺癌患者在 12 ~ 18 个月的中位时间后将进展为经雄激素抵抗期，同时单纯运用内分泌药物治疗往往发生多种不良反应，使患者的生存质量急剧下降，存在相当部分前列腺癌患者因难以耐受不良反应而停止治疗，生存期限亦随之减少。在本案中，该患者经过中医药干预明显地改善了内分泌治疗带来的不良反应，我们保守地认为其经中医药干预后延缓了雄激素抵抗期的到来，尽管存在一定程度上的偶然性，并且有待多中心多样本随机对照试验的进一步验证，但该患者的生存质量明显提高是不容置疑的，可总结为中医药的多靶点作用效应和中医药的减毒增效之功。

病案 2

患者，80 岁。于 2018 年 6 月 21 日于湖南中医药大学第一附属医院国医堂初诊。患者及其家属诉其于 2017 年 3 月 9 日于中南大学湘雅医院确诊为前列腺癌，当时查 tPSA > 100 μg/L。盆腔磁共振显示盆腔淋巴结多发转移、右侧髋部骨转移，Gleason 评分共 8 分。当时予行放疗 + 内分泌治疗（比卡鲁胺 + 醋酸戈舍瑞林），经治疗后，其复查 tPSA 数值显著减低，最低为 0.01 μg/L。但 10 个月后其 tPSA 数值及发生反弹，加大内分泌药物剂量亦无济于事。辗转至陈其华教授处求诊，目前仍按之前内分泌方案进行治疗。查 tPSA137 μg/L。

刻下：精神萎靡，面色㿠白，夜间肢冷，四肢麻木，畏寒神疲，乏力气短，口渴不欲饮，腰膝酸软，纳差，语声低微，活动受限，下腹坠胀闷痛，髋部及耻骨处时常刺痛，夜尿频多，大便干结，数日一行，舌暗红，苔黄腻，脉沉细。

诊断：前列腺癌伴多发转移。

辨证：阴阳俱虚，湿浊瘀滞。

治法：阴阳双补，化瘀祛湿辟秽。

拟方温阳补肾汤加减：黄芪 15 g，生晒参 10 g，肉桂 6 g，淫羊藿 15 g，西洋参 15 g，附片 10 g，菟丝子 15 g，补骨脂 15 g，白术 15 g，柴胡 15 g，知母 15 g，枳实 15 g，干姜 5 g，半枝莲 15 g，山药 15 g，延胡索 15 g，龟甲 30 g，川芎 15 g，桃仁 15 g，醋三棱 30 g，莪术 30 g，当归 15 g，甘草 6 g。共 21 剂，日 1 剂，分早晚饭后服。

同时嘱暂时停止内分泌药物服用，平时稍走动，规律作息时间，听轻松、舒缓的音乐平静情绪。

二诊：2018 年 7 月 14 日，患者精神较初诊明显好转，自诉夜间肢冷，四肢麻木，畏寒神疲，乏力气短及腹部坠胀闷痛感较前改善，纳寐均有所好转，活动受限较前减轻，小便频次减少，尿清，髋部及耻骨区胀痛，刺痛减轻，大便大致同前。复查 tPSA54 μg/L。予原方加大黄 6 g，共 21 剂，水煎服，日 1 剂，分早晚饭后服，其余调护同前。

三诊：2018 年 8 月 5 日，患者面色㿠白，夜间肢冷，四肢麻木，畏寒神疲，乏力气短，口渴不欲饮，腰膝酸软等症状基本消失，髋部及耻骨区胀痛明显缓解，偶觉刺痛，活动受限明显减轻，小便恢复正常，大便恢复正常，纳寐可。复查 tPSA 12 μg/L。予继续巩固治疗，效不更方，继续予原方口服半年有余。之后电话随访，诉病情基本稳定，骨转移区域胀痛刺痛症状基本消失，纳寐正常，复查 tPSA 维持低于 0.05 μg/L。

【按语】该例患者年至耄耋，相火本已衰微，加之前列腺癌远处转移及长期内分泌治疗耗伤阳气，湿浊血瘀胶结难解，终致阴阳俱虚之局面。同时癌毒传舍至骨骼往往阻滞气机及血行，故常见刺痛等症状。初诊时根据该患者病史及临床表现，陈其华教授辨证为肾阴阳两虚，湿浊瘀滞，当属邪实正虚，虚实夹杂。因此在治疗上以阴阳双补、化瘀祛湿立法，选取温阳补肾汤加减，同时予川芎、桃仁、三棱、莪术化瘀散结通络，使气机得通，气血得行；延胡索活血行气止痛；当归补血活血，诸药合用，共奏阴阳双补、化瘀祛湿辟秽之功，且扶正不留邪，祛邪不伤正。及至二诊，患者症状明显好转，此时正气稍复，在原方基础上少予大黄攻下积滞，活血化瘀，使"阴成形"之血瘀、痰浊等病理产物祛除；三诊时患者症状明显改善，效不更方，病情基本稳定，收获较好效果。本案患者在经一段时间的药物治疗后，其血 tPSA 数值及发生反弹，加大内分泌药物剂量亦效果不佳，提示其已发展至 HRPC 雄激素抵抗期。患者初诊时其血 tPSA 数值已远远超过 100 μg/L，陈其华教授嘱其暂时停止内分泌药物服用。通过口服中药，其血清 tPSA 数值已维持在较低水平，同时各项临床症状均有所改善或缓解。当然，患者血清 tPSA 数值下降可能与激素撤除效应有关，但其血清 tPSA 数值较长时间维持在较低水平，提示口服中医药的疗效是较显著的。若要获取更加详细的中医药治疗 HRPC 雄激素抵抗期的临床疗效评价，仍有待更长时间的多中心多样本随机对照试验进一步验证。

参考文献

[1] CARL J，RADES D，DOEMER C，et al. Palliative radiotherapy to dominant symptomatic lesion in patients with hormone refractory prostate cancer（PRADO）[J]. Radiat Oncol，2019，14（1）：44-51.

[2] HAMID A R A H，KUSUMA P H W，SARI N P，et al.Early upregulation of AR and steroidogenesis enzyme expression after 3 months of androgen-deprivation therapy[J] .BMC Urol，2020，20（1）：71.

[3] M. Watanabe，K. Kanao，M. Sugie，S，et al. Prognostic and predictive clinical factors for progression to castration refractory prostate cancer in patients with hormone sensitive prostate cancer[J]. Ann Oncol，2018，29（Supl.9）：67-72.

[4] 庞然，卢建新，高筱松，等 . 前列消癥汤治疗激素难治性前列腺癌的临床研究 [J]. 中国中西医结合外科杂志，2013，19（4）：374-377.

[5] 乔占兵，周琴，田桢，等 . 多西他赛联合泼尼松治疗激素难治性前列腺癌的临床效果观察 [J]. 中国性科学，2015，24（11）：17-19.

[6] 李小江，牟睿宇，邬明歆，等 . 中医药治疗去势抵抗性前列腺癌的研究进展 [J]. 中草药，2019，50（4）：1007-1011.

[7] 常德贵，李响，邹建华，等 . 芪蓝胶囊对去势后气虚血瘀型前列腺癌患者临床增效作用研究 [J]. 中华男科学杂志，2017，23（7）：646-651.

[8] 胡佳贞，张青川，何春锋 . 中医药治疗晚期前列腺癌的研究进展 [J]. 中国实用医药，2020，15（3）：189-191.

[9] 刘书君 . 生脉散加减联合内分泌治疗晚期气阴两虚型前列腺癌的临床疗效观察 [D]. 哈尔滨：黑龙江中医药大学，2019.

[10] 殷振超，周建甫，陈志强，等 . 前列腺癌现代中医平衡论治理论体系探讨 [J]. 中华中医药杂志，2020，35（2）：546-548.

[11] 李云鹏，郭跃先 . 药物治疗激素抵抗型前列腺癌机制研究 [J]. 河北医药，2017，39（18）：2852-2857.

基于"伏邪"理论刍议前列腺癌侵袭转移防治思路

刘德果[1, 2]，陈其华[1*]

（1.湖南中医药大学第一附属医院，湖南 长沙，410000；

2.湖南中医药大学，湖南 长沙，410008）

【摘要】"伏邪"为体内潜藏隐匿、伺时而发之邪，其具有潜藏隐匿性、渐进积累性、迁延难愈性、善变流动性等特性。前列腺癌侵袭转移的特点与"伏邪"特性极为相似。本文结合相关文献及临床实践，结合前列腺癌正虚邪伏之特点，基于"伏邪"理论分析前列腺癌侵袭转移，探讨其具体机制，同时据此探究调整体质偏颇、温肾助阳、扶正祛邪等手段防治前列腺癌侵袭转移的思路、临床价值及可行性。

【关键词】"伏邪"理论；前列腺癌；正虚邪伏；侵袭转移；临床价值

前列腺癌发病率高居男性恶性肿瘤的第二位，病死率居第三位，而多数患者发病年龄在 55 ~ 80 岁。本病早期发病隐匿，并无明显的临床症状，待其发生临床症状时多已处于中晚期或已出现远处转移。中医古籍并无本病的记载，但根据其临床表现及病机可归于"癥瘕""癃闭""血尿"等疾病。"伏邪"理论首见于《黄帝内经》，及至近代李经纬编撰的《中医大辞典》明确定义了"伏邪"，即"潜藏于内伺时而发之病邪"，其概念应归于中医病因学范畴。前列腺癌极易出现远处转移及复发，现阶段多认为前列腺癌侵袭转移与经络密切相关，是癌毒传舍的重要途径。本文基于"伏邪"理论，结合前列腺癌远处转移及复发具有"伏邪"的潜藏隐匿、渐进积累、迁延难愈、善变流动等特点，分析探讨前列腺癌侵袭转移之病因病机，为前列腺癌侵袭转移的防治提供思路。

一、"伏邪"理论源流

"伏邪"理论最早可追溯至中医经典著作《黄帝内经》，其论述了"伤寒而成温"

的病机及预后发展，为后世"伏气温病"的提出进行了理论铺垫。魏晋时期著名医家王叔和论述了"伏寒发温"的病机，并基于此展开阐析和发展"伏邪"理论。及至明代温病大家吴又可在其著述《温疫论》中首次以"伏邪"等词表达既往的"伏邪"理论概念，并首次对"伏邪"致病特性及病因进行归纳概括。其提出"伏匿诸病，六淫、诸郁、饮食、瘀血、结痰……皆有之"，认为"伏邪"可潜藏于人体腠理、膜原、经络、气血、脏腑等处，同时认为治疗"伏邪"应首先补益正气，在此基础上再行祛邪之法，兼具辨证分而治之。及至近代李经纬，其将"伏邪"区分为广义"伏邪"及狭义"伏邪"，将"伏邪"理论更进一步发展，并总结"伏邪"致病具有潜藏隐匿性、渐进积累性、迁延难愈性、善变流动性等特性。现阶段"伏邪"理论已逐步发展为较系统的理论体系，广泛应用于临床指导疾病诊疗。

二、"伏邪"理论与前列腺癌侵袭转移

中医学谓恶性肿瘤侵袭转移为"癌毒传舍"，"传"即为癌毒的传变、转移；"舍"即停留、居住，形容转移之癌毒停滞于某个处所伺机进行转移。中医学认为，邪正盛衰贯穿疾病发生、发展过程始终，是恶性肿瘤发生、侵袭、转移过程中的一对基本矛盾。"伏邪"多因正虚而生，潜藏于脏腑血脉，正气无力抗击癌毒，加之各类病理产物诸如血瘀、痰浊、湿阻等阻滞气机，气血不行，形成恶性循环更致正虚，癌毒、血瘀、痰浊、湿阻等"伏邪"聚积胶结于正气最薄弱处，终致传舍发生。"伏邪"如"播撒之谷苗"，顽固难消，伺时而发，前列腺癌侵袭转移过程与"伏邪"发病特性极为相似。此外，在"伏邪"发病进程中，人体之经络有着牵线搭桥的作用，其虽为气血运行、沟通联系内外之通路，亦为"伏邪"发病之重要途径。因诸脏腑间均由经络沟通联系，故前列腺癌侵袭转移可于脏腑之间传变发生。本文对"伏邪"致病与前列腺癌侵袭转移的相同之处进行归纳，具体如下。

1. 潜藏隐匿性

潜藏隐匿性为"伏邪"之首要特征，前列腺癌经过手术、化疗、内分泌治疗等治疗后，此时癌毒大势已去，但其余毒仍在体内潜藏，伺机而发，加之正气未复，癌毒渐进，悄然隐匿间终致侵袭转移。《黄帝内经》论述"正邪之中人也微，先见于色，不知于身，若有若无，若亡若存，有形无形，莫知其情"，即为此理。Song等研究显示，约70%的前列腺癌患者确诊时已发生骨骼或器官转移，此过程与"伏邪"致病的潜藏隐匿性

较为相似。"伏邪"致病的潜藏隐匿性,清代医家章楠在《医门棒喝》进行了形象描述:
"邪气如烟之渐熏,水之渐积,安可必谓其随感即病而无伏邪。"明确指出了"伏邪"
潜藏隐匿及渐进积累的特点。

2. 渐进积累性

渐进积累性是"伏邪"致病的另一特征,"伏邪"如"播撒之谷苗",在体内逐
步渐进积累,"邪气如烟之渐熏,水之渐积",同时持续消耗机体正气,"邪之不消,
掩缠迁延,必至羸",及至癌毒之"伏邪"积累至某个程度,正气再难以抑制邪气,则"伏
邪"外化终致发病。加之病情迁延,阳气衰微,痰浊、瘀血、寒湿等病理产物无以气化,
与癌毒胶结难解,聚于男子精室,通过经络等途径进行远处转移,侵袭正气最虚之处,
发为癌瘤。

3. 迁延难愈性

中医学认为,"伏邪"致病是一个持续不断的过程,是人体之正气与癌毒相互交争、
机体阴阳失衡引起一连串恶性循环的过程。癌毒之"伏邪"是前列腺癌发生侵袭转移
的首要条件,同时亦是恶性肿瘤区别于其他疾病之处。癌毒结聚机体局部,聚毒难消,
蓄而不流,更加正气被癌毒耗损,并存在新的内伤外感因素,正气日渐衰微,癌毒扩
散传变,最终导致传舍。前列腺癌的发病率与病死率均位于男性生殖系统恶性肿瘤的
首位,现阶段仍无明确有效的治疗手段,超过 68% 的前列腺癌患者在 24 个月之内出现
复杂转移,使病情更为迁延难愈、错综复杂,与"伏邪"致病的迁延难愈性相似。

4. 善变流动性

吴又可在《温疫论》有言:"凡邪所客,即有行伏。"癌毒之"伏邪"多于人体
正气最为薄弱处聚积发为癌瘤,《素问·评热病论》曰:"邪之所凑,其气必虚。""最
虚之处,便是容邪之地。"随着机体正气分布和病情阶段的改变,"伏邪"传舍位置
亦随之不断变化。与前列腺癌侵袭转移相同,"伏邪"通过人体经络流经传舍他处,
发生盆腔、淋巴结、腹腔、肝、骨等处转移,展现出前列腺癌侵袭转移和"伏邪"致
病类似的善变流动性。

综上所述,前列腺癌侵袭转移与"伏邪"致病具有较多类似之处,其发生是上述"伏
邪"致病特性及多种内外因素共同作用之结果。前列腺癌之癌毒"伏邪"耗损机体正气,
正虚又为"伏邪"致病提供可乘之机,面对侵袭之"伏邪"力不能及,更加促进了前

列腺癌侵袭转移进程。

三、基于"伏邪"理论探讨前列腺癌侵袭转移防治思路

从上述"伏邪"致病与前列腺癌侵袭转移的特点可知，前列腺癌侵袭转移进程与前列腺癌的病程阶段是紧密关联的，前列腺癌在发生发展进程中其体内肿瘤微环境亦在不断改变，同时为其侵袭转移提供了环境基础。本文基于"伏邪"理论，在整体观念上对前列腺癌侵袭转移进程进行归纳概括，认为痰浊、血瘀、癌毒等伏藏于内，其一，"阳化气"功能衰退，"阴成形"太过而发生前列腺癌，再由经络、血行等路径传舍他处；其二，痰浊、血瘀、癌毒等潜藏流动于正虚之处，加之新的内伤外感因素共同积累、相互作用，终致发生前列腺癌侵袭转移。基于此，前列腺癌侵袭转移的防治思路总结如下。

1. 调整体质偏颇，使"伏邪"无居留之所

随着对中医体质与"伏邪"理论的认识持续深入，加之现代科学对中医体质研究不断取得进展，越来越多的研究者认为中医体质和肿瘤微环境间存在密切的相关性。换言之，体质即为"伏邪"生长之"土壤"，相当于现代肿瘤学研究中的内环境、肿瘤微环境。肿瘤微环境是癌细胞增殖、侵袭及转移进程中不可分割的局部微生态网络。霍达等研究表明，肿瘤微环境存在低氧、低 pH、各类炎症因子、血管生成因子、肿瘤坏死因子及免疫抑制等复杂多变且不可控的因素，对恶性肿瘤的增殖、黏附、侵袭、复发及转移存在密不可分的相关性，对肿瘤微环境进行调整极有可能是防治肿瘤侵袭转移的重要途径。此外，不同体质对不同邪气的易感性不一，王泽帆等调查显示前列腺癌远处转移患者多集中于气虚质、阳虚质、痰湿质、血瘀质等体质，在王琦教授"体质可调论"的基础上，正确辨明前列腺癌患者体质偏颇并加以纠正，对预防前列腺癌癌毒"伏邪"传舍存在重要意义。

2. 重视温阳化气，活血化瘀，使"伏邪"得以宣化

从前列腺癌侵袭转移的病因病机可得出，对前列腺癌发生发展的病因及病理产物进行积极有效的治疗，是前列腺癌侵袭转移的防治关键。笔者认为，前列腺癌之发病，脾肾阳虚、阴阳失调为其发病之因，情志饮食伤及脏腑为其起病之源，瘀毒久积、邪郁下焦为其致病之标。多数前列腺癌患者可见夜间肢冷、麻木或乏力、盗汗自汗、精神萎靡、食少便溏、排尿困难等临床表现，均为前列腺癌瘤损伤脾肾之阳气，脾肾两虚，

阴阳失调之象，辨证属于阴证。前列腺癌的发生便是阳虚"化气"不及出现阴气"成形"太过的结果。"阳化气"不及导致的血瘀、痰浊、癌毒等"伏邪"若无及时改善，终致"阴成形"太过，终致痰瘀互结，邪郁下焦，发为癌瘤。正如《灵枢·百病始生》有云："积之始生，得寒乃生。""阳化气，阴成形"的功能失调是前列腺癌发病及侵袭转移的发病机制，因此防治前列腺癌侵袭转移需重视温阳化气，活血化瘀，使潜藏之"伏邪"得以宣化。益肾通癃汤是湖南中医药大学第一附属医院名中医陈其华教授基于《济生方》中"加味肾气丸"化裁而成，全方紧扣前列腺癌侵袭转移"痰、瘀、毒"之病机及"伏邪"特性，以淫羊藿、补骨脂、黄芪、升麻等药物温肾助阳，三棱、莪术等药物活血化瘀消癥，陈皮、柴胡、川芎等疏肝解郁，通过温阳化气，气化功能恢复正常，若晨曦之阳光消融冰雪，祛除阴翳，使阴寒、痰浊、瘀毒更无滞停之处，则"阴静而凝"之癌瘤自消，此即为"阳化气"，正如《素问·调经论》云："血气者，喜温而恶寒，寒则泣而不能流，温则消而去之。"阳气既已升发，更加搜剔潜藏于精室经络中遗留之"伏邪"、癥瘕瘀滞，起到防治前列腺癌进一步进展的作用。徐文静等研究表明，益肾通癃汤能够显著提升前列腺癌患者的免疫力，同时降低 PSA 水平，从而抑制前列腺癌进展；涂雅玲等研究表明，益肾通癃汤能够调节小鼠前列腺组织血清中雌／雄激素的比例失衡，同时抑制小鼠血清中 HIF-1α 的表达，其防治前列腺癌侵袭转移的机制可能与此有关。

3. 扶正祛邪，使癌毒"伏邪"传舍得以控制

前列腺癌经手术、化疗、内分泌治疗后病灶虽已消散，但余毒遗内形成"伏邪"，加之正气未复，仍可能发生复发转移。正气的存在是抵抗癌毒传舍的关键环节，因此要求提升正气，使正气固摄"伏邪"，防止癌毒传舍。"邪之所凑，其气必虚"，若正气亏虚，"伏邪"生发，正气难以鼓邪外出，终致前列腺癌侵袭转移。上述之益肾通癃汤能够调节前列腺癌患者免疫功能，同时对化疗、内分泌治疗药物存在减毒增效作用，提升其祛邪效果。并兼用补益健脾、益肾助阳、补血生血等扶正中药，充养血气，固护正气，祛邪外出，以防治"伏邪"传舍。临证时往往多使用扶正祛邪之法，使癌毒"伏邪"传舍得以控制，对防治前列腺癌侵袭转移获得了良好疗效。如钟丹等采用扶正祛邪之法，以小活络丹加减防治前列腺癌侵袭转移获得了良好的临床疗效；徐文静等采用温阳补益药物辅助前列腺癌患者化疗方案，有效地控制了前列腺癌远处转移进展，改善了具体临床症状，提升了患者的生存质量，延长了其生存期限。

四、典型病案

患者，男，68岁。2019年3月体检发现前列腺肿物，行前列腺特异抗原（PSA）结果：15.02，于2019年4月3日在中南大学湘雅医院行前列腺穿刺活检，常规病理示前列腺癌，同时磁共振增强检查提示右侧髋部骨转移。当时予行放疗＋内分泌治疗（比卡鲁胺）。患者经上述治疗后1个月后出现足心潮热，下腹坠胀闷痛，髋部及耻骨处时常刺痛，神疲劳倦，口唇时常麻木，口渴偶尔觉苦，大便稍干结，小便频数且黄，于2019年5月7日在我院国医堂治疗。当时患者除上述症状外，亦有失眠多梦，纳差，语声低微，活动受限，舌红，舌后根黄滑腻，双侧关脉弦，尺脉沉弱。指诊：患者前列腺中央沟模糊近消失，右侧触及质硬结节。

西医诊断：前列腺癌伴骨转移。

中医诊断：癥瘕。

辨证：阴阳两虚，伴下焦湿热。

治法：调补阴阳，清热利水。

处方以益肾通癃汤加减：熟地黄15 g，补骨脂15 g，淫羊藿12 g，黄芪20 g，女贞子15 g，升麻10 g，泽泻12 g，三棱10 g，莪术10 g，骨碎补15 g，半枝莲12 g，柴胡15 g，陈皮10 g，甘草6 g，薏苡仁15 g，茵陈15 g，丹参15 g，鹿衔草12 g，瓜蒌12 g。共14剂，日1剂，水煎服，1日2次。

二诊：2019年5月21日，患者精神较初诊明显好转，自诉足心潮热及腹部坠胀闷痛感减轻，睡眠及饮食好转，活动受限较前减轻，小便频次减少，尿清，髋部及耻骨区胀痛，刺痛减轻，大便可，双侧关脉弦，尺脉沉细，舌淡红，舌后根淡黄色腐苔，复查PSA 0.371。守前方加杜仲15 g，续断15 g补肝肾强筋骨，因下焦湿热已去七八分，去茵陈，共14剂，日1剂，水煎服，1日2次，同时继续进行去势治疗。

三诊：2019年7月5日，患者疲乏、口唇麻木、足心潮热及腹部坠胀感症状基本消失，髋部及耻骨区胀痛明显缓解，偶觉刺痛，活动受限明显减轻，小便恢复正常，复查PSA 0.146。此时患者下焦瘀毒基本祛除，主要矛盾为正虚，治以补脾益肾，调整阴阳，处方予熟地黄15 g，生地黄15 g，桑寄生15 g，黄芪20 g，升麻10 g，黄精15 g，牛膝12 g，姜黄12 g，枸杞15 g，麦冬20 g，甘草9 g，骨碎补15 g，全蝎5 g，丹参15 g。共14剂，日1剂，水煎服，1日2次。1个月后随访患者上述症状明显缓解。

四诊：2019年7月20日，患者前述症状无复发，髋部及耻骨区胀痛基本消失，偶觉刺痛，活动受限进一步改善，二便正常，复查 PSA 0.142。守方去全蝎，续服 30 剂。1 个月后随访患者疗效巩固，症状无复发，已可正常活动。

【按语】本案患者辨证为阴阳两虚，伴下焦湿热，体质应归于阳虚，加之存在骨骼转移，当属邪实正虚，虚实夹杂，痰、瘀、毒之"伏邪"顽固难消。在治法上以温肾助阳、清利湿热药物扶正祛邪，改善体质偏颇，使阳气得充，"伏邪"宣化。同时予熟地黄调整阴阳，并予骨碎补、补骨脂补肝肾、强筋骨改善其临床骨转移症状，全方体现调整体质偏颇、温肾助阳、扶正祛邪等前列腺癌侵袭转移的防治思路，且扶正不留邪，祛邪不伤正。二诊考虑其下焦湿热已去七八分，病机为邪衰正虚，守前方加杜仲 15 g，续断 15 g 补肝肾、强筋骨，去茵陈，以缓解骨转移疼痛及癌毒对骨骼的侵袭。三诊时患者下焦瘀毒基本祛除，主要矛盾为正虚，治以补脾益肾，调整阴阳。同时患者每次就诊均予检查其 PSA，经中医药辨治后其 PSA 数值持续降低，亦未发生雄激素抵抗情况。四诊患者症状改善且无复发，去全蝎乃遵循《黄帝内经》中"小毒治病，十去其八……无使过之，以伤其正也"之法旨。

参考文献

［1］DRAULANS C，DE ROOVER R，VAN DER HEIDE U，et al. Stereotactic body radiation therapy with optional focal lesion ablative microboost in prostate cancer：topical review and multicenter consensus[J]. Radiother Oncol，2019，140（35）：139-147.

［2］刘樊，粟宏伟. 中医药治疗前列腺癌研究进展 [J]. 海南医学，2018，29（20）：2946-2949.

［3］朱广辉，李杰. 基于"遗邪内伏"探讨中医药防治恶性肿瘤术后复发转移 [J]. 中医杂志，2020，61（6）：497-501.

［4］姜德友，王金贺. 春温源流考 [J]. 世界中西医结合杂志，2018，13（6）：766-769.

［5］赵明芬，安冬青，汪建萍. 试论伏邪理论的源流及发展 [J]. 中医杂志，2016，57（3）：189-192.

［6］范洪桥，刘丽芳，熊家青，等. 从中医学角度探讨护场与恶性肿瘤的传舍 [J]. 辽宁中医杂志，2019，46（9）：1853-1854.

［7］PARK S，KWON W，PARK J K，et al. Suppression of cathepsin a inhibits growth, migration, and invasion by inhibiting the p38 MAPK signaling pathway in prostate cancer[J]. Arch Biochem Biophys, 2020, 688 (37): 116-123.

[8] 黄薇, 杨永, 王笑民. 中医 "伏邪" 理论与恶性肿瘤的辨证施治 [J]. 中医肿瘤学杂志, 2019 (1): 12-17.

[9] 叶明佶, 戴涛, 谢宇 .miR-19a-3p 在前列腺癌细胞侵袭和迁移中的作用 [J]. 基因组学与应用生物学, 2020, 39 (2): 822-829.

[10] 殷振超, 周建甫, 陈志强, 等 . 前列腺癌现代中医平衡论治理论体系探讨 [J]. 中华中医药杂志, 2020, 35 (2): 546-548.

[11] 王泽帆 . 前列腺癌患者的中医体质类型分析 [D]. 广州: 广州中医药大学, 2019.

[12] 雷海科, 宋彦平, 李小升, 等 . 前列腺癌患者生存随访调查及预后影响因素研究 [J]. 中国男科学杂志, 2020, 34 (2): 8-14.

[13] 徐文静, 陈其华, 宾东华 . 益肾通癃汤对前列腺癌去势治疗的减毒增效作用临床观察 [J]. 湖南中医药大学学报, 2020, 40 (5): 617-620.

[14] 涂雅玲, 陈其华 . 益肾通癃胶囊对前列腺增生模型大鼠雌雄激素比及缺氧诱导因子 -1α 的影响 [J]. 湖南中医药大学学报, 2020, 40 (1): 14-17.

[15] 钟丹 . 小活络丹加味联合阿片类止痛药治疗前列腺癌骨转移疼痛寒湿痹阻证的临床观察 [D]. 长沙: 湖南中医药大学, 2018.

由 "阳化气, 阴成形" 理论探讨扶阳法在前列腺癌治疗中的应用

刘德果 [1, 2], 李姿蓉 [1], 胡金辉 [2], 陈其华 [2*]

(1. 湖南中医药大学, 湖南 长沙, 410000;

2. 湖南中医药大学第一附属医院, 湖南 长沙, 410008)

【摘要】由 "阳化气, 阴成形" 理论, 认为前列腺癌为 "阳化气, 阴成形" 功能失调, 日久则阴寒凝滞, 血瘀、痰浊、湿阻等 "阴成形" 病理产物蓄积于男性精窍而成。论证 "阳

化气，阴成形"功能失调为前列腺癌的发病机制，提出"温阳化气"之扶阳法为治疗前列腺癌的基本治疗大法，方药选取湖南中医药大学第一附属医院贺菊乔、陈其华两位全国名中医所创制的益肾通癃方为基础方加减治疗。在临证时应以"温阳化气"之扶阳法以消阴翳，促阳化气，使"阳化气"功能得以正常发挥，同时需依据疾病阶段、变证兼证、正气虚实，辨证选药、随证治之，以提高临床治疗效果。

【关键词】前列腺癌；阳化气，阴成形；扶阳法；益肾通癃方

世界卫生组织公布的流行病学最新数据显示，前列腺癌发病率高居男性恶性肿瘤的第二位，病死率居第三位，而多数患者发病年龄在 55 ~ 80 岁。在我国，最新的中国肿瘤登记中心数据表明，国内 2007 年男性前列腺癌的发病率为 8.31/10 万，至 2017 年其发病率上升至 17.63/10 万，10 年间其每年增长幅度为 21.22%，提示中国该病的发病率正持续快速增长，而 55 ~ 80 岁人群的年均增长幅度高达 26.38%。较长时间的去势治疗易致本病转化为激素非依赖性前列腺癌，同时易出现各类临床不良反应且易复发，极大程度上影响了患者生存质量，但现阶段并无确切有效的治疗手段。中医古籍并无本病的记载，但根据其临床表现及病机可归于"癥瘕""癃闭""尿血"等疾病。本病发生多因情志饮食等伤及脏腑，脾肾阳气虚衰，瘀毒久积，邪郁下焦而成，治疗上多以温阳益肾、理气疏肝、活血散瘀等治法为重。笔者基于《黄帝内经》中"阳化气，阴成形"理论认为前列腺癌是因机体阳气不足，阴寒凝聚成形，是"阳化气"不及造成"阴成形"太过的结果。鉴于此，本文由"阳化气，阴成形"理论出发，探讨前列腺癌的发病机制及扶阳法在前列腺癌治疗中的应用。

一、"阳化气，阴成形"理论阐释

《素问·阴阳应象大论》记载："故积阳为天，积阴为地，阴静阳躁，阳生阴长，阳杀阴藏，阳化气，阴成形……"此处为"阳化气，阴成形"理论之由来，明代医家张景岳加以评释："阳动而散，故化气，阴静而凝，故成形。"亦即人体各种生命活动体现为"气化"，人体之阳气无形而主"动"，阳动而散，故可化气，产生防御、温煦、推动等生理作用维持正常的生命活动；而阴气有形而主"静"，阴静而凝，故终成形。人体正常的气化与成形始终处于动态平衡状态，一旦阳气的"化气"失常，动态平衡被打破，"阴成形"呈现优势发展，以"成形"过度的病理状态表现出来。明代医家

马莳通过《素问》《灵枢》互证对其注释："阳化万物之气，吾人之气由阳化之；阴成万物之形，而吾人之形由阴成之。""阳化气"正常运行，人体气机升降有序，生命才可生生不息。"阳化气，阴成形"理论亦阐释了功能和形体的紧密联系。"阳化气"可抵御外邪、温煦血脉、推动脏腑气化等，"阴成形"则能够产生人之形质。"阳化气"描述的是人体各项生理功能的发挥，"阴成形"描述的是人之形质和其产生的各种变化。"阳化气"和"阴成形"之间又能够相互转化，两者的辩证统一维持着人体正常的新陈代谢及生命活动。故从某种意义上讲，自然界的四时变化、风雪雨露，乃至万事万物的新陈代谢、生长壮已，均可归纳于"阳化气，阴成形"。

二、"阳化气，阴成形"功能失调是前列腺癌的发病机制

《难经》第五十五难曰："积者，阴气也。"《活法机要》有云："壮人无积，虚人则有之，脾胃怯弱，气血两衰，四时有感，皆能成积。"人体脏腑功能的正常发挥、生命活动的正常运行均有赖于"阳化气"和"阴成形"之间的动态平衡。一旦"阳化气"太过或不及都能造成"阴胜则阳病，阳胜则阴病"的病理状态。若"阳化气"太过多表现为升发太过、阳气气化速度加快，表现为"阳有余"而"阴不足"的证候。若"阳化气"不及多形成"本虚标实"之证，表现为血瘀、痰浊、湿阻等"阴成形"病理产物形成，为"标"；"本"为造成上述"标"证的"阳化气"不及，其又可分述为气血阴阳的虚损之证：气虚日久，必损及阳，阳虚为气虚之渐；血为气母，血虚则损及气，且血为阳气载体，血虚多伴随有阳气外泄，可表现为面色㿠白、形寒肢冷等症状；阴阳相互依存，阳虚日久则损及其阴，导致阴阳两虚；同样，阴虚日久亦可损其阳。

多数前列腺癌患者可见夜间肢冷、麻木或乏力、盗汗自汗、精神萎靡、食少便溏、排尿困难等临床表现，均为前列腺癌瘤损伤脾肾之阳气，脾肾两虚，阴阳失调之象，辨证属于阴证。前列腺癌的发生便是"阳化气"不及出现"阴成形"太过的结果。"阳化气"不及导致的气虚、血虚、阳虚等状态若无及时改善，终致"阴成形"太过，表现为水聚为湿，湿聚为痰；或气滞血瘀，终致痰瘀互结，邪郁下焦，发为癌瘤。正如《灵枢·百病始生》有云"积之始生，得寒乃生"，"阳化气，阴成形"的功能失调是前列腺癌的发病机制。隋代医家巢元方有云："积聚者，由寒气在内所生也。血气虚弱，风邪搏于腑脏，寒多则气涩，气涩则生积聚也。"《医宗必读·积聚》记载："积之成者，正气不足，而后邪气居之"，均为"阳化气"不及所致"阴成形"太过，造成瘀毒久积，

邪郁下焦，日久成疾。

　　前列腺癌的发生与诸多脏腑相关，又以脾肾为最。肾为先天之本而主藏精，脾为后天之本而主运化，"阳化气"不及导致脾肾二脏气化不利，气血津液代谢异常，水湿痰浊丛生，阻滞气机，气滞血瘀，终结于精窍，发为前列腺癌。《外科精义》曰："人有七情……脏腑不和，营气不从……终致积聚。"古炽明对前列腺癌的发生机制进行研究，其结果表明，前列腺癌的形成是癌症细胞增殖失于调控，分化无度，是从量变到质变的病理过程。由中医学角度分析，人体的生命活动是"阳化气"和"阴成形"协调统一的结果，"阳化气"不及则"阴成形"太过，细胞在各种病理产物的刺激下畸形生长，终致癌症细胞失于调控，分化无度，无限增殖，与现代医学对前列腺癌的认识一致。因此，"阳化气，阴成形"是对前列腺癌本质和病机的高度概括，"阳化气，阴成形"功能失调是前列腺癌的发病机制。

三、"温阳化气"之扶阳法为治疗前列腺癌的基本治疗大法

　　《素问·生气通天论》："凡阴阳之要，阳密乃固，阳气者，若天与日，失其所则折寿而不彰。"人体各项生命活动的正常运行，离不开"阳化气""阴成形"之间的协调统一，但注重"阳化气"在人体生命活动中的主导作用，所谓"阳主阴从，阳统乎阴"。阳气衰败，百病丛生，各项生理功能减退，瘀毒蓄积，邪郁下焦，终成癌瘤，需用扶阳法以"温阳化气"。阳气既已升发，若晨曦之阳光消融冰雪，祛除阴翳，使阴寒、痰浊、瘀毒更无滞停之处，则"阴静而凝"之癌瘤自消，此即为"阳化气"。正如《素问·调经论》有云："血气者，喜温而恶寒，寒则泣而不能流，温则消而去之。"故"温阳化气"之扶阳法为治疗前列腺癌的基本治疗大法，同时需依据疾病阶段、变证兼证、正气虚实，辨证选药、随证治之，以期效若桴鼓。

　　前列腺癌实为"本虚标实"之证，其虽偶可见烦渴引饮、小腹胀满、癃闭不通，但仔细端详，其既为有形之病邪，必不出"阳化气"不及、"阴成形"太过之范畴，实证表现实为"真虚假实"。故而治疗前列腺癌，须以"温阳化气"之扶阳法为基本原则，以郑钦安主张的"温补气血，阳和化气"为法，其在《医法圆通》论述甚详："阳者，阴之主也，阳气流通，阴气无滞；阳者，阴之根也。阳气充足，则阴气全消，百病不作；阳气散漫，则阴邪立起。"因此，由"阳化气，阴成形"理论，前列腺癌临证时应以"温阳化气"之扶阳法以消阴翳，促阳化气，使"阳化气"得以正常发挥，血瘀、痰浊、

湿阻等"阴成形"太过之病理产物方可正常气化消散。扶阳法应贯穿前列腺癌治疗的全过程，以"扶阳"为本，祛邪为先，视不同患者辨证之寒热虚实，随证治之，体现祛邪而不伤正，扶阳而不留邪。临证时可根据患者不同的病程阶段、临床表现而结合不同的治疗原则，如温阳燥湿健脾，温阳活血祛瘀、温阳化痰散结、温阳疏肝理气等。郑钦安在《医法圆通》指出："元气为人生阴阳之主宰，人生立命全在坎中一阳，万病皆损于一元阳气。"祝味菊著《伤寒质难》亦有云："抗力之消长，阳气实主持之。阳气者，抗力之枢纽也。阳不患多，其要在秘，及其治病，则当首重阳用；阳衰一分，则病进一分；正旺一分，则病却一分，此必然之理也，得阳者生，失阳者死。"

　　针对前列腺癌的病因病机，方药选取湖南中医药大学第一附属医院贺菊乔、陈其华两位全国名中医所创制"温补气血，阳和化气"之益肾通癃方为基础方加减治疗，取得了较显著的临床治疗效果。益肾通癃方其主要药物为肉苁蓉、鹿角胶、补骨脂、淫羊藿、麻黄、干姜、半枝莲、肉桂、山药、菟丝子、白花蛇舌草、泽泻、石斛、甘草等。其中肉苁蓉益肾助阳，滋养精血；鹿角胶温补肝肾之阳以助"化气"，"血肉有情"，二者均可温阳化气，益精养血，共为君药；肉桂配伍干姜、淫羊藿、菟丝子等辛散温通，温经通脉起散沉寒痼冷之效，佐以宣散升发之风药麻黄以升发阳气，驱散阴翳。《外科证治全生集》之阳和汤中肉桂、干姜、麻黄亦有此用法，称其为："非麻黄不能开腠理，非肉桂、炮姜不能解其寒凝。此三味虽酷暑不可缺一也。腠理一开，寒凝一解，气血乃行，毒迹随之消矣。"补骨脂益精血，温肾助阳，《日华子本草》称其为："兴阳事，治冷劳，明耳目。"半枝莲、白花蛇舌草合用为经典抗癌配伍药对，亦可缓解小便癃闭；山药及石斛健脾益胃、固肾益精、长志安神，同时可缓解温燥之性，使本方温而不燥，补而不腻；甘草调和诸药，顾护脾胃，又可防治肿瘤。诸药合用共奏温补气血、阳和化气之功。本方多用温通之药物，以求扭转"阳化气"不及、"阴成形"太过之弊，正如清代医家张秉成所云："非有形精血之属难收速效，无温中散寒之品不能直入其地，以成其功。"

四、典型医案举隅

　　患者，男性，68岁。2018年3月体检发现前列腺肿物，行前列腺特异抗原（PSA）结果：14.98，于2018年4月3日在中南大学湘雅医院行前列腺穿刺活检，常规病理示前列腺癌，同时磁共振增强检查提示右侧髋部骨转移。当时予行放疗＋内分泌治疗（比卡鲁胺）。患者经上述治疗后 3 个月后出现髋部及耻骨处时常刺痛，夜晚更甚，畏寒肢冷，神疲劳倦，面白乏力，大便稀溏，小便频但艰涩难出。经人介绍于 2018 年 7 月 8 日于本院就诊。当时患者除上述症状外，伴有失眠多梦，纳差，腹部坠胀感，语声低微，活动受限，舌色暗淡，苔白，右侧稍许黑色斑块，舌下稍许瘀点，脉沉细。指诊：患者前列腺中央沟模糊近消失，右侧触及质硬结节。

中医诊断：癥瘕；辨证属脾肾阳虚、寒凝血瘀，治宜扶阳固正，散寒祛瘀通络。方以益肾通癃汤合失笑散加减：肉苁蓉 15 g，鹿角胶 15 g，五灵脂 8 g，蒲黄 8 g，补骨脂 15 g，淫羊藿 15 g，黄芪 20 g，人参 10 g，麻黄 10 g，干姜 10 g，半枝莲 15 g，肉桂 10 g，山药 15 g，全蝎 5 g，制附片 10 g，菟丝子 15 g，徐长卿 15 g，白花蛇舌草 15 g，泽泻 12 g，石斛 12 g，甘草 10 g。共 14 剂，日 1 剂，水煎服，1 日 2 次，继续进行去势治疗。

二诊：2018 年 7 月 23 日，患者精神较初诊明显好转，自诉畏寒肢冷，神疲劳倦，面白乏力，腹部坠胀等症状较前缓解，纳寐较前好转，活动受限较前减轻，小便频次减少，尿清，但艰涩难出同前，髋部及耻骨区胀痛，刺痛减轻，大便可，舌脉同前，但舌下瘀点较前减少。复查 PSA 0.371。守前方加杜仲 15 g，续断 15 g 以补肝肾强筋骨，加制南星 10 g 以通络止痛，共 14 剂，日 1 剂，水煎服，1 日 2 次，同时继续进行去势治疗。

三诊：2018 年 8 月 8 日，患者畏寒肢冷，面白乏力，腹部坠胀症状基本消失，神疲劳倦及小便艰涩难出明显好转，髋部及耻骨区胀痛明显缓解，偶觉刺痛，活动受限明显减轻，舌稍暗、苔薄白，舌下脉络瘀点基本消失，脉细。复查 PSA 0.146。此时患者下焦瘀毒多数祛除，主要矛盾为正虚，即"阳化气"功能不及，治以补脾益肾，调整阴阳，处方予肉苁蓉 15 g，鹿角胶 15 g，熟地黄 15 g，生地黄 15 g，桑寄生 15 g，威灵仙 15 g，黄芪 15 g，黄精 15 g，白花蛇舌草 15 g，牛膝 12 g，姜黄 12 g，枸杞 15 g，麦冬 20 g，甘草 9 g，骨碎补 15 g，全蝎 5 g，丹参 15 g，共 30 剂，日 1 剂，水煎服，1 日 2 次，1 个月后随访患者上述症状明显缓解。

【按语】前列腺癌在初期并无明显症状，至中晚期临床症状凸显，常因前列腺癌瘤生长进而影响排尿出现各类临床症状，常表现为有尿意难以排出、癃闭、尿失禁、尿血、血精，若出现前列腺癌骨转移往往发生骨骼疼痛，甚至出现脊髓压迫、病理性骨折等不良情况严重影响生活质量的症状，同时亦有性功能障碍、乳房女性化、胃肠道反应等不良反应。本例患者前列腺癌伴骨转移属疾病晚期，本案首诊以脾肾阳虚为本，瘀毒久积、阳虚寒凝、邪郁下焦为标，处方以益肾通癃汤合失笑散加减，治以扶阳固正，散寒祛瘀通络，采用诸多温阳类药物升举阳气，激活其"阳化气"功能，使阴翳得消，同时全蝎、五灵脂、蒲黄配伍化瘀散结，予黄芪、石斛等顾护胃之阴液，全方体现扶正不留邪，祛邪不伤正。二诊时患者部分症状已有改善，舌下瘀点较前减少，考虑阳气稍复，患者已存在骨转移，守前方加杜仲、续断以补肝肾强筋骨，加制南星以通络止痛，缓解癌瘤破坏骨质；三诊时患者诸多症状有较明显的改善，考虑此时患者下焦瘀毒基本祛除，主要矛盾为正虚，治以补脾益肾，调整阴阳。同时患者每次就诊均予检查其PSA，经中医药辨治后其PSA数值持续降低，亦未发生雄激素抵抗情况。在"阳化气、阴成形"理论的指导下，在辨治上重视整体辨证与温阳化气，不仅缓解了前列腺癌患者的临床症状，同时改善了其机体耐受性，缓解治疗造成的负面反应，显著提升其生活质量。

参考文献

［1］DRAULANS C，DE ROOVER R，VAN DER HEIDE U，et al. Stereotactic body radiation therapy with optional focal lesion ablative microboost in prostate cancer：topical review and multicenter consensus[J]. Radiother Oncol，2019，140（35）：139-147.

［2］LIENG H，KNEEBONE A，HAYDEN A J，et al. Radiotherapy for node-positive prostate cancer：2019 Recommendations of the Australian and New Zealand Radiation Oncology Genito-Urinary group[J]. Radiother Oncol，2019，140（13）：27-41.

［3］潘睿. 中国慢性病前瞻性研究队列恶性肿瘤发病与死亡分析 [D]. 南京：南京医科大学，2017.

［4］赵成桂，徐鸿波，许斌 .miR-143/miR-145 簇启动子区 rs4705342 基因突变与汉族人群前列腺癌发病的相关性研究 [J]. 中华男科学杂志，2019，25（8）：696-702.

［5］朱洪挺，胡云卿，李辉章，等 .2010 ～ 2014 年浙江省肿瘤登记地区前列腺癌发病与死亡分析 [J]. 中国肿瘤，2019，28（2）：110-114.

［6］刘樊，粟宏伟 . 中医药治疗前列腺癌研究进展 [J]. 海南医学，2018，29（20）：2946-2949.

［7］邓仁芬，姚杨，李小江，等 . 贾英杰 "守方微调" 治疗前列腺癌经验 [J]. 中医杂志，2019，60（20）：1724-1727.

［8］马云飞，孙旭，于明薇，等．郁仁存教授治疗老年中晚期前列腺癌的经验探析［J］. 环球中医药，2019，12（9）：1406-1408.

［9］李波男，何清湖，周兴，等．谭新华治疗前列腺癌临床经验［J］. 中华中医药杂志，2019，34（7）：3074-3076.

［10］陈炽炜，王峻，陈铭，等．崔学教前列腺癌辨治经验［J］. 中国中医药信息杂志，2018，25（7）：105-107.

［11］古炽明，温忠霖，陈志强，等．从肾论治前列腺癌的中医临床和实验研究进展［J］. 四川中医，2018，36（5）：218-221.

［12］宋清江，白晓莉，刘红燕．"阳化气，阴成形"与现代医学的代谢观［J］. 中国中医基础医学杂志，2007（8）：572，607.

［13］陈其华，刘慧，凌智，等．前癃通对前列腺间质细胞 Fibronectin 和 Collagen Ⅳ基因表达的影响［J］. 中医学报，2015，30（5）：719-721.

运用数据挖掘法浅析陈其华教授治疗前列腺癌遣方用药规律及相关机制

刘德果[1, 2]，李姿蓉[1, 2]，胡金辉[2]，陈其华[2*]

（1. 湖南中医药大学第一附属医院，湖南 长沙，410008；

2. 湖南中医药大学，湖南 长沙，410000）

【摘要】目的 运用数据挖掘法分析陈其华教授治疗前列腺癌的遣方用药规律。方法 选取 2017 年 10 月至 2019 年 10 月陈其华教授治疗前列腺癌的处方，采用描述性分析、关联规则分析、复杂系统熵聚类分析等数据挖掘方法进行分析。结果 共纳入处方 337 首，涉及药物 97 味，频数＞100 次的药物共 16 味，前 5 位分别为黄芪（241）、茯苓（216）、甘草（186）、鹿角胶（175）、鳖甲（162）。药物四气以温、寒、平为主；五味以甘、辛、苦为主；归经以肝、肾、脾为主。频数＞40 次的药对共 24 个，前 5 位分别为黄芪 - 茯苓（207）、黄芪 - 甘草（173）、茯苓 - 甘草（165）、黄芪 - 鹿角胶（147）、茯苓 -

鹿角胶（141）；聚类分析共获得 6 个核心药对及 4 个新药物组合。结论 陈其华教授治疗前列腺癌以辨证论治为基础，遵循"扶正祛邪、温阳化气"的治疗原则，同时兼顾阴阳气血盛衰，药物以补益药、活血祛瘀药及化痰散结药为主，体现"扶正祛邪""以通为用""病证结合"的用药思路。

【关键词】前列腺癌；陈其华教授；数据挖掘；用药规律；聚类分析

前列腺癌是男性泌尿系统发病率及病死率最高的恶性肿瘤，但目前仍无较有效的治疗方法。中医古籍并无本病的记载，但根据其临床表现及病机可归于"癥瘕""癃闭""尿血"等疾病范畴。诸多研究表明，中医药在改善前列腺癌患者具体症状、调控其精神心理状态等方面具有明显的疗效。陈其华教授为全国名中医、湖南中医药大学第一附属医院主任医师、中医外科学科带头人、湖南省中医男科临床医学研究中心主任，从事前列腺疾病的中西医结合治疗及研究 30 余年。陈其华教授在治疗前列腺癌方面具有丰富的临床经验，对前列腺癌的病因病机认识较为全面，并获得较好的临床疗效。故对陈其华教授治疗前列腺癌的处方加以整理，运用数据挖掘法将其治疗前列腺癌的用药模式及规则进行分析，以期总结陈其华教授治疗前列腺癌的临床遣方用药规律，并初步探索其相关机制。

一、资料与方法

1. 资料收集

本研究处方来源于 2017 年 10 月至 2019 年 3 月陈其华教授门诊治疗的前列腺癌患者，共纳入有效处方 337 首。

2. 处方录入与建立数据库

处方录入与建立数据库首先为剔除错误、重复及杂糅数据，同时参考《中华人民共和国药典》（2010 年版）及《中药学》中的标准药物名称，对处方中的药物名称进行规范化处理，并将药物的功用、四气五味及归经等资料进行整理备用。将处理后的处方数据双人复核后录入中医传承辅助平台（V2.50）建立数据库。同时收集前列腺癌患者的一般资料、辨证分型、相关辅助检查等资料以备查验复核。

3.数据分析

本研究采用"中医传承辅助系统（V2.50）"软件进行数据分析。在"数据分析"板块进行方剂分析。在"统计报表"板块对处方中的药物频数及线性资料进行分析，并以 Excel 表格形式导出结果。在"关联规则"板块中进行处方用药规律分析，设置支持度为 100（34.6%），"置信度"为 0.7，获得陈其华教授治疗前列腺癌用药规律；在"新方分析"板块，设置"相关度"为 8、"惩罚度"为 2，进行处方药物聚类分析，提取新的药物组合，并以网络可视化展示。

二、结果

1.陈其华教授治疗前列腺癌整体用药分析

纳入的 337 首方剂中共出现药物 97 味，频次最高的药物为黄芪（241 次）。频数＞100 的药物共 16 味，频数＞50 的药物共 40 味，其中前 10 位药物为黄芪、茯苓、甘草、鹿角胶、鳖甲、肉苁蓉、肉桂、补骨脂、白术、土茯苓。药物四气以温、寒、平为主；五味以甘、辛、苦为主；归经以肝、肾、脾为主。具体见表 3-27、表 3-28。

表 3-27 纳入处方中药物出现频数统计（取前 20 位）

序号	中药	使用频数	序号	中药	使用频数
1	黄芪	241	11	熟地黄	121
2	茯苓	216	12	半枝莲	114
3	甘草	186	13	白花蛇舌草	113
4	鹿角胶	175	14	枸杞	106
5	鳖甲	162	15	柴胡	106
6	肉苁蓉	143	16	莪术	101
7	肉桂	141	17	白芍	97
8	补骨脂	135	18	人参	94
9	白术	130	19	牡丹皮	91
10	土茯苓	124	20	生地黄	86

表 3-28　纳入处方中药物四气五味及归经情况

药物四气	频数	药物五味	频数	药物归经	频数
温	3541	甘	4021	肾	3846
寒	1768	辛	2306	脾	3063
平	1093	苦	2155	肝	2309
热	102	咸	1237	膀胱	1727
凉	81	酸	965	心	920
		涩	251	胃	675
				大肠	331
				小肠	216
				肺	177
				胆	135
				三焦	96
				心包	79

2. 陈其华教授治疗前列腺癌组方用药模式及规律分析

采用上述数据分析方法对处方中用药规律进行分析，获得 23 个常用药物组合及 7 个 3 味药的核心药对，总计涉及 13 味药物，具体见表 3-29。设置支持度为 100（34.6%），"置信度"为 0.7，对处方中的用药规律进行分析（表 3-30），并将核心药物的关联网络可视化展示（图 3-38）。

表 3-29　纳入处方中常用药对频数统计（频数 > 100）

序号	药对	使用频数	序号	药对	使用频数
1	黄芪 - 茯苓	207	9	鹿角胶 - 鳖甲	136
2	黄芪 - 甘草	173	10	甘草 - 鹿角胶	131
3	黄芪 - 茯苓 - 甘草	171	11	黄芪 - 肉苁蓉	128
4	茯苓 - 甘草	165	12	黄芪 - 鳖甲	123
5	黄芪 - 鹿角胶	147	13	甘草 - 鳖甲	121
6	黄芪 - 鹿角胶 - 鳖甲	145	14	肉苁蓉 - 肉桂	121
7	黄芪 - 甘草 - 鹿角胶	142	15	肉苁蓉 - 补骨脂	114
8	茯苓 - 鹿角胶	141	16	甘草 - 鹿角胶 - 鳖甲	113

序号	药对	使用频数	序号	药对	使用频数
17	肉桂－补骨脂	112	24	甘草－土茯苓	102
18	黄芪－白术	110	25	半枝莲－白花蛇舌草	102
19	茯苓－白术	107	26	甘草－熟地黄	102
20	甘草－白术	106	27	肉苁蓉－肉桂－补骨脂	102
21	黄芪－熟地黄	106	28	甘草－肉苁蓉	101
22	黄芪－茯苓－白术	104	29	黄芪－补骨脂	101
23	鹿角胶－熟地黄	103	30	黄芪－茯苓－肉苁蓉	101

表 3-30 纳入处方中药物关联规则分析（支持度 ≥ 100，置信度 ≥ 0.7）

序号	关联规则	置信度	序号	关联规则	置信度
1	黄芪、白术→茯苓	0.88	15	生地黄→山药	0.71
2	茯苓、白芍→白术	0.93	16	莪术→全蝎	0.83
3	茯苓、甘草→黄芪	0.82	17	黄芪→当归	0.95
4	肉桂→肉苁蓉	0.91	18	熟地黄→泽泻	0.87
5	党参、白术→茯苓	0.89	19	人参、白术→茯苓	0.81
6	黄芪→白术	0.76	20	肉桂、肉苁蓉→补骨脂	0.89
7	熟地黄→鹿角胶	0.81	21	柴胡→白芍	0.76
8	半枝莲→白花蛇舌草	0.92	22	鸡内金→白术	0.84
9	肉桂→补骨脂	0.75	23	人参→白术	0.89
10	补骨脂→肉苁蓉	0.81	24	补骨脂→骨碎补	0.82
11	柴胡→甘草	0.91	25	鹿角胶→鳖甲	0.78
12	甘草→茯苓	0.84	26	菟丝子→补骨脂	0.83
13	熟地黄→牡丹皮	0.70	27	麻黄→干姜	0.72
14	鹿角胶→甘草	0.74			

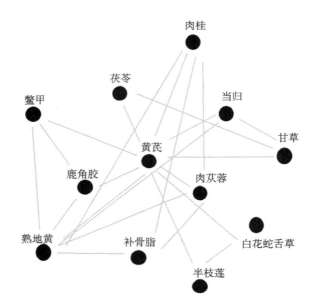

图 3-38 核心药物的关联网络图

3. 基于无监督熵层次聚类的新处方分析

设置相关系数为 8，惩罚系数为 5，对处方中药物进行无监督熵层次聚类分析。获得具隐藏规律的 3 ~ 6 味药物组合共 35 对，其中 3 味药物的核心药对总计 25 组，4 味药物的核心药对总计 8 组，5 味药物及 6 味药物的核心药对各有 1 组，笔者依据上述核心药对（共 7 对），聚类为 7 个新处方，具体见表 3-31。

表 3-31 陈其华教授治疗前列腺癌的新处方分析

序号	新药物组合
1	肉桂、干姜、麻黄、桂枝、黄芪
2	白花蛇舌草、半枝莲、合欢皮、山慈菇、全蝎、蟾蜍
3	冬虫夏草、竹茹、黄精、西洋参、土茯苓
4	藤梨根、急性子、大黄、柴胡、栀子
5	黄芪、防风、露蜂房、猫爪草、柴胡
6	甘草、鹿角胶、熟地黄、天花粉
7	麦冬、石斛、贝母、香附、天冬、三七、太子参

三、讨论

陈其华教授认为,前列腺癌病在男性之精窍,与肾、脾、肝等脏密切相关,脾肾虚衰,阴阳失调为发病之因,情志饮食伤及脏腑为起病之源,瘀毒久积、邪郁下焦为致病之标。在治疗前列腺癌时倡导衷中参西、古为今用,在准确辨证的基础上,遵循"扶正祛邪、温阳化气"的治疗原则,同时兼顾阴阳气血盛衰,辅之以燥湿健脾、活血祛瘀、化痰散结等治法随证治之,最终获得病证结合、标本同治的疗效。

在本研究中,在陈其华教授治疗前列腺癌的 337 首方剂中共出现药物 97 味,从侧面印证了前列腺癌疾病的难治性、病因病机的复杂性,以及采用大方大法应对前列腺癌复发及进展的必要性。处方中频数 > 100 的药物共 16 味,出现频数 > 50 的药物共 40 味,相对较为集中,提示其使用药物虽因辨证或疾病阶段不同而有所差异,但其治疗原则却相对一致。陈其华教授常综合四诊资料详察患者阴阳气血之盛衰,确定治法治则时始终强调邪正盛衰的关系,并基于此调整"扶正"与"祛邪"药物的比例,是陈其华教授治疗前列腺癌用药的基本思路之一。正气不足贯穿前列腺癌发生、发展的全过程,因此"扶正"是中医药治疗前列腺癌的基础。联系前列腺癌的发病形式、病程阶段及兼证、变证的差异,并结合前列腺癌病程较长、迁延难愈、易于复发转移等多方面特点思考,陈其华教授强调对前列腺癌患者进行个性化辨治,主张分期、分阶段辨治。在疾病初期更加强调以攻为主,而在本病中后期,此时正气已虚,尤为强调扶正的作用,同时脾肾虚衰,阴阳失调是本病发病之病机,故"扶正祛邪、温阳化气"的治疗原则应贯穿前列腺癌辨治的全过程。

药对频数分析结果显示,黄芪 – 茯苓是出现频数最高的药对,其余依次为黄芪 – 茯苓、黄芪 – 甘草、茯苓 – 甘草、黄芪 – 鹿角胶、茯苓 – 鹿角胶等。在 3 味药核心组合中黄芪 – 茯苓 – 甘草是出现频数最高的药物组合,其次为黄芪 – 鹿角胶 – 鳖甲、黄芪 – 甘草 – 鹿角胶等。根据"以方测证"理论,出现频数较高的药对及核心药物组合多以扶正祛邪、温阳化气为主,同时亦有燥湿健脾类药物,活血祛瘀类药物、化痰散结类药物等,体现了陈其华教授治疗前列腺癌遵循"病证结合"的原则。因前列腺癌病证的特殊性,陈其华教授多应用黄芪、鹿角胶、肉苁蓉、肉桂、补骨脂等温阳化气,益气健脾,以土茯苓、白术、半枝莲、白花蛇舌草等清热解毒、祛湿通络、活血化瘀等使邪有出路。

本研究将处方中所涉及的核心药物进行方剂相似度分析,其中与阳和汤相似度为

22%，与理中丸相似度为 20%，与益肾通癃汤相似度为 23%。其中阳和汤出自王洪绪所著《外科证治全生集》，以温阳化气、散寒通络为治则；理中丸为张仲景所著《伤寒论》之名方，能够温中散寒，益气健脾；益肾通癃汤为陈其华教授治疗前列腺癌的经验方，具有益肾健脾、补气活血、化瘀散结的功效，在临床上获得了较显著的疗效。通过对处方中药物进行关联规则分析，可知肉苁蓉、鹿角胶、补骨脂、淫羊藿等药物的相关性最高，即以益肾通癃汤去生地黄并联合燥湿健脾、活血祛瘀、化痰散结等功效药物为陈其华教授治疗前列腺癌的核心药物组合，进一步验证了陈其华教授治疗前列腺癌的处方以"扶正祛邪、温阳化气"为原则，同时体现了"病证结合"原则。

本研究中处方分析结果显示陈其华教授常使用清热解毒、活血祛瘀、化痰散结等功效药物，如莪术、当归、王不留行、全蝎、土茯苓等，体现出其治疗前列腺癌"以通为用"，重视"通"法应用。"通"，即通畅条达，无所阻碍，如人体五脏经络的经气流通、气血津液在体内运行、适时泄精、体内废物代谢的通畅无阻，亦是指人体气机升降出入的通畅条达；"通"是保证人体新陈代谢、各脏腑功能正常有序运行的基础。前列腺癌患者常因癌毒留滞局部，膀胱水道不利，各代谢及生病理产物泄出不畅，导致痰饮、水湿、血瘀等在局部蓄积。因此，陈其华教授临证辨治前列腺癌时多注重"通"法应用，根据患者的分期及辨证灵活选用，如温通、清通、消通、调通等。在临证时应用较多的"通"法为调通、清通及消通等。"调通"侧重理气疏肝，"清通"侧重清热解毒，"消通"侧重散结除痰，调、清、消环环相扣，针对前列腺癌的病因病机，结合整体辨治，以平为期。

四、结语

本研究运用数据挖掘法对陈其华教授治疗前列腺癌的遣方用药规律进行了初步的归纳总结，为陈其华教授治疗前列腺癌的临床经验与传承提供了参考，同时初步分析了治疗前列腺癌的基本点及机制，为在"扶正祛邪、温阳化气"治疗原则指导下的前列腺癌中医治疗提供了临证依据。鉴于人群体质、经济条件、社会环境的差异造成的病因病机差异，故对陈其华教授治疗前列腺癌各证型的用药规律需进一步挖掘。同时由于本研究样本量的限制及数据挖掘法亦有其局限性，所挖掘出的新处方仍需更进一步的评价分析。但本研究为诸多名医临证经验的传承构建了优秀的平台，值得进一步推广，笔者亦将在临床及基础研究中进一步探讨其疗效及作用机制。

参考文献

［1］LIENG H，KNEEBONE A，HAYDEN A J，et al. Radiotherapy for node-positive prostate cancer：2019 Recommendations of the Australian and New Zealand Radiation Oncology Genito-Urinary group[J]. Radiother Oncol，2019，140（13）：27-41.

［2］GUO Y S，XU X F，LI N，et al.Gene expression profiles in normal human prostate epithelial cells exposed to low-dose cadmium：a bioinformatics analysis[J] .Zhonghua Nan Ke Xue，2019，25（2）：103-109.

［3］ZHOU X C，HAN S，WILDER-ROMANS K，et al. Neddylation inactivation represses androgen receptor transcription and inhibits growth，survival and invasion of prostate cancer cells[J] .Neoplasia，2020，22（4）：192-202.

［4］邓仁芬，姚杨，李小江，等 .贾英杰 "守方微调" 治疗前列腺癌经验 [J]. 中医杂志，2019，60（20）：1724-1727.

［5］刘樊，粟宏伟 .中医药治疗前列腺癌研究进展 [J]. 海南医学，2018，29（20）：2946-2949.

［6］李小江，冯梦晗，牟睿宇，等 .中医药干预前列腺癌内分泌治疗后部分雄激素缺乏综合征的研究进展 [J]. 天津中医药，2020，37（7）：831-835.

［7］陈炽炜，林曼迪，刘昊，等 .去势抵抗性前列腺癌患者的中医证型分布及其早期进展原因的多因素分析 [J]. 广州中医药大学学报，2020，37（7）：1241-1247.

［8］涂雅玲，陈其华 .陈其华教授辨治慢性前列腺炎湿热夹瘀证经验 [J]. 湖南中医药大学学报，2019，39（11）：1343-1345.

［9］国家药典委员会 .中华人民共和国药典 [M]. 北京：中国医药科技出版社，2015.

［10］周祯祥，唐德才 .中药学 [D]. 北京：中国中医药出版社，2016.

［11］刘德果，李姿蓉，刘凯，等 .乳腺癌（乳岩）古今文献用药规律数据挖掘 [J]. 湖南中医药大学学报，2016，36（4）：70-73.

［12］徐文静，陈其华，宾东华 .益肾通癃汤对前列腺癌去势治疗的减毒增效作用临床观察 [J]. 湖南中医药大学学报，2020，40（5）：617-620.

［13］马云飞，孙旭，于明薇，等 .郁仁存教授治疗老年中晚期前列腺癌的经验探析 [J]. 环球中医药，2019，12（9）：1406-1408.

［14］韩诗筠，黄硕，何若苹 .何若苹治疗前列腺癌经验探析 [J]. 中医杂志，2020，61

（14）：1230-1233.

［15］胡晓华，朱文静，彭培初，等．彭培初从肾论治前列腺癌临床经验 [J]．浙江中医
杂志，2020，55（5）：325-326.

［16］李奕，沈照波．从逻辑关系角度考察"以方测证"法 [J]．中医学报，2019，34（4）：
714-716.

［17］邵轶群，杨明，贾默然，等．阳和汤对晚期前列腺癌患者疼痛及生活质量的改善
作用 [J].陕西中医，2016，37（3）：319-321.

［18］李波男，何清湖，周兴，等．谭新华治疗前列腺癌临床经验 [J].中华中医药杂志，
2019，34（7）：3074-3076.

益肾通癃方联合穴位刺激治疗中老年前列腺癌骨转移的临床疗效及机制初探

刘德果[1,2]，陈其华[2*]，李姿蓉[1,2]，胡金辉[2]，

郭晨璐[2]，羊羡[2]，徐文静[1,2]，游旭军[1]

（1. 湖南中医药大学，湖南 长沙，410000；

2. 湖南中医药大学第一附属医院，湖南 长沙，410008）

【摘要】目的　观察益肾通癃方联合穴位刺激对中老年前列腺癌骨转移的远近期疗效，并对其相关机制进行初步探讨。方法　选取 93 例中老年前列腺癌骨转移患者按数字表法随机分为观察组（$n=46$）及对照组（$n=47$）。纳入研究病例均行手术手段/药物去势及抗雄激素药物治疗，观察组病例在此基础上口服中药复方益肾通癃方联合穴位刺激治疗，对照组病例则予临床常用的化学止痛药物治疗。观察组及对照组病例均连续干预 12 周，同时进行半年随访。比较观察组及对照组病例血清前列腺特异性抗原（PSA）及碱性磷酸酶（ALP）数值，以此评价其临床疗效；比较两组病例的疼痛口述分级评分法（VRS）及生存质量测定量表调查表（WHOQOL-100）数值评价其患者的生存质量；比较两组病例治疗前后的 IL-1、IL-17、TNF-α、MMP-3 数值初步探讨其

机制。结果 观察组及对照组病例的总有效率分别是 30.95%、27.91%，两组病例的临床疗效无显著差异（$Z=2.336$，$P > 0.05$）；对照组病例的血清 ALP 数值较治疗前显著上升（$P < 0.05$），且明显高于观察组（$P < 0.05$），两组病例的疼痛 VRS 评分较治疗前显著下降（$P < 0.05$），但组间对比无显著差异（$Z=1.057$，$P > 0.05$）；观察组病例 WHOQOL-100 量表总分及多数维度评分优于对照组（$P < 0.01$）；观察组病例半年随访症状加重率为 28.57%，低于对照组病例的 46.51%（$\chi^2=7.227$，$P < 0.05$）；观察组病例的血清 IL-1、IL-17、TNF-α 及 MMP-3 数值均较对照组病例降低（$P < 0.05$）。结论 益肾通癃方联合穴位刺激辅助治疗中老年前列腺癌骨转移患者，可明显缓解骨转移造成的疼痛并改善功能，提升临床疗效及生存质量，同时可延缓前列腺癌骨转移进展，改善前列腺癌治疗药物的不良反应，并取得较好的远期疗效，其机制可能与其抑制免疫炎症因子及肿瘤坏死因子表达相关。

【关键词】益肾通癃方；穴位刺激；前列腺癌；骨转移；临床观察；机制探讨

世界卫生组织公布的流行病学最新数据显示，前列腺癌是全球男性尤其是中老年男性泌尿系统常见的恶性肿瘤之一，其发病率高居男性恶性肿瘤的第二位，病死率居第三位，而多数患者发病年龄在 55 ~ 80 岁。在我国，最新的中国肿瘤登记中心数据表明，国内 2007 年男性前列腺癌的发病率为 8.31/10 万，至 2017 年其发病率上升至 17.63/10 万，10 年间其每年增长幅度为 21.22%，提示中国该病的发病率正持续快速增长，而 55 ~ 80 岁人群的年均增长幅度高达 26.38%。前列腺癌亦是一类极易出现骨转移的恶性肿瘤，其导致的疼痛、骨质疏松、病理性骨折等极大程度上影响了患者生存质量，但现阶段并无确切有效的治疗手段。中医古籍并无本病的记载，但根据其临床表现及病机可归于"癥瘕""骨痨""骨痛"等疾病。总的来说，前列腺癌为本虚标实之证，正虚以脾肾虚衰、阴阳失调为主，邪实以瘀毒久积、邪郁下焦多见，往往由虚致病，又由病致虚，反复循环，虚实夹杂。近年来，湖南中医药大学第一附属医院陈其华教授拟制益肾通癃方联合穴位刺激治疗本病获得良好临床治疗效果。本研究在手术手段 / 药物去势及抗雄激素药物治疗的基础上发扬中医药特色及优势，应用口服中药复方益肾通癃方联合穴位刺激治疗中老年前列腺癌骨转移，获得较好疗效，同时对其机制进行初步探究，现具体报道如下。

一、资料与方法

1. 一般资料

选取 2016 年 6 月—2019 年 9 月在湖南中医药大学附属第一医院男科住院或门诊就诊的符合纳入标准的中老年前列腺癌骨转移患者共 93 例，按随机数字表法分为观察组（$n=46$）及对照组（$n=47$）。在观察期间观察组病例脱落、失访 3 例，死亡 1 例，完成 42 例；对照组病例脱落、失访 2 例，死亡 2 例，完成 43 例。本研究经湖南中医药大学附属第一医院伦理委员会通过（编号：HZYLL20160508）。

2. 诊断标准

参考美国国家综合癌症网络发布的《前列腺癌临床实践指南 2019 V4.》进行制定：①经穿刺病理活检证实；②临床表现显著，如血尿、排尿障碍及骨转移相关临床表现；③肿瘤标志物特异性升高；④ CT、MRI、骨扫描等诊断提示存在 1 处或多处骨转移灶。同时参考美国癌症联合会（American Joint Committeeon Cancer，AJCC）2017 年发布的第八版前列腺癌 TNM 分期系统制定本研究的疾病分期标准。

3. 纳入标准

①符合上述诊断标准；②已行或正进行内分泌治疗；③病程 ≥ 6 个月；④年龄区间 55 ~ 80 岁；⑤前列腺癌疾病分期 ≥ M l_b 期；⑥患者本人及其家属完全知情同意并签署相关文书。

4. 排除标准

①不符合年龄要求者；②预计生存 < 12 周，身体情况恶化难以参与本研究者；③对本研究治疗药物发生不良反应者；④伴重要器官衰竭及其他严重疾病者；⑤精神疾病或语言、文字沟通障碍者；⑥依从性不佳、情绪难以控制或有自杀倾向患者；⑦与其他药物临床研究冲突者。

5. 干预策略

观察组及对照组患者干预 4 周为 1 个疗程，连续治疗 12 周，同时进行半年随访。

（1）常规干预

纳入研究对象均行手术手段 / 药物去势及抗雄激素药物治疗。手术手段去势即男性睾丸行去势切除；药物去势即采用醋酸戈舍瑞林缓释植入剂皮下注射进行去势

（AstraZeneca UK Limited，3.6 mg/ 支，Q28d）。抗雄激素治疗即口服比卡鲁胺片进行抗雄治疗（AstraZeneca UK Limited，50 mg/ 片，qd）。

（2）观察组

在上述干预基础上予中药复方益肾通癃方口服联合穴位刺激治疗。

益肾通癃方：以补骨脂、骨碎补、透骨草为君药，具体为补骨脂 15 g，骨碎补 15 g，透骨草 15 g，熟地黄 15 g，淫羊藿 12 g，白芍 10 g，女贞子 15 g，络石藤 12 g，白花蛇舌草 12 g，山药 15 g，甘草 9 g，丹参 15 g，半枝莲 12 g，鹿衔草 12 g 等为基础方，排尿困难伴形寒肢冷者，加制附片、肉苁蓉；伴腰腹下坠、神疲劳倦者，加黄芪、人参；伴排尿灼痛者，加茵陈、车前子；阴虚火旺者加黄柏、麦冬；乳房女性化者加昆布、郁金等；血尿血精者加白茅根、茜草。随证治之，应证而变，日 1 剂，水煎温服，1 日 2 次，4 周为 1 个疗程。

穴位刺激：穴位选取遵循循经取穴及阿是穴进行细针针刺，其中头颅疼痛选取百会、曲池、手三里、三间穴；颈部疼痛选取阴谷、颈椎、肩井穴；上肢疼痛选取合谷、内关、偏历穴；腰椎疼痛选取后溪、腰眼、人中、足三里及阿是穴；髋部、耻骨部疼痛选取委中、委阳、环跳、中渚等穴；下肢疼痛选取足三里、太溪、委中、昆仑等穴位。每日行穴位刺激 2 次，时长为 15 ~ 20 分钟，同时予神阙行温姜灸 20 分钟。

（3）对照组

在上述干预基础上参照《癌症三阶梯止痛指导原则》中临床常用的化学止痛药物治疗。其中常用止痛药物为：①盐酸曲马多缓释片［山德士（中国）制药有限公司，0.1 g，口服，必要时重复给药，每日剂量不超过 0.4 g］；②塞来昔布胶囊（辉瑞制药有限公司，0.2 g，口服，0.1 ~ 0.2 g，每日不超过 0.4 g，根据疼痛情况进行调整）。

6. 观察指标

（1）近期疗效

1）前列腺癌患者临床疗效判定：参考《中国前列腺癌临床诊治指南》对前列腺癌的疗效判定标准，具体分为完全缓解、部分缓解、无变化、进展 4 个级别。

2）前列腺癌骨转移临床疗效判定：在治疗前及治疗后分别测定对比两组病例的血清碱性磷酸酶（ALP）数值，同时利用疼痛口述分级评分法（verbal rating scales，VRS）判定两组病例骨转移治疗的疗效。

3）前列腺癌患者生存质量判定：本研究采用世界卫生组织制定的生存质量调查量

表（WHOQOL-100）对两组病例的生存质量进行评价。

（2）远期疗效

完成本研究疗程后进行 6 个月随访，计算两组病例的症状加重率，症状加重定义为患者骨转移疼痛加重，与疗程结束后比较 VRS 分数超过 3 分、VRS ≥ 6 分即为症状加重。

（3）免疫炎症因子比较

在治疗前及治疗后分别测定两组病例的白细胞介素因子 IL–1、IL–17，肿瘤坏死因子 –α（ TNF–α ）及基质金属蛋白酶 –3（ MMP–3 ），测定方法为 ELisa 法，ELisa 试剂盒（ Hycult Biotech 公司，批号：2018XC0705 ）。

7. 统计学方法

本研究采用 SPSS 22.0 进行数据统计，计量资料以 $\bar{x} \pm s$ 表示，计算资料采用卡方检验、VRS 评分采用重复测量的方差分析、组间比较采用 t 检验、等级资料采用秩和检验，以 $P=0.05$ 为验证临界值。

二、结果

1. 前列腺癌患者一般资料

除病例脱落、失访及死亡病例，观察组最终完成病例 42 例，年龄区间为 56 ~ 80 岁，均数为（70.36 ± 5.02）岁；病程区间 6 ~ 26 个月，均数为（9.87 ± 6.93）个月。对照组最终完成病例 43 例，年龄区间为 57 ~ 79 岁，均数为（69.47 ± 4.55）岁；病程区间为 6 ~ 23 个月，均数为（10.51 ± 7.24）个月。两组患者在年龄、病程、疾病分期、骨转移程度等一般资料无显著差异（ $P > 0.05$ ）。在研究期内两组均有 1 名病例因病情进展多器官衰竭死亡，对照组 1 名病例因意外死亡；失访患者因未完成所有疗程故不纳入数据统计；两组均出现 1 例发生乳房女性化；对照组 2 例患者发生胃肠道反应，以腹泻症状为主，后自行缓解。未见药物不良反应现象及器官严重损害。

2. 近期疗效

（1）临床疗效对比

经 3 个疗程干预治疗后，两组患者临床疗效比较，观察组及对照组总有效率分别是 30.95%、27.91%，观察组临床疗效与对照组无显著差异（ $Z=2.336$ ， $P > 0.05$ ），具体见表3-32。

表3-32　两组病例临床疗效对比（n）

组别	例数	完全缓解	部分缓解	无变化	进展
观察组	42	5	8	19	10
对照组	43	2	10	22	9

（2）前列腺癌骨转移疗效对比

治疗前对两组病例检测其血清 ALP 数值及疼痛口述分级评分 VRS 评分无显著差异（$P > 0.05$）；经干预治疗后，对照组患者血清 ALP 水平较治疗前显著上升（$P < 0.05$），且明显高于观察组（$P < 0.05$），两组患者疼痛 VRS 评分较治疗前均明显下降（$P < 0.05$），但两组比较无显著差异（$Z=1.057$，$P > 0.05$），具体见表3-33。

表3-33　两组病例前列腺癌骨转移疗效对比（$\bar{\chi} \pm s$）

组别	治疗组		对照组	
	治疗前	治疗后	治疗前	治疗后
ALP（U/I）	297.97 ± 151.24	311.23 ± 159.65*	301.17 ± 149.86	327.52 ± 167.94**
VRS 评分（分）	5.6 ± 2.4	4.6 ± 2.9**	5.7 ± 2.5	4.9 ± 2.8**

注：与本组治疗前比较，**$P < 0.05$；与对照组治疗后比较，*$P < 0.05$。

（3）前列腺癌患者生存质量对比

治疗前，两组病例的 WHOQOL-100 量表各维度分数对比无显著差异（$P > 0.05$）。经干预后，两组病例排尿症状维度分数均较治疗前明显降低（$P < 0.05$），观察组病例排尿症状维度分数较对照组降低（$P < 0.05$）；两组病例性生活维度及性功能在干预前后无显著差异（$P > 0.05$）；观察组病例的精神状态、疼痛维度分数较干预前显著下降（$P < 0.05$），活动受限、心理波动、整体健康维度分数明显提升（$P < 0.05$）；对照组病例的疼痛维度分数明显下降（$P < 0.05$），心理波动、整体健康维度分数明显提升（$P < 0.05$）；观察组病例的精神状态、睡眠维度分数明显较对照组低（$P < 0.05$）；活动受限、胃肠道反应、整体健康维度分数较对照组高（$P < 0.05$），具体见表3-34。

表 3-34　两组病例生存质量对比（$\bar{\chi} \pm s$，分）

组别	治疗组		对照组	
	治疗前	治疗后	治疗前	治疗后
排尿症状	46.1 ± 15.9	37.7 ± 17.1*	45.9 ± 16.3	40.5 ± 19.5**
性生活	4.4 ± 3.2	4.2 ± 3.1	4.3 ± 3.1	4.2 ± 3.2
性功能	4.4 ± 3.2	4.2 ± 3.1	4.3 ± 3.1	4.2 ± 3.2
精神状态	65.4 ± 24.1	58.6 ± 26.4*	64.7 ± 23.3	64.5 ± 24.7▲
疼痛	46.1 ± 15.9	41.7 ± 17.1*	45.9 ± 16.3	44.5 ± 19.5▲
活动受限	57.3 ± 18.5	64.2 ± 18.7*	56.8 ± 18.5	58.2 ± 18.4▲
心理波动	40.3 ± 16.7	49.1 ± 17.3*	39.7 ± 17.2	46.0 ± 18.7**
整体健康	19.2 ± 8.5	28.2 ± 12.6*	19.6 ± 8.7	24.3 ± 13.1**
胃肠道反应	26.5 ± 21.6	29.7 ± 28.6*	26.1 ± 20.7	22.1 ± 23.6**
睡眠	46.3 ± 26.5	46.5 ± 28.7▲	45.8 ± 26.4	51.7 ± 29.3**

注：与本组治疗前比较，$*P < 0.05$；与治疗组治疗后比较 $**P < 0.05$；与本组治疗前比较，▲$P > 0.05$。

3. 远期疗效比较

完成 6 个月随访后，对两组病例的症状加重率进行统计。观察组病例半年随访症状加重率为 28.57%，显著低于对照组病例的 46.51%（$\chi^2=5.227$，$P < 0.05$），观察组症状加重 VRS 评分低于对照组（$P < 0.05$），具体见表 3-35。

表 3-35　两组病例远期疗效比较

组别	例数	症状加重例数	症状加重率	症状加重 VRS/ 分
观察组	42	12	28.57	6.37 ± 2.12
对照组	43	20	46.51	7.13 ± 2.33

4. 免疫炎症因子比较

两组病例在治疗前血清 TNF-α、IL-1，IL-17 及 MMP-3 比较无显著差异（$P > 0.05$）；治疗后两组病例较治疗前上述免疫炎症因子数值均显著下降（$P < 0.01$）；治疗后，观察组患者血清 TNF-α、IL-1、IL-17 及 MMP-3 数值均较对照组患者低（$P < 0.05$），

具体见表 3-36。

表 3-36　两组病例免疫炎症因子比较

组别	例数	阶段	TNF-α/ng/L	IL-1/ng/L	IL-17/ng/L	MMP-3/μg/L
观察组	42	治疗前	42.93 ± 6.01	67.56 ± 8.97	35.42 ± 4.06	42.13 ± 5.31
		治疗后	19.43 ± 3.46	23.10 ± 3.41	15.03 ± 3.24	21.61 ± 4.37
对照组	43	治疗前	43.37 ± 6.16	68.14 ± 10.23	36.34 ± 3.76	40.51 ± 4.22
		治疗后	23.15 ± 4.75	29.14 ± 5.73	20.65 ± 4.31	27.04 ± 3.11

三、讨论

现阶段，在我国男性尤其是中老年人群中，前列腺癌是发病率最高的泌尿系统恶性肿瘤，同时是临床上较为棘手难治的疾病。较长时间的去势治疗易出现各类临床不良反应，同时病情易反复，已成为该病在临床治疗上的难点。近年来，中医药在前列腺癌诊疗方面积累了诸多经验，特别是在改善去势治疗导致的各类临床不良反应及复发方面，有效地提升了前列腺癌患者的生存质量，因此应用中西医结合疗法具有一定的优势。

中国肿瘤登记中心数据显示，中国前列腺癌患者发病中位年龄为 65.3 岁，超过 55 岁的男性其发病率显著上升。我国知名男性疾病专家、国家优秀中医临床人才、全国老中医药专家学术经验继承工作指导老师陈其华教授认为，前列腺癌的发生与男性年龄、脾肾二脏功能密切相关，而脾肾二脏功能直接影响人体阴阳与正气。男性年老则"精少，肾脏衰，形体皆极"，肾脏虚衰其相火难以温煦诸脏，津液气血难以润泽皮毛，诸如痰饮、水湿、血瘀等留滞经络，更加癌瘤耗伤机体阳气，癌毒蓄而化火耗伤阴液，日久则阴阳两者俱虚，虚邪贼风乘虚而入。清代医家王清任云："元气既虚……血管无气，必停留成瘀。"此外，一旦肾阳失于温煦中焦脾脏，或饮食伤及脾脏，或衰老脾气虚衰，水谷精微难以化生输布，日久诸脏阴阳及机体正气受损。《黄帝内经》曰："荣卫不行，五脏不通，则死矣。"而在临床上，多数前列腺癌患者可见夜间肢冷，麻木或乏力、盗汗自汗、精神萎靡、食少便溏、排尿困难等临床表现，均为前列腺癌瘤损伤脾肾，脾肾两虚，阴阳失调之象。故此，脾肾虚衰，阴阳失调为前列腺癌发病之根，加之病理产物留滞体内，日久成疾；在治法上，应以扶正祛邪、通脉化瘀、化积消癥为重。

益肾通癃方是陈其华教授专门为前列腺癌骨转移患者拟定的中药复方，内含多类类雌激素样中药，治疗本病多合用失笑散活血化瘀；陈其华教授认为，本病最主要的病机为脾肾虚衰、瘀毒久积；治疗本病应重视"通"法应用，加强扶正祛邪与个性化辨治，辅以补气、益肾、逐瘀、化痰等治法，能使前列腺癌骨转移患者被破坏的骨质获得滋养，同时被瘀阻的经络得以通畅，从而使骨痛及痰瘀得解。益肾通癃方其功效针对性较强，具有益肾健脾、补气活血、化瘀散结的功效，因此在治疗前列腺癌骨转移上能够获得针对性的疗效。

前列腺癌患者发生骨转移，多伴有骨质破坏，其造成的骨质疏松、骨骼疼痛、病理性骨折等极大程度上影响了患者生存质量。而长时间服用化学止痛药物会造成不同程度的胃肠道反应、神经损害等不良反应。而采用穴位刺激的方法止痛有操作简单、费用低、无药物不良反应等优势，在临床上被广泛应用在恶性肿瘤的骨转移治疗。有研究表明，穴位刺激可介由调控神经节中的递质释放、改变血液激素浓度、缓解组织水肿从而取得止痛效果。通过中医学角度分析，穴位刺激用于止痛的选穴原则多为循经选穴及刺激局部阿是穴，穴位具有沟通表里内外、联系脏腑功能，王艳春等研究表明穴位刺激可调控器官活动同时调控神经系统及内分泌系统的蛋白表达，从而调控机体感觉器以缓解疼痛。在本研究中，穴位选取方法参考了教科书及相关文献，遵循前列腺癌"脾肾虚衰、瘀毒久积"的病因病机及益肾健脾的治疗原则，其中足三里为最常选用的止痛穴位。前贤有谓足三里有"白术之强，桂附之热，参茸之功，硝黄之力"，其为阳明要穴，"经能统穴"而"合治内腑"，对此穴进行刺激具温中散寒、益肾健脾及止痛之效，同时其又是保健要穴，单孟俊等研究表明刺激足三里可有效增强机体免疫功能。其余常选用的穴位有气海、关元、百会、合谷、委中、昆仑、后溪、期门、肩井、环跳、三阴交、背俞穴等。

在本研究中，选取的研究病例均为中老年人群，前列腺癌在初期并无显著特征性的临床表现，常发病隐匿，前列腺癌病变至中晚期临床症状凸显，常因前列腺癌瘤生长或发生远处转移进而出现各类临床症状。及至前列腺癌 $M1_b$ 期，此时前列腺癌瘤已突破肿瘤包膜或发生原发癌灶之外的远处骨转移瘤，属疾病中晚期，骨转移导致的骨不良事件极大程度上造成了患者生存质量下降，但现阶段并无确切有效的治疗手段，干预效果亦较为有限，且不良反应较大。因此，缓解患者痛苦及临床症状，提升其生存质量，延长生存期等是此阶段较现实可行的选择。WHOQOL-100 量表是世界卫生组织制定的针对恶性肿瘤患者生存质量评价量表，其不仅具有较优异的信度、效度，同时具有较好的国际可比性，即在不同文化背景下获得的生存质量评分具有可比性，自面世以来被世界各国广泛应用在恶性肿瘤患者的临床研究中。在本研究中，观察组的客观临床疗效与对照组无显著差异（$Z=2.336$，$P > 0.05$）；在治疗前列腺癌骨转移临床疗效上，经干预后，对照组病例的血清 ALP 数值较治疗前显著上升（$P < 0.05$），且明显高于观察组（$P < 0.05$），两组病例的疼痛 VRS 评分较治疗前显著下降（$P < 0.05$），但组间对比无显著差异（$Z=1.057$，$P > 0.05$），提示益肾通癃方联合穴位刺激在缓解骨转移疼痛上与化学止痛药物临床疗效并无显著差异；而在生存质量上，经干预后，两组病例排尿症状维度分数均较治疗前明显降低（$P < 0.05$），观察组病例排尿症状维度分数较对照组降低（$P < 0.05$）；两组病例性生活维度及性功能在干预前后无显著差异（$P > 0.05$）；观察组病例的精神状态、疼痛维度分数较干预前显著下降（$P < 0.05$），活动受限、心理波动、整体健康维度分数明显提升（$P < 0.05$）；对照组病例的疼痛维度分数明显下降（$P < 0.05$），心理波动、整体健康维度分数明显提升（$P < 0.05$）；观察组病例的精神状态、睡眠维度分数明显较对照组低（$P < 0.05$）；活动受限、胃肠道反应、整体健康维度分数较对照组高（$P < 0.05$），本结果提示与对照组比较，观察组在干预治疗后精神状态、胃肠道反应、睡眠及排尿症状维度均显著好转，活动受限亦有一定程度上的改善（$P < 0.05$），最终形成的整体健康维度的明显改善（$P < 0.05$）。

在远期疗效上，观察组病例半年随访症状加重率为 28.57%，显著低于对照组病例的 46.51%（$\chi^2=5.227$，$P < 0.05$），观察组症状加重 VRS 评分低于对照组（$P < 0.05$）。提示益肾通癃方联合穴位刺激的远期疗效较口服化学止痛药物更佳，尤其是在缓解前列腺癌骨转移疼痛上，益肾通癃方联合穴位刺激能够获得与化学止痛药物一致的临床疗效（VRS 量表：$P > 0.05$），同时并无化学止痛药物的不良反应及成瘾风险。

刘柏基等研究表明，前列腺癌的发生、侵袭、转移均伴随程度不一的炎性应激，产生炎性刺激的炎性介质多为白细胞介素如 IL-1、IL-17，肿瘤坏死因子如 TNF-α，基质金属蛋白酶如 MMP-3 等。张钰菲等研究提示炎性因子会加速恶性肿瘤细胞侵袭及远处转移，而在骨转移中会抑制成骨细胞及破骨细胞增殖。上述过程可使骨质纤维出现溶解及断裂，导致骨质破坏，最终引发其骨骼疼痛。TNF-α、IL-1 及 IL-17 是人体免疫系统及炎性应激反应的重要促炎因子，其可加速恶性肿瘤进展过程中炎性介质生成，导致细胞外基质代谢紊乱，加速正常骨细胞凋亡。MMP-3 可加速细胞外基质降解，是参与恶性肿瘤骨转移的重要因子。在本研究中，治疗后两组病例较治疗前上述免疫炎症因子数值均显著下降（$P < 0.01$）；治疗后，观察组病例血清 TNF-α、IL-1、IL-17 及 MMP-3 数值均较对照组病例低（$P < 0.05$），可见益肾通癃方联合穴位刺激治疗前列腺癌骨转移的机制可能是通过抑制前列腺癌骨转移患者的促炎因子表达，缓解促炎因子对骨质的破坏作用。

综上所述，益肾通癃方联合穴位刺激辅助治疗中老年前列腺癌骨转移患者，可明显缓解骨转移造成的疼痛并改善功能，提升临床疗效及生存质量，同时可延缓前列腺癌骨转移进展，改善前列腺癌治疗药物的不良反应，并取得较好的远期疗效，其机制可能与其抑制免疫炎症因子相关，值得在临床及基础研究中进一步研究。

参考文献

［1］DRAULANS C，DE ROOVER R，VAN DER HEIDE U，et al. Stereotactic body radiation therapy with optional focal lesion ablative microboost in prostate cancer：topical review and multicenter consensus[J]. Radiothe Oncol，2019，140（35）：139-147.

［2］赵成桂，徐鸿波，许斌 .miR-143/miR-145 簇启动子区 rs4705342 基因突变与汉族人群前列腺癌发病的相关性研究 [J]. 中华男科学杂志，2019，25（8）：696-702.

［3］LIENG H，KNEEBONE A，HAYDEN A J，et al.Radiotherapy for node-positive prostate cancer：2019 Recommendations of the Australian and New Zealand Radiation Oncology Genito-Urinary group[J]. Radiother Oncol，2019，140（13）：27-41.

［4］[4]VAN DER LEEST M，ISRAËL B，CORNEL E B，et al. High diagnostic performance of short magnetic resonance imaging protocols for prostate cancer detection in biopsy-naïve men：the next step in magnetic resonance imaging accessibility[J]. Eur Urol，2019，76（5）：1142-1149.

［5］刘樊，粟宏伟 .中医药治疗前列腺癌研究进展 [J]. 海南医学，2018，29（20）：2946-2949.

［6］周俊德，陈柯，周建甫，等 .中医药治疗前列腺癌的文献计量学分析 [J]. 光明中医，2019，34（6）：811-815.

［7］陈其华，欧阳政洁，赵丹，等 .益肾通癃胶囊对前列腺增生模型小鼠生殖激素水

平的影响 [J]. 中华男科学杂志，2016，22（11）：1011-1015.

［8］朱首伦 . 探索制定《晚期前列腺癌中西医结合诊疗指南》的研究 [D]. 广州：广州中医药大学，2016.

［9］张丰 .MRI 检查在前列腺癌诊断与分期中的应用及临床检出率评价 [J]. 影像研究与医学应用，2019，3（14）：225-226.

［10］孙燕 . 癌症病人三阶梯止痛疗法的指导原则 [J]. 中国肿瘤，1994（4）：15-17.

［11］张海洋 .AUA/ASCO/ASTRO/SUO 2017 指南解读：临床局限性前列腺癌 [J]. 泌尿外科杂志（电子版），2017，9（3）：60-62.

［12］SIMONS L E，HARRISON L E，O'BRIEN S F，et al.Graded exposure treatment for adolescents with chronic pain（GET Living）：protocol for a randomized controlled trial enhanced with single case experimental design[J]. Contemp Clin Trials Commun，2019，16：224-367.

［13］ROWTHORN M J，BILLINGTON D R，KRÄGELOH C U，et al . Development of a mental health recovery module for the WHOQOL[J].Qual Life Res，2019，28（12）：3363-3374.

［14］潘睿 . 中国慢性病前瞻性研究队列恶性肿瘤发病与死亡分析 [D]. 南京：南京医科大学，2017.

［15］陈海锦，陈子珺，都广礼 . 醛酮还原酶与前列腺癌的相关性及中药干预的研究进展 [J]. 中华男科学杂志，2019，25（8）：734-738.

［16］陈其华，赵丹，王大进，等 . 自拟方药益肾通癃胶囊治疗前列腺增生症疗效观察 [J]. 中国性科学，2016，25（2）：90-92.

［17］邓懿 . 硫酸吗啡控释片联合针刺改善老年癌性疼痛患者生存质量的效果 [J]. 现代中西医结合杂志，2015，24（6）：606-608.

［18］王艳春，陈新旺，魏征，等 . 低频电针针刺联合三阶梯止痛药物治疗癌症疼痛 38 例 [J]. 中医研究，2014，27（5）：55-57.

［19］单孟俊，伍睿昕，王冰，等 . 董氏奇穴治疗癌症疼痛的临床经验 [J]. 世界中西医结合杂志，2017，12（9）：1205-1208，1212.

［20］刘柏基，熊波波 . 慢性炎症与前列腺增生及前列腺癌发展的研究进展 [J]. 世界最新医学信息文摘，2019，19（46）：84-86.

［21］张钰菲，任正举，曹德宏，等．前列腺"炎－癌转化"的研究新进展［J/OL］. 现代泌尿外科杂志，2020，25（5）：453-456.

［22］刘飞.去势抵抗性前列腺癌免疫微环境对肿瘤进展的作用及其机制研究[D].上海:中国人民解放军海军军医大学，2019.

基于 Ras/ERK 信号通路研究益肾通癃汤对前列腺癌 PC-3 细胞增殖、凋亡、侵袭及迁移的影响

刘德果[1, 2]，李姿蓉[1]，陈其华[2*]，赵姣[1]，

杨磊[2]，李博[2]，向时竹[1]，林梦姣[1]

（1. 湖南中医药大学，湖南 长沙，410000；

2. 湖南中医药大学第一附属医院，湖南 长沙，410008）

【摘要】目的　观察益肾通癃汤对前列腺癌 PC-3 细胞的增殖、凋亡、侵袭能力及迁移的影响，从 Ras/ERK 信号通路调控角度初步探讨其作用机制。方法 实验将前列腺癌 PC-3 细胞分为空白血清组及益肾通癃汤含药血清高、中、低剂量组（以下简称中药高、中、低剂量组），采用 CCK-8 法观察各组 PC-3 细胞增殖情况并在倒置显微镜下观察细胞形态变化；采用 Annexin V&PI 双染色法进行细胞凋亡检测；Transwell 小室检测 PC-3 细胞侵袭能力及迁移情况；Western blot 检测益肾通癃汤干预前列腺癌 PC-3 细胞后 Ras/ERK 信号通路相关蛋白及 E- 钙黏蛋白（E-cadherin）、N- 钙黏蛋白（N-cadherin）的表达变化；RT-PCR 检测前列腺癌 PC-3 细胞 E-cadherin、N-cadherin 及 Ras、细胞外调节蛋白激酶（ERK）基因表达。结果 与空白血清组对比，中药高、中、低剂量组均可显著抑制 PC-3 细胞增殖,降低其贴壁生长能力并呈剂量依赖性（$P < 0.05$，$P < 0.01$）；中药高、中、低剂量组可显著促进前列腺癌 PC-3 细胞凋亡并呈剂量依赖性（$P < 0.01$）；中药高、中、低剂量组可显著降低前列腺癌 PC-3 细胞体外侵袭、迁移能力并呈剂量依赖性（$P < 0.01$）；Western blot 结果显示，与空白血清组比较，中药高、中、低剂量组前列腺癌 PC-3 细胞中锌指转录因子（Snail）、Ras、p-ERK1/2、

ERK1/2、N-cadherin、基质金属蛋白酶（MMP-9）等蛋白表达均存在一定程度的下调，而 E-cadherin 蛋白表达上调并存在显著差异（$P < 0.05$，$P < 0.01$）；RT-PCR 结果显示，中药高、中、低剂量前列腺癌 PC-3 细胞 Ras、ERK1、N-cadherin mRNA 表达下调，而 E-cadherin mRNA 表达上调并存在显著差异（$P < 0.05$，$P < 0.01$）。结论 益肾通癃汤可有效抑制前列腺癌 PC-3 细胞的增殖并促进其凋亡，抑制其侵袭及迁移能力及上皮间质转化（Epithelial-mesenchymal transition，EMT）进程，其作用机制可能与益肾通癃汤调控 Ras/ERK 信号通路有关。

【关键词】前列腺癌；益肾通癃汤；Ras/ERK 信号通路；EMT；细胞生物学

前列腺癌是男性泌尿系统发病率最高的恶性肿瘤，但现阶段并无确切有效的治疗药物。由于前列腺癌早期症状相对隐匿，缺少特征性的临床表现，多数被确诊的前列腺癌患者已是肿瘤的中晚期阶段，失去手术治疗的机会，只能采用内分泌及化疗手段治疗，但多伴随有一定程度上的不良反应，同时治疗一段时间后对药物产生耐药是其复发转移的重要因素。前列腺癌的发病机制至今仍未完全明确，前列腺癌细胞的增殖、凋亡、侵袭、迁移等生物学过程受到诸多基因的调控与影响，因此研究相关基因对前列腺癌细胞生物学过程的作用机制将给本病的防治提供确切有效的治疗靶点。Selvaraj 等研究发现 Ras/Erk 信号通路是调控参与前列腺癌细胞增殖、凋亡、侵袭、迁移等生物学行为的关键通路。Semenchenko 等研究表明在前列腺癌组织中 Ras 致癌突变表达水平较正常前列腺组织显著增高，且 Ras 致癌突变高表达患者更易于发生远处转移。众多临床及基础研究表明，中医药在改善前列腺癌具体临床症状、延缓内分泌耐受、改善生活质量、调护心理健康等领域取得了较好的效果。湖南中医药大学第一附属医院专家治疗前列腺癌疾病经验方益肾通癃汤近 20 年的临床应用表明，其能明显缓解前列腺癌患者排尿困难、食欲减低、乏力等临床症状，明显提高了患者的生活质量，降低了炎性相关指标水平，并对化疗药物能够起到减毒增效的目的，但其具体机制仍需进一步证实。本文以前列腺癌 PC-3 细胞为研究对象，从 Ras/ERK 信号通路调控角度探讨益肾通癃汤对前列腺癌 PC-3 细胞的增殖、凋亡、侵袭及其迁移的影响。

一、实验材料

1. 实验细胞株

前列腺癌 PC-3 细胞株购自中国医学科学院肿瘤细胞库（目录号：TCHu158）。

2. 实验动物

本研究选取 SPF 级雄性 SD 大鼠 30 只进行含药血清制备，体质量（180 ～ 220 g），购于湖南斯莱克景达实验动物有限公司［使用许可证号：SYXK（湘）2019-0009；生产许可证号：SCXK（湘）2019-0004］。于湖南中医药大学动物实验中心 SPF 动物房进行饲养，设置温度 21 ～ 25 ℃，相对湿度 40% ～ 70%，每日定时喂养。

3. 实验药物

益肾通癃汤（淫羊藿 15 g，熟地黄 15 g，黄芪 30 g，三棱 10 g，莪术 10 g）药物购自湖南中医药大学第一附属医院中药房，均为超微中药，由我院制剂室根据临床等效剂量煎水浓缩后制成中药膏剂，其最终浓度为 1.44 g/mL，并使用贴好标签的无菌棕色瓶储存在 4 ℃冰箱备用。

4. 实验试剂

McCoy's5A 细胞培养基（美国 Hyclone 公司，批号：AC19164427）；CCK-8 试剂盒（日本 Dojindo 公司，批号：JP198233）、AnnexinV-FITC 凋亡检测试剂盒（日本 Dojindo 公司，批号：VN833）；RIPA 裂解液（美国赛默飞世尔科技公司，批号：33454712）；BCA 蛋白浓度测定试剂盒（美国赛默飞世尔科技公司，批号：YP195441）；溴化乙锭（美国赛默飞世尔科技公司，批号：CC3348574）；RNase A（美国赛默飞世尔科技公司，批号：LD45845）；PVDF 膜（Millipore 公司，批号：K8A4571）；锌指转录因子（Snail）、Ras、p 细胞外调节蛋白激酶 1/2（p-ERK1/2）、ERK1/2、E- 钙黏蛋白（E-cadherin）、N- 钙黏蛋白（N-cadherin）、基质金属蛋白酶（MMP-9）抗体（美国赛默飞世尔科技公司，编号分别为 10H8L11、Thr185、5AD13MA、6D2、CDH1、8C11、IIA5）。

5. 实验仪器

超净工作台（苏州安泰空气技术有限公司，型号：SW-CJ-2FD）；CO_2 细胞培养箱（日本 Panasonic 公司，型号：MCO-20AIC）；酶标仪（美国 MD 公司，型号：SMax13）；电镜（日本 Olympus 公司，型号：TH4-200）；流式细胞仪（美国 BD 公司，型号：

LSRⅡ）。

二、实验方法

1. 益肾通癃汤含药血清制备

雄性 SD 大鼠 30 只适应性喂养 3 天，按照随机数字表法分为空白血清组与含药血清组。将上述中药膏剂加入蒸馏水，换算后分为低剂量组（大鼠与人等效剂量）、中剂量组（10 倍于低剂量组）、高剂量组（20 倍于低剂量组）进行灌胃，早晚各 1 次，连续 7 天。空白血清组大鼠予同体积 0.9% 生理盐水进行灌胃，早晚各 1 次，连续 7 天。在末次给药 1 小时后，于大鼠腹腔注射 10% 水合氯醛（按照 3 mL/kg 剂量）进行麻醉，真空采血管腹主动脉取血，静置 2 小时，离心过滤灭活后吸出上清即为含药血清或空白血清。

本研究在预实验时已进行与含药血清组等浓度空白血清的对照分组实验，结果显示血清本身并不会对实验结果产生影响，故在正式实验时不再设立等浓度的空白血清干预组进行对照。同时细胞毒性实验显示前列腺癌 PC-3 细胞的 MTD 剂量为 14.5 g/（mL·d），故本研究的给药剂量并不会影响实验结果。本研究将前列腺癌 PC-3 细胞分为 4 组，分为空白血清组、益肾通癃汤含药血清高、中、低剂量组，其中空白血清组为前列腺癌 PC-3 细胞给予等浓度空白血清，中药高、中、低剂量组分别为前列腺癌 PC-3 细胞给予 96 mg 生药量 /mL、48 mg 生药量 /mL、24 mg 生药量 /mL 的益肾通癃汤培养基，干预 72 小时后洗涤后予检测。

2. 细胞培养及实验分组

前列腺癌 PC-3 细胞于 37 ℃、5% CO_2 培养箱环境中用含 10% 胎牛血清、100 U/mL 青霉素、100 mg/L 链霉素的 McCoy's5A 培养基中培养。培养 48 ~ 72 小时后以 0.25% 的胰酶消化传代，取对数生长期的第 5 代细胞用于后续试验。将细胞分为空白血清组（正常血清培养基）及益肾通癃汤高、中、低剂量组（分别加入 15%、10%、5% 的益肾通癃汤含药血清培养基），均于相同的环境下培养。

3. 细胞增殖检测

采用 CCK8 法检测益肾通癃汤含药血清对 PC-3 细胞增殖的影响。

4. 细胞凋亡测定

采用 Annexin V&PI 双染色法进行细胞凋亡检测。收集各组 PC-3 细胞，洗涤后以标记液重悬细胞，25 ℃避光环境下孵育 15 分钟。1500 r/min 离心后取细胞沉淀添加荧光（SA-FLOUS）低温环境下孵育 15 分钟。按照标准程序使用流式细胞仪检测，结果 ModFit LT 软件进行处理。

5. 细胞侵袭迁移检测

采用 Transwell 小室法检测前列腺癌 PC-3 细胞的侵袭及迁移。制备 Transwell 小室，添加基础培养基及 Matergel，在 37 ℃温水中水化基底膜。将前列腺癌 PC-3 细胞制成密度 1×10^5/mL 的细胞悬液，吸取适量添加至上室，下室添加 10% FBS 完全培养基，避光孵育 24 小时。洁净后以甲醇固定 30 分钟，并以 0.5% 结晶紫染色 5 分钟，于倒置显微镜下观察并拍照。细胞迁移实验同侵袭实验，无 Matergel 包被步骤。

6. Western blot 检测 Snail、Ras、p-ERK1/2、ERK1/2、E-cadherin、N-cadherin、MMP-9 蛋白表达

采用标准 Western blot 法进行检测。提取各组前列腺癌 PC-3 细胞蛋白裂解物，高速离心 15 分钟，抽取上清液后按照 BCA 法检测蛋白浓度。电泳后添加 5% 胎牛血清白蛋白 37 ℃封闭 1.5 小时，洗膜后添加 Snail、Ras、p-ERK1/2、ERK1/2、E-cadherin、N-cadherin、MMP-9 抗体，一抗 4 ℃孵育过夜。二抗 37 ℃孵育 1.5 小时显影，结果运用 Image Lab 软件进行处理，同时以 GAPDH 为内参计算各组均值。

7. RT-PCR 检测蛋白 Ras、ERK、E-cadherin、N-cadherin mRNA 表达

收集前列腺癌 PC-3 细胞，提取总 RNA，以 BCA 法测定浓度，根据试剂盒说明书进行操作。经浓度及纯度检测后，根据试剂盒说明书合成 cDNA，并以 β-actin 为内参基因，SYBR Green PCR 试剂盒扩增 Ras、ERK、E-cadherin、N-cadherin，每组设置 3 个复孔，以相对定量 $2^{-\Delta\Delta Ct}$ 分析上述基因相对表达水平。

8. 统计学分析

本研究采用 SPSS 22.0 统计软件进行数据统计学分析。所有数据结果以 $\bar{\chi} \pm s$ 表示，组间比较采用方差分析。$P=0.05$ 为统计学显著界限。

三、结果

1. 各组前列腺癌 PC-3 细胞增殖情况

以益肾通癃汤含药血清及空白血清处理前列腺癌 PC-3 细胞 24 小时、48 小时后，与空白血清组比较，益肾通癃汤含药血清高、中、低剂量组均可显著抑制 PC-3 细胞增殖，降低其贴壁生长能力并呈剂量依赖性（$P < 0.05$，$P < 0.01$），除益肾通癃汤含药血清低剂量组外，随着时间的增加，抑制率也在增大，具体见图 3-39。

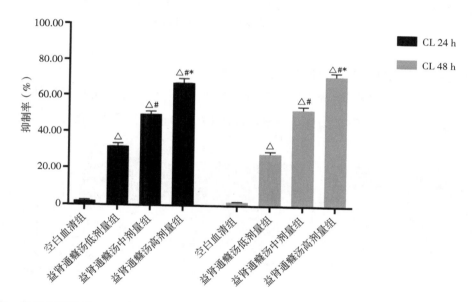

注：各组前列腺癌 PC-3 细胞抑制率比较，与空白血清组比较，△$P < 0.01$；与益肾通癃汤低剂量组比较，#$P < 0.05$；与益肾通癃汤中剂量组比较，*$P < 0.05$。

图 3-39　各组前列腺癌 PC-3 细胞增殖情况

2. 各组前列腺癌 PC-3 细胞凋亡情况

与空白血清组比较，益肾通癃汤含药血清高、中、低剂量组可显著促进前列腺癌 PC-3 细胞凋亡并呈剂量依赖性（$P < 0.05$，$P < 0.01$），具体见图 3-40。

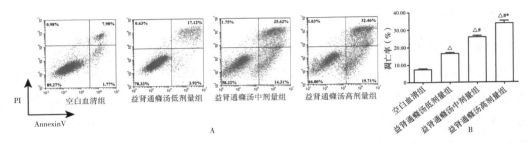

注：A. 各组前列腺癌 PC-3 细胞凋亡情况。B. 各组前列腺癌 PC-3 细胞凋亡率，其中与空白血清组比较，$^{\triangle}P < 0.01$；与益肾通癃汤低剂量组比较，$^{\#}P < 0.05$；与益肾通癃汤中剂量组比较，$^{*}P < 0.05$。

图 3-40　各组前列腺癌 PC-3 细胞凋亡情况

3. 各组前列腺癌 PC-3 细胞侵袭、迁移情况

与空白血清组比较，益肾通癃汤含药血清高、中、低剂量组可显著降低前列腺癌 PC-3 细胞体外侵袭、迁移能力并呈剂量依赖性（$P < 0.01$），具体见图 3-41、图 3-42。

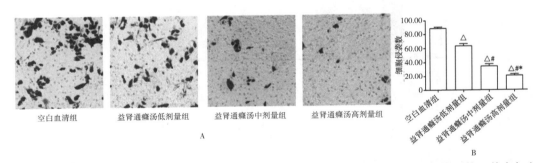

注：A. 各组前列腺癌 PC-3 细胞侵袭情况。B. 各组前列腺癌 PC-3 细胞侵袭数量比较，其中与空白血清组比较，$^{\triangle}P < 0.01$；与益肾通癃汤低剂量组比较，$^{\#}P < 0.01$；与益肾通癃汤中剂量组比较，$^{*}P < 0.05$。

图 3-41　各组前列腺癌 PC-3 细胞侵袭能力比较

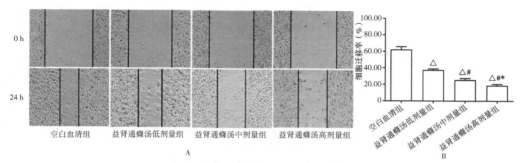

注：A. 各组前列腺癌 PC-3 细胞迁移情况。B. 各组前列腺癌 PC-3 细胞迁移进行比较，其中与空白血清组比较，$^{\triangle}P < 0.01$；与益肾通癃汤低剂量组比较，$^{\#}P < 0.01$；与益肾通癃汤中剂量组比较，$^{*}P < 0.05$。

图 3-42　各组前列腺癌 PC-3 细胞迁移情况比较

4. 益肾通癃汤对前列腺癌 PC-3 细胞 Snail、Ras、p-ERK1/2、ERK1/2、E-cadherin、N-cadherin、MMP-9 蛋白表达的影响

Western blot 结果显示，与空白血清组比较，中药高、中、低剂量组前列腺癌 PC-3 细胞中 Snail、Ras、p-ERK1/2、ERK1/2、N-cadherin、MMP-9 等蛋白表达均存在一定程度的下调，而 E-cadherin 蛋白表达上调并存在显著差异（$P < 0.05$，$P < 0.01$），具体见表 3-37、图 3-43。

表 3-37　各组前列腺癌 PC-3 细胞 Snail、Ras、p-ERK1/2、ERK1/2、

E-cadherin、N-cadherin、MMP-9 蛋白表达情况（/GAPHD，$\bar{x} \pm s$）

组别	n	Snail	EPK1	EPK2	p-EPK1	p-EPK2	Ras	E-cadherin	N-cadherin	MMP-9
空白血清组	3	1.01 ± 0.06	0.97 ± 0.08	1.02 ± 0.06	1.07 ± 0.14	0.93 ± 0.05	1.06 ± 0.05	0.56 ± 0.05	0.91 ± 0.07	1.02 ± 0.07
中药低剂量组	3	0.73 ± 0.03 $^{\triangle}$	0.78 ± 0.04 $^{\triangle}$	0.66 ± 0.04 $^{\triangle}$	0.95 ± 0.06 $^{\triangle}$	0.72 ± 0.03 $^{\triangle}$	0.73 ± 0.02 $^{\triangle}$	0.88 ± 0.04 $^{\triangle}$	0.74 ± 0.02 $^{\triangle}$	0.78 ± 0.03 $^{\triangle}$
中药中剂量组	3	0.74 ± 0.04 $^{\triangle}$	0.70 ± 0.02 $^{\#*}$	0.57 ± 0.01 $^{\#*}$	0.73 ± 0.04 $^{\#*}$	0.64 ± 0.02 $^{\#*}$	0.63 ± 0.01 $^{\#*}$	1.02 ± 0.06 $^{\#*}$	0.65 ± 0.02 $^{\#*}$	0.71 ± 0.05 $^{\#*}$
中药高剂量组	3	0.52 ± 0.02 $^{\triangle\#*}$	0.61 ± 0.02 $^{\triangle\#*}$	0.47 ± 0.01 $^{\triangle\#*}$	0.64 ± 0.02 $^{\triangle\#*}$	0.51 ± 0.01 $^{\triangle\#*}$	0.57 ± 0.01 $^{\triangle\#*}$	1.13 ± 0.08 $^{\triangle\#*}$	0.47 ± 0.01 $^{\triangle\#*}$	0.53 ± 0.03 $^{\triangleleft\#*}$

注：与空白血清组比较，$^{\triangle}P < 0.01$；与益肾通癃汤低剂量组比较，$^{\#}P < 0.01$；与益肾通癃汤中剂量组比较，$^{*}P < 0.05$。

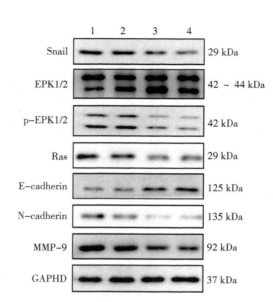

注：1.空白血清组；2.益肾通癃汤低剂量组；3.益肾通癃汤中剂量组；4.益肾通癃汤高剂量组。

图 3-43　各组 PC-3 细胞蛋白免疫印迹图

5. 益肾通癃汤对前列腺癌 PC-3 细胞 Ras、ERK1、E-cadherin、N-cadherin mRNA 表达的影响

RT-PCR 结果显示，与空白血清组比较，益肾通癃汤低、中、高剂量组前列腺癌 PC-3 细胞 Ras、ERK1、N-cadherin mRNA 表达显著下调（$P < 0.05$，$P < 0.01$），益肾通癃汤高、中剂量组前列腺癌 PC-3 细胞 E-cadherin mRNA 表达显著上调（$P < 0.01$），益肾通癃汤低剂量组前列腺癌 PC-3 细胞 E-cadherin mRNA 表达变化不明显（$P > 0.05$），具体见表 3-38。

表 3-38　前列腺癌 PC-3 细胞 Ras、ERK1、E-cadherin、N-cadherin mRNA 表达情况（$\bar{x} \pm s$）

组别	n	Ras	ERK1	E-cadherin	N-cadherin
空白血清组	3	1.04 ± 0.05	0.98 ± 0.06	0.69 ± 0.05	1.02 ± 0.07
中药低剂量组	3	0.83 ± 0.05 △	0.82 ± 0.04 △	0.68 ± 0.04	0.92 ± 0.05 △
中药中剂量组	3	0.67 ± 0.04 △ #	0.67 ± 0.05 △ #	0.92 ± 0.04 △ #	0.64 ± 0.04 △ #
中药高剂量组	3	0.52 ± 0.04 △ #*	0.60 ± 0.03 △ #*	1.21 ± 0.06 △ #*	0.56 ± 0.05 △ #*

注：其中与空白血清组比较，△$P < 0.01$；与益肾通癃汤低剂量组比较，#$P < 0.01$；与益肾通癃汤中剂量组比较，*$P < 0.05$。

四、讨论

前列腺癌根据其临床表现及病机可归于"癥瘕""积聚""癃闭"等疾病范畴。中医对于前列腺癌的病因病机有着深刻的认识，且不断丰富和发展。全国名中医陈其华教授认为阴阳失调是前列腺癌发生的基本病机，"阳虚阴结"是对前列腺癌本质和病机的高度概括，机体阳气虚衰，脏腑功能失调，正气无力抗邪，各类病理产物诸如血瘀、痰浊、湿阻、癌毒等阻滞气机，气血不行，胶结于下焦精室，终致本病发生。正如《灵枢·百病始生》载："积之始生，得寒乃生。"《难经五十五难》又云："积者，阴气也。"《活法机要》亦道"壮人无积，虚人则有之，脾胃怯弱，气血两衰，四时有感，皆能成积"。前列腺癌多为"本虚标实"之证，往往以阳气亏虚为本，瘀毒久积、邪郁下焦为标，虚、毒、瘀虚实夹杂，以虚为主。本文所研究的益肾通癃汤是其原方的优化方，主要药物组成为淫羊藿、熟地黄、黄芪、三棱、莪术，其中淫羊藿温肾助阳、补益精血，激发肾中阳气，现代药理学亦表明淫羊藿具有提升免疫、抗氧化、抗肿瘤的作用，其提取物淫羊藿总黄酮能够显著抑制癌细胞的增殖、侵袭、转移；熟地黄补血养阴，填精益髓，为补益精血之要药，明代著名医家张介宾有云"凡欲治病者，必以形体为主；欲治形者，必以精血为先……存精血以化形体者，非熟地黄不可"，同时熟地黄与淫羊藿阴阳相得，互为补充；黄芪益气升阳，为补气要药，气行则血行，使瘀滞得散，阳气既已升发，若晨曦之阳光消融冰雪，祛除阴翳，使阴寒、痰浊、瘀毒更无滞停之处，则"阴结"之癌瘤自消，正如《素问·调经论》有云"血气者，喜温而恶寒，寒则泣而不能流，温则消而去之"；三棱、莪术为攻积除坚的经典药对，癌毒留恋络脉，血瘀、痰浊、寒凝等胶结积聚，三棱、莪术均为具有化瘀散结通络功效的重要药物。全方攻补兼施，诸药合用共达阴阳双补、抗癌解毒、化痰散瘀之功。

研究组前期临床研究显示，益肾通癃汤能有效治疗前列腺癌，但具体机制仍需进一步证实。Moore等研究表明，恶性肿瘤的发病、侵袭、转移等生物学过程均与众多细胞内信号通路异常激活相关，此类信号通路异常激活所造成的失于调控的细胞增殖、细胞周期、凋亡、迁移侵袭等生物学过程异常是恶性肿瘤发生的标志性特征之一。Ras/Erk信号通路目前被发现在真核细胞中广泛存在，其主要功能是调控组织细胞的终末分化、分裂增殖、周期、凋亡、侵袭及转移等生物学行为。有研究显示，Ras/Erk信号通路在肺癌、前列腺癌、乳腺癌、口腔癌等多类恶性肿瘤的发生、发展及侵袭转移进程中扮演着重要角色。在Ras/Erk信号通路中，Ras蛋白是原癌基因 *C-Ras* 的表达产物，同时是恶性肿瘤发生过程中最多见的突变蛋白，Erk 蛋白是 Ras/Erk 信号通路的下游关键蛋白，当 Erk 被激活后经细胞内环境运送至细胞核，能够对诸多细胞内信号通路中的重要因子进行激活或灭活，调控相应的关键靶基因转录，导致相关蛋白表达或活性异常，最终推进相应基因表观修饰异常导致细胞增殖及恶性转化。Ngalame 等在前列腺癌组织中发现了 Ras/Erk 信号通路的异常激活，其通过激活该信号通路的下游转录因子进而促进细胞的过度增殖导致前列腺癌发生。

此外，Wang 等认为，前列腺癌细胞增殖、侵袭及转移是前列腺癌发生和发展的病理基础，而上皮间质转化（EMT）是前列腺癌发生及远处转移的必经过程，而最近 Qiu 等的研究显示 Ras/Erk 信号通路与之密切相关。蔡启亮等研究表明，前列腺癌细胞的 EMT 一旦激活其肿瘤细胞的各种恶性生物学行为明显提升，其调控着前列腺癌的进一步发展，再该过程中 E-cadherin 扮演着关键性的调控角色，而 N-cadherin 则与之相反。Snail 是前列腺癌发生发展及 EMT 过程的主要调节因子，其通过调节 E-cadherin 表达推进 EMT 过程。MMP-9 是关键细胞外基质蛋白水解酶，其能够直接调控恶性肿瘤的发生、侵袭及转移进程，其亦是通过水解细胞外基质，调控细胞黏附及肿瘤微小血管生成，在癌性浸润进程中起到了关键的作用。

本研究结果显示，益肾通癃方能够有效抑制前列腺癌细胞增殖，促进其凋亡，并且能够降低前列腺癌细胞的侵袭及迁移能力。同时益肾通癃汤各剂量组均能够下调 Snail、Ras、p-ERK1/2、ERK1/2、N-cadherin、MMP-9 蛋白表达，上调 E-cadherin 表达，并能够降低 Ras、ERK1、N-cadherin mRNA 表达，提升 E-cadherin mRNA 的表达，提示益肾通癃汤治疗前列腺癌的作用机制可能与其抑制前列腺癌 EMT 进程，调控 Ras/ERK 信号通路活化有关。但益肾通癃汤抑制前列腺癌细胞增殖及侵袭、促进凋亡是直接作用还是间接通过 Ras/ERK 信号通路，抑制前列腺癌 EMT 是否还存在其他关键细胞内信号通路，仍需进一步设计相关实验证实。

参考文献

［1］KANG Y M，SONG P，FANG K，et al. Survival outcomes of low prostate-specific antigen levels and T stages in patients with high-grade prostate cancer：a population-matched study[J].J Cancer，2020，11（22）：6484-6490.

［2］WILSON B E，HANSEN A R.Dual checkpoint blockade in metastatic castration-resistant prostate cancer: just a gambit or real checkmate[J].Cancer Cell, 2020, 38（4）: 438-440.

［3］CRAWFORD E D, ANDRIOLE G, FREEDLAND S J, et al. Evolving understanding and categorization of prostate cancer: preventing progression to metastatic castration-resistant prostate cancer: RADAR Ⅳ[J].Can J Urol, 2020, 27（5）: 10352-10362.

［4］SELVARAJ N, BUDKA J A, FERRIS M W, et al. Prostate cancer ETS rearrangements switch a cell migration gene expression program from RAS/ERK to PI3K/AKT regulation[J].Mol Cancer, 2014, 13: 61.

［5］SEMENCHENKO K, WASYLYK C, CHEUNG H, et al. XRP44X, an inhibitor of Ras/Erk activation of the transcription factor Elk3, inhibits tumour growth and metastasis in mice.[J].PLoS One, 2016, 11: e0159531.

［6］李小江，冯梦晗，牟睿宇，等.中医药干预前列腺癌内分泌治疗后部分雄激素缺乏综合征的研究进展[J].天津中医药，2020，37（7）：831-835.

［7］殷振超，周建甫，陈志强，等.前列腺癌现代中医平衡论治理论体系探讨[J].中华中医药杂志，2020，35（2）：546-548.

［8］徐文静，陈其华，宾东华.益肾通癃汤对前列腺癌去势治疗的减毒增效作用临床观察[J].湖南中医药大学学报，2020，40（5）：617-620.

［9］黄继汉，黄晓晖，陈志扬，等.药理试验中动物间和动物与人体间的等效剂量换算[J].中国临床药理学与治疗学，2004（9）：1069-1072.

［10］张会鲜，何琪杨.CCK-8法检测药物影响肿瘤细胞增殖的优化研究[J].药学研究，2016，35（2）：63-66.

［11］LI X B, LIU R, WANG Z, et al. MicroRNA-7 regulates the proliferation and metastasis of human papillary carcinoma cells by targeting Bcl-2[J].Am J Transl Res, 2020, 12（9）: 5772-5780.

［12］陈水龄.姜黄素抑制实验性脉络膜新生血管的机制研究[D].北京：中国中医科学院，2020.

［13］曾庆琪.前列腺癌的中医药诊治[J].中国肿瘤外科杂志，2019，11（5）：309-312.

［14］饶红，武福云，陈德森.淫羊藿素对BALB/c-nu裸鼠前列腺癌组织磷脂酰肌醇3-

激酶（PI3K）/ 蛋白激酶 B（Akt）信号通路及 E- 钙黏蛋白的影响 [J]. 中国中医急症，2018，27（5）：789-792，796.

[15] MOORE C，PALAU V E，MAHBOOB R，et al. Upregulation of pERK and c-JUN by γ-tocotrienol and not α-tocopherol are essential to the differential effect on apoptosis in prostate cancer cells[J] .BMC Cancer，2020，20（1）：428.

[16] HOU R Z，LIU Y，SU Y Z，et al. Overexpression of long non-coding rna fgf14-as2 inhibits colorectal cancer proliferation via the RERG/Ras/ERK signaling by sponging microRNA-1288-3p[J] .Pathol Oncol Res，2020，26（4）：2659-2667.

[17] SHAFEI M A，FORSHAW T，DAVIS J，et al. BCATc modulates crosstalk between the PI3K/Akt and the Ras/ERK pathway regulating proliferation in triple negative breast cancer[J] .Oncotarget，2020，11（21）：1971-1987.

[18] MA L，CAO Y，HU J J，et al. CKIP-1High expression of the gene might promote apoptosis through downregulation of the Ras/ERK signalling pathway in the intestinal type of gastric cancer[J] .J Int Med Res，2020，48（3）：300060520909025.

[19] NGALAME N O，WAALKES M P，TOKAR E J.Silencing KRAS overexpression in cadmium-transformed prostate epithelial cells mitigates malignant phenotype[J].Chem Res Toxicol，2016，29（9）：1458-1467.

[20] WANG Z H，WANG J H，WANG K Q，et al. LncRNA FEZF1-AS1 promoted chemoresistance，autophagy and epithelial-mesenchymal transition（EMT）through regulation of miR-25-3p/ITGB8 axis in prostate cancer[J] .Eur Rev Med Pharmacol Sci，2020，24（16）：8250.

[21] QIU X Y，HU D X，CHEN W Q，et al. PD-L1 confers glioblastoma multiforme malignancy via Ras binding and Ras/Erk/EMT activation[J] .Biochim Biophys Acta Mol Basis Dis，2018，1864：1754-1769.

[22] CAI Q L，CHEN Y G，ZHANG D R，et al. Loss of epithelial AR increase castration resistant stem-like prostate cancer cells and promotes cancer metastasis via TGF-β 1/EMT pathway[J] .Transl Androl Urol，2020，9（3）：1013-1027.

[23] MODI S J，KULKARNI V M.Discovery of VEGFR-2 inhibitors exerting significant anticancer activity against CD44+ and CD133+ cancer stem cells（CSCs）：reversal

of TGF-β induced epithelial-mesenchymal transition（EMT）in hepatocellular carcinoma[J].Eur J Med Chem，2020，207：112851.

［24］胡森，王继贤，童占表，等.前列腺腺癌中整合素αvβ3、基质金属蛋白酶-2和-9 表达及关系[J].中国老年学杂志，2017，37（20）：5072-5073.

益肾通癃胶囊对前列腺增生模型大鼠雌雄激素 比及缺氧诱导因子 -1α 的影响

涂雅玲[1]，陈其华[2*]

（1. 湖南中医药大学，湖南 长沙 410208；

2. 湖南中医药大学第一附属医院，湖南 长沙 410007 ）

【摘要】目的　探讨益肾通癃胶囊对前列腺增生模型大鼠雌雄激素比及缺氧诱导因子 1α（chypoxia-inducible factor-1α，HIF-1α）的影响。方法 对 SD 雄性大鼠皮下注射丙酸睾酮 5 mg/（kg·d），连续 4 周。造模成功后将大鼠随机分为 4 组：正常组、模型组、中药对照组和实验组，每组 7 只。实验组大鼠灌服 0.365 g/kg 益肾通癃胶囊混悬液；中药对照组灌服 0.183 g/kg 癃闭舒胶囊混悬液；正常组及模型组给予同等容量的生理盐水灌胃，连续灌胃 8 周后，光镜下观察前列腺组织病理学变化；称取前列腺湿重并计算前列腺指数；检测大鼠血清 E_2、T、DHT 水平及 E_2/T；测定前列腺组织中 HIF-1α 蛋白表达。结果 与模型组比较，实验组大鼠前列腺腺体轻微增生，少数呈乳头状增生，腺腔基本恢复正常。与模型组比较，实验组大鼠前列腺体积、前列腺湿重、前列腺指数及前列腺组织中的 HIF-1α 蛋白表达水平均降低（$P < 0.01$）；大鼠血清中的 DHT、E_2、T 水平降低，E_2/T 比值升高（$P < 0.01$）。结论 益肾通癃胶囊可能通过降低前列腺增生模型大鼠血清中的 DHT、E_2、T 水平，升高 E_2/T 比值，抑制 HIF-1α 的表达起治疗前列腺增生 的作用。

【关键词】前列腺增生；益肾通癃胶囊；雌雄激素比；缺氧诱导因子

前列腺增生是中老年男性常见疾病之一，是以排尿不畅、夜尿增多、尿频、排尿费力、尿线中断为主要临床症状的一种疾病，属中医学"精癃"范畴。该病的发病率随年龄增长而增高，50 岁以上发病率大于 50%，80 岁以上发病率达 83%，关于前列腺增生的病因和发病机制的研究颇多，主要有雌雄激素协同学说、生长因子学说及细胞凋亡与基因调控学说等，但至今其发病机制仍未完全阐明。研究发现大鼠前列腺组织及血清中缺氧诱导因子 1α 水平与前列腺增生发生有密切关联。笔者导师根据多年临床经验，创制了治疗前列腺增生疗效较好的益肾通癃胶囊，本研究通过观察益肾通癃胶囊对雌雄激素比及 HIF-1α 表达的影响，以深入探讨益肾通癃胶囊治疗前列腺增生的机制，现报道如下。

一、材料与方法

1. 实验动物

36 只健康雄性 SD 大鼠，体质量 200 ~ 220 g，8 周龄。由湖南中医药大学第一附属医院动物实验室提供，许可证号：SCXK（湘）2016-0002。

2. 药品与试剂

益肾通癃胶囊，规格为 0.4 g/ 粒，人用量为 6 粒 / 次，2 次 / 日，由湖南中医药大学第一附属医院制剂室提供。癃闭舒胶囊，规格：0.3 g/ 粒，人用量为 3 粒 / 次，2 次 / 日，石家庄科迪药业有限公司。丙酸睾酮注射液：25 mg/mL，天津金耀药业有限公司。睾酮（T）检测试剂盒（货号 CSB-E05100r）、大鼠雌二醇（E_2）检测试剂盒（货号 CSB-E05110r）、大鼠双氢睾酮（DHT）检测试剂盒（货号 CSB-E07879r）均购自武汉华美生物工程有限公司。抗 β- 肌动蛋白抗体（货号 bs-0061R）、缺氧诱导因子 1α/ 低氧诱导因子 -1 抗体（货号 bs-0737R）均购自北京博奥森生物技术有限公司。

3. 主要仪器

酶标仪（型号：Multiskan Sky，美国赛默飞世尔科技公司）；离心机（型号：SCILOGEX CF1524R，美国赛洛捷克公司）；电子天平（型号：Scout STX，武汉集思仪器设备有限公司）；电泳仪（型号：DYCZ-40K，北京六一生物技术有限公司）。

4. 造模与给药

36 只健康雄性 SD 大鼠，8 周龄，适应性喂养 1 周后，将大鼠随机取 11 只作为正常组，其余 25 只作为造模组，每天予以皮下注射 5 mg/（kg·d）丙酸睾酮，连续注射

4 周后，随机取正常组和造模组各 4 只大鼠，比较两组大鼠的前列腺体积、前列腺湿重和前列腺指数，光镜下评价大鼠前列腺组织形态结构的变化，判断模型是否制备成功。将造模组剩下的 21 只大鼠随机分模型组、中药对照组和实验组，每组各 7 只。造模成功后开始给药，大鼠实验用剂量采用人与动物的体表面积计算法来换算得大鼠益肾通癃胶囊的灌胃剂量为 0.365 g/（kg·d），癃闭舒胶囊的灌胃剂量为 0.183 g/（kg·d）。每天给实验组大鼠灌服益肾通癃胶囊 0.365 g/（kg·d）；中药对照组灌服癃闭舒胶囊 0.183 g/（kg·d）；正常组及模型组予以生理盐水灌胃，连续灌胃 8 周，灌胃结束后进行相关检测。

5. 检测指标

（1）各组大鼠前列腺组织形态变化

取大鼠前列腺组织固定于 10% 福尔马林溶液中，之后予以乙醇脱水、石蜡包埋、切片、常规 HE 染色，光学显微镜下观察各组大鼠前列腺组织形态结构的变化。

（2）各组大鼠前列腺体积、湿重及前列腺指数

将大鼠称重后迅速处死，剖取前列腺组织，用水取代法测量前列腺体积，称取大鼠前列腺湿重，计算前列腺指数。前列腺指数 = 前列腺湿重 / 大鼠体质量 ×100%。

（3）大鼠血清 E_2、T、DHT 及 E_2/T 指标检测

剖腹后采腹主动脉血，以 3000 r/min4 ℃离心 15 分钟后，取上清液装入普通试管，存放于 –70 ℃冷冻箱中，按照试剂盒说明书进行相关测定。

（4）大鼠前列腺组织 HIF-1α 蛋白表达量

取大鼠前列腺组织，置于匀浆器球状部位，用剪刀尽量剪碎组织块后，加入 800 μL 含 PMSF 的裂解液冰上进行匀浆，重复碾转数次尽量碾碎组织，冰上裂解 30 分钟，4 ℃ 12 000 r/min 离心 10 分钟后，取上清分装于 1.5 mL 离心管中，保存于 –80 ℃冰箱。实验时，取 100 μL 不同处理的组织蛋白样本，BCA 法测蛋白浓度，随后加入 5× 蛋白上样缓冲液，在沸水中煮 10 分钟后，取 20 μg 进行电泳分析。电泳结束后，按照"三明治"模式，300 mA 2 h 将凝胶上的蛋白转印到 PVDF 膜上。5% 脱脂奶粉室温封闭 2 小时后，使用 HIF-1α 一抗，并 4 ℃孵育过夜。随后用 1% TBST 洗膜 3 次后，使用 HRP 二抗在室温孵育 1.5 小时，再用 1% TBST 洗膜 3 次。最后用 ECL 化学发光试剂盒进行显影，使用 Image-Pro Plus 图像分析管理软件进行灰度扫描，以特异性条带平均光密度与面积的乘积为有效值，来反映蛋白表达水平。

6. 统计学方法

所有数据采用 SPSS 21.0 统计软件进行处理，数据用"$\bar{x} \pm s$"表示，多组间比较采用单因素方差分析，$P < 0.05$ 表示差异具有统计学意义。

二、结果

1. 大鼠前列腺组织形态变化

正常组（图 3-44A）见大鼠前列腺腺体排列均匀，腺体间间质明显，腺上皮细胞呈单层柱状；模型组（图 3-44B）见大鼠前列腺腺体显著增生，腺腔变大，大小不一，多数腺上皮呈乳头状增生向腺腔内突出，间质内炎性细胞浸润伴纤维组织增生，说明造模成功。中药对照组（图 3-44C）见大鼠前列腺腺体和部分纤维组织仍增生明显，较模型组有一定改善；实验组（图 3-44D）见大鼠前列腺腺体轻微增生，腺上皮多为柱状单层，少数呈乳头状增生，腺腔基本恢复正常，较模型组有很大改善。

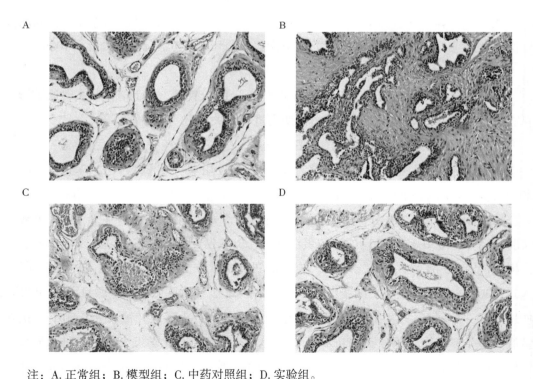

注：A. 正常组；B. 模型组；C. 中药对照组；D. 实验组。

图 3-44 各组大鼠前列腺组织形态变化观察（HE 染色，×200）

2. 各组大鼠前列腺体积、湿重及前列腺指数

与正常组相比，模型组大鼠前列腺体积、前列腺湿重和前列腺指数均显著增加（$P < 0.01$），说明造模成功。与模型组相比，实验组和中药对照组前列腺增生模型大鼠前列腺体积、前列腺湿重和前列腺指数均降低（$P < 0.01$），见表3-39。

表3-39　各组大鼠前列腺体积、前列腺湿重及前列腺指数比较（$\bar{\chi} \pm s$）

组别	n	体积（mL）	湿重（g）	前列腺指数（%）
正常组	7	0.60 ± 0.26	0.81 ± 0.21	0.25 ± 0.06
模型组	7	1.28 ± 0.47▲	1.32 ± 0.37▲	0.41 ± 0.11▲
中药对照组	7	0.70 ± 0.32*	1.11 ± 0.22*	0.34 ± 0.09*
实验组	7	0.67 ± 0.18**	1.08 ± 0.18**	0.32 ± 0.17**

注：与正常组比较，▲$P < 0.01$；与模型组比较，*$P < 0.01$，**$P < 0.01$。

3. 各组大鼠血清雌雄激素水平

与正常组相比，模型组大鼠血清DHT、E_2、T明显升高（$P < 0.01$），E_2/T明显降低（$P < 0.01$）。与模型组相比，中药对照组和实验组大鼠血清DHT、E_2、T均降低（$P < 0.01$），E_2/T明显升高（$P < 0.01$）。见表3-40。

表3-40　各组大鼠血清DHT、E_2、T及E_2/T水平比较（$\bar{\chi} \pm s$）

组别	n	DHT（nmol/L）	E2（pg/mL）	T（ng/mL）	E2/T
正常组	7	68.23 ± 12.37	17.31 ± 1.69	20.72 ± 1.8 6	0.84 ± 0.23
模型组	7	135.06 ± 15.73*	41.58 ± 1.92*	59.84 ± 3.25*	0.67 ± 0.49*
中药对照组	7	112.94 ± 18.11#	31.65 ± 4.73#	43.20 ± 2.76#	0.73 ± 0.18#
实验组	7	93.78 ± 16.44##	26.46 ± 2.87##	33.69 ± 4.16##	0.78 ± 1.55##

注：与正常组比较，*$P < 0.01$；与模型组比较，#$P < 0.05$，##$P < 0.01$。

4. 各组大鼠前列腺组织中HIF-1α蛋白表达水平

与正常组比较，模型组大鼠HIF-1α水平显著增高（$P < 0.01$）；与模型组相比，中药对照组和实验组HIF-1α水平均降低（$P < 0.05$，$P < 0.01$）。见图3-45。

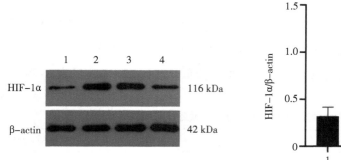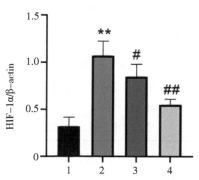

注：1. 正常组；2. 模型组；3. 中药对照组；4. 实验组。与正常组比较，$^{**}P < 0.01$；与模型组比较，$^{#}P < 0.05$，$^{##}P < 0.01$。

图 3-45　各组大鼠前列腺组织中 HIF-1α 蛋白表达量

三、讨论

前列腺增生是临床常见的中老年男性良性疾病，该病病机复杂，病程较长，严重影响患者生活质量，西医治疗该病以药物和手术治疗为主，常用药物有 α1 受体阻断剂和 5α- 还原酶抑制剂，其作用是缓解尿路症状、解除梗阻、延缓进程、抑制并缩小前列腺体积、降低远期并发症等。对于具备手术指征而无手术禁忌证，且药物治疗效果不明显的患者，则采取手术治疗，但手术治疗有一定风险。中医学认为本病基本 病机为肾虚血瘀，治疗以补肾益气、活血化瘀为主。精癃的发生关键在于肾气亏虚，气虚则肾与膀胱气化无力，统摄失权，夜尿频多；气虚致血行无力，气虚瘀阻，引起局部组织器官增生。因此，以补肾益气、活血化瘀为基本治法，并创制益肾通癃胶囊，其药物组成有黄芪、补骨脂、水蛭、枸杞子、山药、熟地黄、山茱萸、金樱子、茯苓、甘草等。方中补骨脂、黄芪共为君药以补益肾气；水蛭破血逐瘀；山药、山茱萸、熟地黄、枸杞滋补肾阴，寓阳中有阴、阴中有阳之意；金樱子酸涩收敛，固精缩尿；茯苓益气健脾；甘草调和诸药；全方共奏补肾益气、化瘀缩尿之功效。

前列腺是雄激素依赖性器官，雄激素是调控前列腺生长、结构维持及功能完整的重要激素。但雄激素并不是引起 前列腺增生 发生的唯一性激素，雌激素在前列腺增生发生中也发挥重要作用，但雌激素在 前列腺增生 中发挥作用需以雄激素存在为前提，在一定雌 / 雄激素比例范围内时，可协同雄激素促进前列腺增生。因此调节雌 / 雄激素比对于治疗前列腺增生有重要作用。本研究发现，与模型组比较，益肾通癃胶囊可显著降低大鼠血清中的 DHT、E_2、T 水平，升高 E_2/T 比值（$P < 0.01$），说明益肾通癃胶囊可能通过降低血清中 DHT、E_2、T 水平，升高 E_2/T 比值，从而达到抑制前列腺增生作用。

　　近期研究发现，HIF-1α 可能是激活"血管生成开关"的关键信号因子，其能够导致各种血管生长因子的表达增加，包括 VEGF 和碱性成纤维生长因子（bFGF）。周鹏等发现前列腺内注射 A 型肉毒毒素可以通过抑制 HIF-1α 和 VEGF 的表达，从而抑制前列腺组织的血管形成，使前列腺体积缩小；并探讨其可能机制是随着前列腺体积不断增大，导致血供不足出现缺氧坏死，缺氧会诱导 HIF-1α 过度表达，从而增加 VEGF 的过表达，进而诱导新生血管的形成，导致前列腺增生的发生。本研究也发现模型组大鼠前列腺组织中 HIF-1α 水平显著增高（$P < 0.01$），而益肾通癃胶囊能显著降低大鼠前列腺组织中的 HIF-1α 水平（$P < 0.01$），说明益肾通癃胶囊可能是通过抑制 HIF-1α 的表达，达到治疗前列腺增生的作用。

参考文献

[1] PARK H J, WON J E, SORSABURU S, et al. Urinary tract symptoms（LUTS）secondary to benign prostatic hyperplasia（前列腺增生）and LUTS / 前列腺增生 with erectile dysfunction in Asian men: a systematic review focusing on tadalafil[J]. World J Mens Health, 2013, 31（3）: 193-207.

[2] 杨伟, 赵红. 良性前列腺增生症的中医治疗研究进展 [J]. 中西医结合心血管病电子杂志, 2019, 7（5）: 84-85.

[3] 李拔森, 王良. 良性前列腺增生介入治疗的现状和进展[J]. 影像诊断与介入放射学, 2017, 26（3）: 230-235.

[4] 徐广驰, 刘涛, 董波, 等. 大豆异黄酮抑制大鼠前列腺增生及其作用机制 [J]. 解剖学报, 2018, 49（2）: 185-190.

[5] ATAWIA R T, MOSLI H H, TADROS M G, et al. Modulatory effect of silymarin on inflammatory mediators in experimentally induced benign prostatic hyperplasia: emphasis on PTEN, HIF-1α, and NF-κB[J].Naunyn Schmiedebergs Arch Pharmacol, 2014, 387（12）: 1131-1140.

[6] 陈其华, 赵丹, 王大进, 等. 自拟方药益肾通癃胶囊治疗前列腺增生症疗效观察 [J].

中国性科学，2016，25（2）：90-92.

［7］楚元奎，杨文，冉林武，等.前列腺增生大鼠模型的建立[J].贵阳医学院学报，2014，39（5）：657-659，663.

［8］涂梅琳,庄田畋,杨晓刚,等.淫羊藿苷对丙酸睾酮诱导大鼠前列腺增生组织影响[J].辽宁中医药大学学报，2019，21（6）：46-49，225.

［9］王斌，肖明艳 .α_（1A）- 阻滞剂与 5α- 还原酶抑制剂治疗前列腺增生疗效观察[J].中国继续医学教育，2019，11（5）：129-131.

［10］刘臻伟 . 雌雄激素与良性前列腺增生关系 [J]. 中西医结合研究，2012，4（2）：105-106.

［11］周鹏，张心男，徐智慧 .A 型肉毒毒素对大鼠前列腺增生组织中缺氧诱导因子 -1α 及血管内皮细胞生长因子表达的影响 [J]. 浙江医学，2014，36（5）：401-404.

前炎止痛贴联合前列清瘀汤治疗慢性前列腺炎疗效评价及对 EPS 中 Zn^{2+} 和 PSA 水平的影响

张彪[1]，涂雅玲[1]，胡伟[1]，罗星乐[1]，羊美[1]，郭晨璐[2]，陈其华[2△]

（1. 湖南中医药大学研究生院，湖南 长沙 410208；

2. 湖南中医药大学第一附属医院男科，湖南 长沙 410007）

【摘要】目的 观察前炎止痛贴联合前列清瘀汤治疗慢性前列腺炎的临床疗效及对前列腺液中锌离子（Zn^{2+}）和前列腺特异性抗原水平的影响。方法 选取 2018 年 1 月至 10 月湖南中医药大学第一附属医院诊治的 160 例符合标准的慢性前列腺炎（湿热夹瘀型）患者为研究对象，将其随机分为脐贴 + 中药组、脐贴组、中药组、宁泌泰胶囊组 4 组，每组 40 例患者，比较各组患者治疗前后前列腺液中 Zn^{2+} 和 PSA 水平及其临床疗效。结果 ①四组患者治疗后疗效比较存在差异，脐贴 + 中药组患者治疗后的总有效率（92.5%）明显优于其他各组患者，其差异均具有统计学意义（均 $P < 0.05$）；②四组患者治疗后前列腺液中 Zn^{2+} 和 PSA 水平均明显高于治疗前，其差异均具有统计学

意义（均 $P < 0.05$）。结论 前炎止痛贴联合前列清瘀汤治疗慢性前列腺炎，能够明显改善患者临床症状，治疗效果优于单纯中药治疗、单纯脐贴治疗和口服宁泌泰治疗，其机制可能与提高前列腺按摩液（expressed prostatic secretious，EPS）中 Zn^{2+} 和 PSA 水平有关。

【关键词】慢性前列腺炎；前炎止痛贴；前列清瘀汤；锌离子；前列腺特异性抗原

慢性前列腺炎（chronic prostatitis，CP）是成年男性的常见病，具有发病慢、疼痛位置多变、持续性存在及容易反复和难以痊愈等特点。其具体病因复杂不清，临床表现呈多样化，主要表现为会阴部和腰骶部疼痛、尿频、尿急、尿痛、排尿不畅和精神异常等症状。目前，西医治疗 CP 的效果欠佳，而中医药对 CP 的治疗具有独特优势。本研究采用前炎止痛贴联合前列清瘀汤治疗慢性前列腺炎（湿热夹瘀型），其临床疗效较好，现将有关情况报道如下。

一、对象与方法

1. 研究对象

选取 2018 年 1 月至 10 月在湖南中医药大学第一附属医院男科门诊就诊、临床确诊为湿热夹瘀型 CP 的 160 例患者作为研究对象。纳入标准：符合西医诊断和中医辨证标准。西医诊断标准参照《慢性前列腺炎中西医结合诊疗指南》诊断标准：①骨盆区长期或反复疼痛不适，持续时间达 3 个月以上；②前列腺按摩液或精液细菌培养（－）；③ EPS 或精液常规显微镜检下：WBC > 10 个 /HP 或正常范围内。中医辨证符合 CP 湿热夹瘀型：①尿频、尿痛、尿急或尿不尽感；②少腹、腰骶或会阴部坠胀疼痛不适；③阴囊潮湿、尿道烧灼或尿道刺痛感；④舌质红或稍暗，苔薄黄腻，脉滑数、弦涩或弦滑。排除标准：①不符合纳入标准者；②患有急性前列腺炎、膀胱炎、精囊炎和尿道炎等泌尿系统感染或生殖器官器质性病变者；③既往有原发性心脑血管系统或重要脏器疾病者；④过敏体质及对本研究所用药物过敏者。纳入本研究的患者均已签署了知情同意书，本次研究已经获得我院医学伦理委员会批准实施。

2. 研究方法

本研究采用实验对照方法。将 160 例患者随机分为脐贴 + 中药组 40 例，脐贴组 40 例，中药组 40 例，宁泌泰胶囊组 40 例。各组患者在年龄和病程上的分布差异均无统计学意义（均 $P > 0.05$），具有可比性。具体内容详见表 3-41。

表 3-41　四组患者年龄和病程分布比较（*Mean ± SD*）

组别	例数	年龄（岁）	病程（月）	*t* 值	*P* 值
脐贴 + 中药组	40	30.5 ± 7.4	18.9 ± 13.7	0.68	0.81
脐贴组	40	31.1 ± 6.9	17.8 ± 14.3	0.75	0.54
中药组	40	30.9 ± 8.3	19.1 ± 13.2	0.56	0.69
宁泌泰胶囊组	40	29.8 ± 9.2	18.3 ± 14.1	0.68	0.76

3. 治疗方法

药物制备：前炎止痛贴（丁香、黄柏、红花、冰片、延胡索等）、前列清瘀汤（土茯苓、败酱草、王不留行、黄柏、山药、茯苓、薏苡仁、延胡索、乳香、没药、柴胡、甘草等）均由湖南中医药大学第一附属医院制剂中心和中药房提供。宁泌泰胶囊（贵阳新天药业股份有限公司，国药准字 Z20025442）由湖南中医药大学第一附属医院药房提供。

各组治疗，①脐贴 + 中药组：脐部外贴前炎止痛贴，1 贴 / 次，8 ~ 10 h/ 次，1 次 / 日，每名患者第一次脐贴由医师示范操作，之后由患者或家属自行操作；口服前列清瘀汤，200 mL/ 次，2 次 / 日。②脐贴组：脐部外贴前炎止痛贴，1 贴 / 次，8 ~ 10 h/ 次，1 次 / 日，用法同前。③中药组：口服前列清瘀汤，200 mL/ 次，2 次 / 日。④宁泌泰胶囊组：口服宁泌泰胶囊，4 粒 / 次，3 次 / 日。四组患者均连续治疗 6 周。

4. 观察方法

（1）临床疗效判定

采用 NIH-CPSI 评分评价患者的临床疗效，①治愈：NIH-CPSI 评分减少 90% ~ 100%；②显效：NIH-CPSI 评分减少 70% ~ 89%；③有效：NIH-CPSI 评分减少 30% ~ 69%；④无效：NIH-CPSI 评分减少 0 ~ 29%；总有效率 =（治愈 + 显效 + 有效）例数 / 总例数 ×100%。

（2）检测锌离子、前列腺特异性抗原水平

检测各组患者治疗前后前列腺液中锌离子和 PSA 水平。

（3）安全性指标

治疗前后检测四组患者安全指标（三大常规、肝肾功能、电解质、心电图及其他可能出现的不良反应）。

5. 统计处理

采用 SPSS 19.0 软件对相关数据进行统计分析。计量资料以均数 ± 标准差（$Mean \pm SD$）表示，组间比较若满足正态性且方差齐时，采用单因素方差分析 LSD 法和 SNK 法，方差不齐时选择 Tamhane T2 和 DunnettT3 法进行方差检验和两两比较，若不满足正态性时则采用秩和检验。计数资料以频数（百分比）[n（%）] 表示，采用 χ^2 检验。$P < 0.05$ 表示差异具有统计学意义。

二、结果

1. 四组患者治疗后临床疗效比较

治疗后，脐贴 + 中药内服组患者临床总有效率明显优于其他各组患者，其差异均具有统计学意义（均 $P < 0.05$）。具体结果详见表 3-42。

表 3-42　四组患者治疗后临床疗效比较 [n（%）]

组别	例数	无效	有效	显效	临床治愈	总有效
脐贴 + 中药组	40	3（7.5）	11（27.5）	16（40.0）	10（25.0）	37（92.5）[abe]
脐贴组	40	10（25.0）	13（32.5）	12（30.0）	5（12.5）	30（75.0）
中药组	40	8（20.0）	10（25.0）	14（35.0）	8（20.0）	32（80.0）
宁泌泰胶囊组	40	7（17.5）	12（30.0）	14（35.0）	7（17.5）	33（82.5）

注：标有 "a" 项表示，与脐贴组比较，$P < 0.05$；标有 "b" 项表示，与中药组比较，$P < 0.05$；标有 "c" 项表示，与宁泌泰胶囊组比较，$P < 0.05$。

2. 四组患者治疗前后前列腺液中 Zn^{2+} 和 PSA 水平比较

治疗前，四组患者前列腺液中 Zn^{2+} 和 PSA 水平比较，其差异均无统计学意义（均 $P > 0.05$）。治疗 2 个疗程后，四组患者前列腺液中 Zn^{2+} 和 PSA 水平比较，其差异均具有统计学意义（均 $P < 0.05$）。具体结果详见表 3-43。

表 3-43　四组患者治疗前后 ESP 中 Zn2+ 和 PSA 水平比较（$Mean \pm SD$）

组别	例数	Zn^{2+}（mg/L）		PSA（μg/L）	
		治疗前	治疗后	治疗前	治疗后
脐贴 + 中药组	40	162.94 ± 89.79	226.69 ± 86.38[abcd]	2.37 ± 2.09	3.68 ± 2.86[abcd]

续表

组别	例数	Zn²⁺（mg/L）		PSA（μg/L）	
		治疗前	治疗后	治疗前	治疗后
脐贴组	40	163.54 ± 86.79	185.69 ± 64.78ᵃ	2.39 ± 2.06	2.86 ± 2.38ᵃ
中药组	40	163.24 ± 85.29	198.69 ± 76.38ᵃ	2.41 ± 2.03	3.12 ± 2.65ᵃ
宁泌泰胶囊组	40	164.03 ± 84.16	195.69 ± 76.78ᵃ	2.40 ± 2.02	3.05 ± 2.71ᵃ

注：标有"ᵃ"项表示，与本组治疗前比较，$P < 0.05$；标有"ᵇ"项表示，与脐贴组比较，$P < 0.05$；标有"ᶜ"项表示，与中药组比较，$P < 0.05$；标有"ᵈ"表示，与宁泌泰胶囊组比较，$P < 0.05$。

3. 安全性观察

疗程结束后，四组患者的三大常规、肝肾功能、电解质、心电图检查等均未见异常；四组患者均未出现因使用药物而引起的不良反应（如困倦、乏力、嗜睡、头痛眩晕、应激性消化道症状及过敏反应等）。

三、讨论

慢性前列腺炎是男科的常见病，随着社会压力增大、睡眠习惯及饮食结构等因素的影响，其发病率呈逐年上升趋势，严重威胁着男性的生活质量。目前，西医针对慢性前列腺炎的治疗药物主要有α受体阻滞剂、植物制剂、止痛剂、生物反馈、抗生素和前列腺按摩等，但其治疗效果往往不尽人意；中医药治疗慢性前列腺炎有着辨证施治、整体调节和作用靶点多等优势，且临床疗效较好。

慢性前列腺炎属于中医"精浊"范畴，湿热、血瘀、肾虚为其三大病机特点。陈其华等研究发现慢性前列腺炎表现单一证型者较少，往往湿热与血瘀并见型者常见，占比达50%以上。故其在临床上治疗慢性前列腺炎以清热利湿、活血化瘀为主要治疗原则，探索出以此治疗原则为主的前列清瘀汤，其组方为土茯苓、败酱草、黄柏、王不留行、薏苡仁、山药、茯苓、延胡索、乳香、没药、柴胡、甘草等。方中土茯苓、黄柏、败酱草清热利湿，为君药；王不留行、乳香、没药、延胡索活血化瘀通络，为臣药；薏苡仁、茯苓、山药渗湿利水、健脾化运，为佐药，一来辅佐君臣之功效，二来防止清利通瘀日久而伤脾胃；柴胡引药入肝经，调和气机以助清利通瘀，甘草调和诸药，共为使药；全方共奏清热利湿、活血化瘀之功效。现代药理学研究证明，活血化瘀药能够扩张血管，增加血流量，改善微循环，从而疏通腺体，消散炎症因子；清热利湿药能够促进炎症的消散和吸收。外治法则是运用前炎止痛贴（丁香、黄柏、红花、延胡索、冰片等）贴于脐部，方中丁香暖中温肾；红花活血止痛、通经散瘀；黄柏清下焦湿热、泄热解毒，延胡索活血止痛、理气散瘀；冰片消肿镇痛；诸药合用共奏清热利湿、活血止痛、通络化瘀之功效。中医经络腧穴在治疗慢性前列腺炎上有着较大的优势，尤其神阙穴受到诸多医家的青睐。一是神阙穴得天独厚的位置，恰好在人体的中央，上为阳，下为阴，正好介于阴阳两者间，有着调和阴阳、温肾健脾、扶正祛邪的功效，可治百病，尤其擅治脾、胃、肾之病；二是神阙穴位于脐之中央，角质层薄，屏障能力相对较弱，药物容易穿透且弥散开来，有助于吸收；且此处有着丰富的静脉网，便于药物快速经皮吸收；脐窝处自然凹陷，便于药物长时间保留，有利于药效的充分吸收而发挥疗效。由于慢性前列腺炎病程漫长、病因复杂及血 – 前列腺的天然屏障存在，许多专家越来越提倡多种方法、多种途径的综合治疗方法，故选择前炎止痛贴和前列清瘀汤内外联合兼治的方法，也正是采取综合治疗手段，提高临床疗效。

Zn^{2+} 和 PSA 是前列腺液的重要成分。前列腺液中 Zn^{2+} 浓度相对于其他组织中的含量较高，其有着提高组织细胞的抗菌能力和直接杀菌作用，是前列腺免疫防御机制的重要因子。因此，锌浓度水平的下降可能导致前列腺的防御抗炎能力下降，加重慢性前列腺炎的症状。莫林键等研究发现，慢性前列腺炎的症状严重程度与 EPS 中 Zn^{2+} 浓度呈负相关。有关研究发现，通过对Ⅲ A 型慢性非细菌前列腺炎患者补锌治疗后，其能够明显抑制前列腺中的细菌生长，改善患者的临床症状。PSA 是由前列腺上皮细胞分泌的一种具有糜蛋白酶样活性的丝氨酸蛋白酶，以无活性的前体广泛存在于前列腺腺泡、腺管上皮和前列腺液中，PSA 水平升高通常提示前列腺存在病理状况，如前列腺炎等。有关研究发现，Ⅲ A 型前列腺炎患者前列腺液中 PSA 浓度显著低于正常对照组，且与慢性前列腺炎患者的主要症状评分呈负相关。还有研究发现，前列腺液中的 PSA 与慢性非细菌性前列腺炎患者症状严重程度密切关联。

本研究发现，治疗前四组患者前列腺液中的 Zn^{2+} 和 PSA 浓度水平差异均无统计学意义（均 $P > 0.05$）；治疗 6 周后，四组患者的 Zn^{2+} 和 PSA 浓度水平比治疗前均有明显提高，其差异均具有统计学意义（均 $P < 0.05$）。通过对四组患者治疗前后临床疗效的比较发现，治疗后的临床疗效：脐贴 + 中药组＞中药组＞宁泌泰胶囊组＞脐贴组，且差异均具有统计学意义（均 $P < 0.05$）。由此可见，患者 EPS 中 Zn^{2+} 和 PSA 浓度水平与患者的临床疗效呈正相关，这可能与 EPS 中 Zn^{2+} 和 PSA 能够降低炎性反应有关。

综上所述，前炎止痛贴联合前列清瘀汤治疗慢性前列腺炎，能够明显改善患者临床症状，降低机体炎症反应，其可能与提高 EPS 中 Zn^{2+} 和 PSA 浓度水平有关，具体作用机制有待进一步研究。因此，中药内服与外用相结合的方法是治疗慢性前列腺炎的有效方法，值得临床推广应用。

参考文献

[1] 杜宏，赵维明.慢性前列腺炎的疼痛发病机制[J].现代泌尿外科杂志，2017，22（1）：76-78.

[2] JI X Y，LI J，LIU Y G.Clinical efficacy of ningmitai capsule combined with levofloxacin capsule in the treatment of chronic prostatitis and their effect on serum inflammatory cytokines[J].Chin J Ration Drug Use，2017，12（6）：143-145.

[3] 张敏建，邓庶民，郭军，等.慢性前列腺炎中西医结合诊疗指南（试行版）[J].中国中西医结合杂志，2007，27（11）：1052-1056.

[4] 陈红风.中医外科学[M].北京：北京中医药出版社，2009：277-280.

[5] 李莉华，黄勋彬，章慧平，等.宁泌泰胶囊联合盐酸多西环素治疗溶脲脲原体阳性慢性前列腺炎的临床研究[J].中华男科学杂志，2017，23（2）：169-172.

[6] LITWIN M S，NAUGHTON-COLLINS M，FOWLER F J，et al. The national institutes of health chronic prostatitis symptom index：development and validation of a new outcome measure. Chronic prostatitis collaborative research network [J].J Urol，1999，162（2）：369-375.

[7] 陈其华，刘慧.前列清瘀汤治疗慢性前列腺炎湿热夹瘀型 65 例疗效观察[J].中国中医药科技，2012，19（6）：532-533.

[8] 王浴生，邓文龙.中药药理与应用[M].2 版，北京：人民卫生出版社，1998：48.

[9] 李海松，王彬.脐疗治疗慢性前列腺炎综述[J].世界中西医结合杂志，2009，4（1）：71-72.

[10] 莫林键，陈曦，汪小明，等.Ⅲ型和Ⅳ型前列腺炎患者前列腺按摩液中锌离子浓度检测和临床价值[J].中华男科学杂志，2016，22（6）：496-500.

[11] 张汉东，富晓敏.前列腺特异性抗原的临床应用价值[J].医学理论与实践，2014，27（12）：1648-1650.

［12］张斌，周晓磊.前列腺液锌水平检测在不同类型慢性前列腺炎患者鉴别诊断中的临床价值 [J].检验医学，2018，33（8）：683-685.

［13］肖卫忠，潘森.锌剂联合特拉唑嗪治疗Ⅲa型前列腺炎患者的效果 [J].实用医学杂志，2016，32（7）：1166-1168.

［14］陈曦.前列腺液中锌离子、前列腺特异性抗原及其常规检查指标对于慢性非细菌性前列腺炎诊疗的临床价值 [D].南宁：广西医科大学，2016.

［15］罗琳，牟晓兵，张瑾.前列腺液中锌离子、PSA 及 MIP-1α 水平与慢性非细菌性前列腺炎患者症状的相关性 [J].贵州医科大学学报，2018，43（7）：802-806.

温阳补肾汤联合他达拉非治疗肾阳不足型阳痿的疗效观察

涂雅玲[1]，陈其华[2*]

（1.湖南中医药大学，湖南 长沙 410208；

2.湖南中医药大学第一附属医院，湖南 长沙 410007）

【摘要】目的 观察温阳补肾汤联合他达拉非治疗肾阳不足型阳痿的临床疗效。方法 将 126 例符合诊断标准的患者随机分为 3 组各 42 例。治疗组口服温阳补肾汤和他达拉非，中药对照组口服温阳补肾汤，西药对照组口服他达拉非，疗程均为 2 个月，采用 IIEF-5 评分、中医证候评分及复发率作为观察指标。结果 三组患者治疗后比较，治疗组患者 IIEF-5 评分高于中药对照组和西药对照组，中医证候评分及停药 3 个月后的复发率均低于中药对照组和西药对照组，差异均有统计学意义（约 0.05）。治疗组总有效率为 95.2%，中药对照组总有效率为 85.7%，西药对照组总有效率为 90.5%；治疗组总有效率高于中药对照组和西药对照组，差异均有统计学意义（约 0.05）。结论 温阳补肾汤联合他达拉非治疗肾阳不足型阳痿具有较好疗效。

【关键词】阳痿；肾阳不足；温阳补肾汤；他达拉非。

阳痿是指男性除未发育成熟或已到性功能衰退时期，性交时阴茎不能勃起，或勃起不坚，或勃起不能维持，以致不能完成性交全过程的一种病症。中医称为"阴痿""筋痿"，西医称为勃起功能障碍。该病是男科常见病、多发病，近年来发病率呈逐年上升趋势。研究资料显示，全球范围内有1.5亿男性患者正在遭受不同程度的勃起功能障碍困扰。我国城市男性的勃起功能障碍总患病率为26.1%，而40岁以上男性勃起功能障碍的患病率为40.2% ~ 73.1%。该病病因病机较复杂，治疗效果欠佳，且该病常伴有抑郁、焦虑等精神症状，给患者身体和心理带来巨大压力。陈其华教授从事男科临床工作多年，自拟温阳补肾汤联合他达拉非治疗肾阳不足型阳痿，疗效较好，现报道如下。

一、资料与方法

1. 诊断标准

（1）西医诊断标准

采用IIEF-5评分标准和《中医男科学》的诊断标准。5 ~ 7分为重度，8 ~ 11分为中度，12 ~ 21分为轻度，22 ~ 25分为正常，在有性刺激和性欲情况下，临房阴茎不能勃起或勃起不坚，勃起时间短促，很快疲软，以致不能进行或完成性交，并持续3个月以上。

（2）中医诊断标准

阳痿肾阳不足型诊断标准依据《实用中医男科学》制定。肾阳不足：阳事不举，或举而不坚，多由正常而逐渐不举，终至痿软不起；伴阴部冷凉，形寒肢冷，腰膝酸软，头晕目眩，面色㿠白，精神萎靡；舌质淡，苔薄白，脉沉细。

2. 纳入标准　①符合西医诊断和中医肾阳不足的诊断标准；②年龄20 ~ 60岁；③有稳定的性伴侣；④2周内未服用其他治疗阳痿的药物；⑤对本研究知情同意，并签署书面知情同意书。

3. 排除标准　①年龄＜20岁或＞60岁者；②已确诊有严重器质性阳痿者或药物性阳痿者；③有严重心脑血管、肝、肾、内分泌、造血系统及神经系统疾病者；④配偶自身原因不能配合者。

4. 一般资料

本研究通过湖南中医药大学第一附属医院医学伦理委员会审核批准。选取126例来自湖南中医药大学第一附属医院男科门诊患者，年龄30 ~ 59(37 ± 3.5)岁；病程6 ~ 60

（26.4±20）个月。将 126 例患者随机分为治疗组 42 例、中药对照组 42 例、西药对照组 42 例，三组患者年龄、病程及病情等比较，差异均无统计学意义（$P > 0.05$），具有可比性。

5. 治疗方法

（1）治疗组

①服用温阳补肾汤，方药组成：枸杞 15 g，当归 10 g，杜仲 10 g，山药 15 g，山萸肉 10 g，肉桂 6 g，熟地黄 15 g，肉苁蓉 10 g，淫羊藿 10 g，黄芪 20 g，西洋参 6 g，盐菟丝子 10 g，甘草 5 g。1 剂 / 日，水煎，早晚分服。②口服他达拉非（希爱力，Lilly del Caribe，Inc，批准文号：H20170022，批号：BWI013011C），5 mg/ 次，1 次 / 日，睡前 1 小时服用。1 个月为 1 个疗程，连续服用 2 个疗程。

（2）中药对照组　服用温阳补肾汤，药物组成、用法剂量、观察疗程等均同治疗组。

（3）西药对照组　口服他达拉非（Lilly del Caribe，Inc，批准文号：H20170022，批号：BWI013011C），用法剂量、观察疗程等均同治疗组。

6. 观察指标

（1）IIEF-5 评分

以 IIEF-5 评分结果作为临床疗效评估指标。对患者治疗前、治疗后的症状进行评分。IIEF-5 评分标准：总分 25 分，重度 ≤ 7 分；中度 8 ~ 11 分；轻度 12 ~ 21 分；正常 ≥ 22 分。

（2）中医证候评分

参照《中药新药临床研究指导原则（第二辑）》制定。主症：阴茎勃起功能下降，按重度、中度、轻度、无症状，分别记 9、6、3、0 分。次症：腰膝酸痛、形寒肢冷、夜尿频多、精神不振、面色㿠白、头晕目眩，按重度、中度、轻度、无症状，分别记 3、2、1、0 分。

（3）随访 IIEF-5 评分及复发率　在停药 3 个月后进行随访，对患者进行 IIEF-5 评分，并根据患者是否有勃起功能下降且 IIEF-5 积分较治疗后降低，来计算复发率。

7. 疗效标准

参照《中药新药临床研究指导原则（第一辑）》和 IIEF-5 评分拟定。近期治愈：治疗后 3 个月以内，阴茎勃起 > 90°，性交机会的 75% 以上能成功或 IIEF-5 评分 ≥

22 分；显效：治疗后勃起 > 90°，性交机会的 50% 能成功或治疗前后 IIEF-5 评分增加 50% 以上；好转：治疗后勃起有改善，性交机会的 25% 以上能成功或治疗前后 IIEF-5 评分增加 25% ~ 50%；无效：用药前后各项指标均无改善或治疗后 IIEF-5 评分增加 < 25%。

8. 统计学方法

采用 SPSS 21.0 统计软件进行数据处理，计量资料以"均数 ± 标准差"（$\bar{\chi} \pm s$，分）表示，采用 t 检验；计数资料比较采用 χ^2 检验。$P < 0.05$ 为差异有统计学意义。

二、结果

1. 三组患者 IIEF-5 评分比较

治疗后三组患者 IIEF-5 积分均增加，且治疗组患者 IIEF-5 评分高于中药对照组和西药对照组，差异均有统计学意义（$P < 0.05$）；西药对照组患者 IIEF-5 评分高于中药对照组，差异有统计学意义（$P < 0.05$）（表 3-44）。

表 3-44　三组 IIEF-5 积分比较（$\bar{\chi} \pm s$，分）

组别	例数	治疗前	治疗后
治疗组	42	10.79 ± 3.87	21.71 ± 3.01[ab]
中药对照组	42	10.50 ± 4.15	17.35 ± 2.86[a]
西药对照组	42	11.13 ± 3.96	20.85 ± 2.94[ac]

注：与本组治疗前比较，[a]$P < 0.05$；与中药对照组和西药对照组治疗后比较，[b]$P < 0.05$；与中药对照组治疗后比较，[c]$P < 0.05$。

2. 三组患者疗效比较

治疗组总有效率为 95.2%，中药对照组总有效率为 85.7%，西药对照组总有效率为 90.5%；治疗组总有效率优于中药对照组和西药对照组，差异均有统计学意义（$P < 0.05$）；西药对照组总有效率优于中药对照组，差异有统计学意义（$P < 0.05$）（表 3-45）。

表 3-45　三组治疗疗效比较（例，%）

组别	例数	痊愈	显效	好转	无效	总有效率
治疗组	42	20（47.6）	11（26.2）	9（21.4）	2（4.80）	40（95.2）[a]
中药对照组	42	12（28.6）	10（23.8）	14（33.3）	6（14.3）	36（85.7）
西药对照组	42	15（35.7）	10（23.8）	13（31.0）	4（9.50）	38（90.5）[b]

注：与中药对照组和西药对照组比较，[a]$P < 0.05$；与中药对照组比较，[b]$P < 0.05$。

3. 三组患者中医证候评分比较

治疗后，治疗组及中药对照组患者主要中医证候评分较治疗前减少（$P < 0.05$），西药对照组无明显变化（$P > 0.05$）。治疗组及中药对照组患者治疗后主要中医证候评分均明显低于西药对照组，差异有统计学意义（$P < 0.05$）（表 3-46）。

表 3-46　三组主要中医证候评分比较（$\bar{\chi} \pm s$，分）

组别	例数	治疗前	治疗后
治疗组	42	5.79 ± 2.11	2.63 ± 2.55[ac]
中药对照组	42	5.82 ± 2.13	2.71 ± 2.46[ac]
西药对照组	42	5.68 ± 2.04	5.71 ± 2.06[b]

注：与本组治疗前比较，[a]$P < 0.05$，[b]$P > 0.05$；与西药对照组治疗后比较，[c]$P < 0.05$。

4. 随访

（1）三组随访 IIEF-5 评分比较

治疗组及中药对照组患者停药 3 个月后与治疗后的 IIEF-5 评分比较，差异无统计学意义（$P > 0.05$），西药对照组患者停药 3 个月后 IIEF-5 评分明显低于治疗后，差异有统计学意义（$P < 0.05$）。治疗组停药 3 个月后的 IIEF-5 评分明显高于中药对照组和西药对照组，差异有统计学意义（$P < 0.05$）（表 3-47）。

表 3-47　随访三组 IIEF-5 积分比较（$\bar{\chi} \pm s$，分）

组别	例数	治疗后	停药 3 个月后
治疗组	42	21.71 ± 3.01	21.66 ± 2.87[ac]
中药对照组	42	17.35 ± 2.86	18.12 ± 2.45[a]
西药对照组	42	20.85 ± 2.94	15.98 ± 2.98[b]

注：与本组治疗后比较，[a]$P > 0.05$，[b]$P < 0.05$；与中药对照组和西药对照组停药 3 个月后比较，[c]$P < 0.05$。

（2）三组随访复发率比较

治疗组复发率为 10.0%，中药对照组复发率为 16.7%，西药对照组复发率为 52.6%。治疗组复发率低于中药对照组和西药对照组，差异均有统计学意义（$P < 0.05$）。中药对照组复发率低于西药对照组，差异有统计学意义（$P < 0.05$）（表 3-48）。

表 3-48　随访三组复发率比较（例，%）

组别	例数	复发	无复发	复发率
治疗组	40	4（10.0）	36（90.0）	4（10.0）[a]
中药对照组	36	6（16.7）	30（83.3）	6（16.7）[b]
西药对照组	38	20（52.6）	18（47.4）	20（52.6）

注：与中药对照组和西药对照组比较，[a]$P < 0.05$；与西药对照组比较，[b]$P < 0.05$。

三、讨论

阳痿首载于《黄帝内经》，中医又称"阴痿""筋痿""阳事不举"等。其病因病机较复杂，多与肝郁、肾虚、血瘀和湿热有关。本病多由恣情纵欲，房事过度，或有手淫恶习，以致肾精耗损，肾阳亏虚，命门火衰，宗筋失于温煦，痿软不兴；或先天禀赋不足，久病体弱，以致脾胃虚弱，缺乏后天生化之源，不能散布精微以养宗筋，故阳事不举；或情志不遂，以致肝失疏泄，气机不畅，宗筋弛缓；或忽有惊恐，伤及心肾，以致宗筋痿软不用；或思虑过多，劳伤心脾，病及阳明，阳明总宗筋之会，故阳明虚则宗筋痿；宗筋居于下焦，易外感湿邪，郁久化热，或嗜食辛辣肥厚之物，酿生湿热，蕴于下焦，伤及宗筋而不振；或跌仆外伤，损伤玉茎，以致气血瘀滞，运行不畅，导致本病发生。

中医将阳痿分为 8 种证型，包括肝气郁结证、湿热下注证、脾胃虚弱证、气血瘀阻证、心脾两虚证、惊恐伤肾证、肾阴亏虚证、肾阳不足证。但临床上属肾虚者较为多见。明代张景岳提出："凡男子阳痿不起，多由命门火衰，精气清冷……但火衰者，十居七八，而火盛者，仅有之耳。"温阳补肾汤专治因肾阳不足而致阳痿之证。王冰注《素问·生气通天论》说："阳气根于阴，阴气根于阳，无阴则阳无以生，无阳则阴无以化。"基于阴阳互根互用的理论，陈其华制定温肾助阳、滋阴填精的基本治法，在补肾助阳的同时，滋阴填精，使阳从阴血而化生。温阳补肾汤中熟地黄填精益髓，滋阴补肾；淫羊藿、菟丝子、杜仲、肉苁蓉补肾助阳；当归养血调血；西洋参补益元气；

黄芪补气升阳；山茱萸、枸杞补益肝肾阴精；山药补肾涩精，兼以健脾；肉桂补火助阳；甘草调和诸药。全方共奏温肾助阳、滋阴填精之功效。

　　他达拉非是一种 5 型 – 磷酸二酯酶抑制剂，是目前治疗勃起功能障碍的一线药物，可引起阴茎海绵体血管平滑肌舒张，故可促进阴茎勃起。在本次临床观察中发现，服用温阳补肾汤配合小剂量他达拉非治疗阳痿疗效较佳，不仅见效快，能改善全身症状，且疗效稳定。单用温阳补肾汤治疗阳痿的近期疗效虽不如他达拉非，但患者的全身症状改善明显，腰膝酸痛、阴部冷凉、形寒肢冷、夜尿频多、精神不振、面色㿠白等症状都得到明显改善。随访发现，服用他达拉非的患者阳痿复发率明显高于服用温阳补肾汤的患者，说明温阳补肾汤治疗阳痿的疗效比他达拉非更加稳定。陈其华认为在治疗阳痿上，单纯使用中药或西药来治疗往往都具有一定的局限性，西药虽然近期疗效显著，但在全身症状的改善及疗效稳定方面效果欠佳，而中药虽然近期疗效不如西药明显，但可改善患者全身症状，并且疗效较稳定，不易复发。因此，陈其华提倡可以中药与西药配合使用治疗阳痿。本研究结果表明，温阳补肾汤配合他达拉非治疗肾阳不足型阳痿有较好疗效。

参考文献

［1］秦国政 . 中医男科学 [M]. 北京：中国中医药出版社，2017：138–141.

［2］周岩，程静，王瑾，等 . 良性前列腺增生症与勃起功能障碍的流行病学及治疗方案研究进展 [J]. 中国新药杂志，2015，24（21）：2437–2447，2466.

［3］张庆江，朱积川，许清泉，等，三线城市 2226 例男性勃起功能流行病学调查 [J]. 中国男科学杂志，2003，17（3）：191–193.

［4］冷静，王益鑫，黄旭元，等，上海市 1582 例中老年男子勃起功能障碍流行病学调查 [J]. 中国男科学杂志，2000，14（1）：29–31.

［5］戚广崇编 . 实用中医男科学 [M]. 上海：上海科学技术出版社，2018：99–101.

［6］赵宏伟，袁其华，薛宗勇，等 . 小剂量 5- 磷酸二酯酶抑制剂联合西地那非对糖尿病性勃起功能障碍患者 IIEF-5 评分及性生活质量的影响 [J]. 中国性科学，2018，27（8）：35–38.

［7］郑晓英 . 中药新药临床研究指导原则 [M]. 北京：中国医药科技出版社，2002：168–170.

［8］中华人民共和国卫生部 . 中药新药临床研究指导原则（第一辑）[S]. 北京：中华人民共和国卫生部，1993：202.

［9］孙宁宁，张松江，武鑫，等 . 中医辨证治疗阳痿的临床体会 [J]. 中医临床研究，2019，11（5）：119-121.

［10］李韬，谭艳，谢子平，等 . 中频穴位电刺激联合他达拉非治疗糖尿病性勃起功能障碍的疗效观察 [J]. 中国性科学，2018，27（1）：21-23.

［11］贺宏波，成海生，张韬，等 . 阳痿中医诊治述评 [J]. 中国性科学，2016，25（11）：85-87.

［12］云波，贺菊乔，袁轶峰，等 . 补肾活血汤治疗阳痿肾虚血瘀证 40 例临床观察 [J]. 中医药导报，2015，21（3）：61-62.

［13］李柳骥，严季澜 . 阳痿病因病机述略 [J]. 吉林中医药，2011，31（9）：819-821.

［14］陈其华，李博，赵文雪，等 . 补肾衍精汤联合左卡尼汀治疗少弱精症的临床观察 [J]. 中国性科学，2018，27（5）：105-107.

［15］刘犇 . 他达拉非（希爱力）按需治疗男性勃起功能障碍的疗效和治疗满意度 [J]. 中华男科学杂志，2010，16（7）：671.

陈其华教授辨治慢性前列腺炎经验

涂雅玲[1]，陈其华[2*]

（1. 湖南中医药大学，湖南 长沙 410208；

2. 湖南中医药大学第一附属医院，湖南 长沙 410007）

【摘要】慢性前列腺炎是中青年男性常见的一种生殖系炎症性疾病，本文介绍了陈其华教授基于"湿热、血瘀、肾虚"认识慢性前列腺炎的主要病因病机，针对本病湿热夹瘀证，制定清热利湿、活血化瘀基本治法，并创立经验方前列清瘀汤，临证加减用于治疗湿热夹瘀证慢性前列腺炎，临床疗效甚佳，为临床中医药治疗本病提供一定的思路与方法。慢性前列腺炎是中青年男性常见的一种生殖系炎症性疾病，本文介绍了陈其华教授基于"湿热、血瘀、肾虚"认识慢性前列腺炎的主要病因病机，针对本病湿热夹瘀证，制定清热利湿、活血化瘀基本治法，并创立经验方前列清瘀汤，临证加减用于治疗湿热夹瘀证慢性前列腺炎，临床疗效甚佳，为临床中医药治疗本病提供一定的思路与方法。

【关键词】慢性前列腺炎；湿热夹瘀证；清热利湿；活血化瘀；前列清瘀汤；陈其华

慢性前列腺炎是中青年男性常见的一种生殖系炎症性疾病，慢性前列腺炎的主要临床表现包括疼痛、排尿异常和性功能障碍，且常伴有精神抑郁症状。由于该病具有发病缓慢、病情顽固、反复发作、缠绵难愈的特点，目前其作用机制、发病因素等尚未明确，导致临床上西药治疗疗效欠佳。陈其华教授系湖南中医药大学第一附属医院主任医师、第三批国家优秀中医临床人才、第六批全国老中医药专家学术经验继承工作指导老师，在慢性前列腺炎的诊治方面有较深研究和造诣，且疗效卓著。笔者有幸师承陈其华教授，侍诊于侧，思其精要，学有所获，现将陈其华教授运用经验方前列清瘀汤加减治疗湿热夹瘀证慢性前列腺炎的经验介绍如下。

一、病因病机

慢性前列腺炎属中医学"精浊"范畴，又称"白浊""白淫""淋浊"等。《素问·痿论》云："思想无穷，所愿不得，意淫于外，入房太甚，宗筋弛纵，发为筋痿，及为白淫。"《证治汇补》曰："精之藏制在肾，脾主之运化，升清降浊，脾失健运，湿浊内蕴，下注于精窍。"《诸病源候论·饮酒后诸病候》亦言："酒性有毒，而复大热，饮之过多，故毒热气渗溢经络，浸溢腑脏，而生诸病也。"《诸病源候论·虚劳小便白浊候》曰："劳伤于肾，肾气虚冷故也。肾主水，而开窍在阴，阴为溲便之道，胞冷肾损，故小便白而浊也。"《医学心悟·赤白浊》曰："浊之因有二种：一由肾虚败精流注，一由湿热渗入膀胱。肾气虚，补肾之中，必兼利水，盖肾经有二窍，溺窍开则精窍闭也。"清代著名医学家程钟龄认为本病的产生，一为肾虚引起精关固守失职，败精流注，游积精道；二为湿热之邪下注，湿热久蕴下焦引发淋浊。可见古代文献记载的病因病机大致可概括为湿热下注和肾精亏虚。

陈其华教授认为，该病发病隐匿，病程较长，症状轻重不一，病之初期多因湿热蕴结，久则血瘀、肾虚。病因病机为湿热、血瘀、肾虚。肾虚为本，湿热、血瘀为标，并且临床上往往虚实夹杂，湿热和血瘀两证同时出现，湿热夹瘀证占慢性前列腺炎患者的绝大多数。本病多由"精热""热淋"等治疗不彻底，湿热余毒未清，蕴于精室；或房事过度，劳伤肾气，以致肾气虚弱，湿热之邪外侵；或有手淫恶习、强忍房事，导致败精瘀浊留于精室之内，气血瘀滞而为患；或因平素久坐，以致局部经络阻隔，湿热内生，日久局部气血瘀滞，运行不畅；当今社会，生活工作压力大，久易导致肝气疏泄失调，气机郁滞，加之烟酒无度，过食辛辣肥厚之物，致脾失健运，而生湿热，蕴于精室，湿热入络，气血瘀滞，导致本病发生。

二、证治思路

湿热夹瘀证慢性前列腺炎临床表现可有尿频、尿急、尿痛、尿不尽；小腹、会阴、阴囊、睾丸等处坠胀疼痛不适；伴有阴囊潮湿、尿道灼热等。针对此证型，陈其华教授制定清热利湿、活血化瘀基本治法，并创立经验方前列清瘀汤，用于治疗湿热夹瘀证慢性前列腺炎，临证之时四诊合参，随证加减，疗效甚佳。

1. 前列清瘀汤的临床运用

基本方：土茯苓10 g，败酱草10 g，黄柏6 g，王不留行15 g，延胡索15 g，乳香10 g，没药10 g，薏苡仁20 g，山药15 g，茯苓10 g，柴胡10 g，甘草6 g。随证加减：尿频、尿急、尿道不适者加车前子15 g，灯心草10 g；湿热较重者加萆薢10 g，泽泻10 g；血瘀较重者加桃仁15 g，红花5 g；热象较重者加牡丹皮10 g，赤芍10 g，栀子10 g；痛症明显者加三棱10 g，莪术10 g；睡眠不佳者加煅龙骨30 g，煅牡蛎30 g；精神抑郁，肝气郁结者加香附10 g，郁金10 g；疾病后期湿热已去，有勃起功能障碍偏肾阳虚者加菟丝子15 g，淫羊藿10 g，黑蚂蚁10 g，雄蚕蛾10 g；偏肾阴虚者加女贞子15 g，墨旱莲10 g；服用苦寒清利药物后脾胃功能欠佳者加白术10 g，白扁豆20 g。方中土茯苓、败酱草、黄柏共为君药，可清热利湿解毒；王不留行、延胡索、乳香、没药共为臣药，可理气活血，化瘀通络止痛；薏苡仁、山药、茯苓为佐药，可淡渗利湿、健脾助运，既可以辅佐君臣之功效，也能防止脾胃因日久清利而损伤；柴胡、甘草为使药，柴胡作为引经药，可引药入肝经、调节气机、清利通瘀，甘草可调和诸药。诸药合用，共奏清热利湿、活血化瘀之功效。

2. 配合中医外治

由于前列腺解剖位置特殊，因此，陈其华教授运用中药内服的同时常根据患者不同病情和其他因素选择不同的中医外治法治疗本病。中药保留灌肠属中医外治法之一，直肠局部给药使药物从直肠黏膜吸收，有效成分迅速到达病变的前列腺组织。前期临床观察发现前列清瘀汤配合中药保留灌肠对慢性前列腺炎具有较好疗效。中药坐浴则主要适用于因久坐等原因导致的会阴潮湿、疼痛不适为主症的患者，陈其华教授常配合外用消炎止痛洗剂（苦参、黄柏、蛇床子、地肤子、芒硝、寒水石等），将 100 mL 药液与温水以 1∶5 的比例兑于盆中，坐浴 5～10 分钟，该方法可发挥药物与物理的双重温热作用，从而改善临床症状。中药穴位敷贴是运用药物刺激穴位，通过与穴位密切相关的经脉来调节全身经络之气、影响五脏六腑。神阙穴的位置则更加特殊，位于肚脐，恰是人体太极中心之所在。中药敷贴于脐部可刺激神阙穴周围的神经，通过神经体液的作用而调节神经、内分泌、免疫系统，从而改善各组织器官的功能活动，起到防病治病的作用，陈其华教授常配合前炎止痛贴脐贴（丁香、红花、黄柏、延胡索、冰片等）来治疗慢性前列腺炎，将敷贴贴于神阙穴，每次敷贴 8 小时，每日 1 次，临床疗效甚佳。

三、病案举隅

患者杨某，男，27 岁，出租车司机。初诊时间：2018 年 1 月 10 日。主诉：尿频，伴小腹胀痛不适 1 年余。现症见：尿频，尿急，偶有尿道口刺痛，尿不尽，色黄，夜尿频，2～3 次/晚，伴有小腹胀痛不适，勃起无力，会阴部潮湿，纳可，寐安，大便稀，不成形，1～2 次/日，前列腺液常规：WBC（+）/HP，卵磷脂小体（+）/HP。舌红，苔黄腻，脉弦滑。西医诊断：慢性前列腺炎。中医诊断：精浊（湿热夹瘀证）。治法：清热利湿，活血化瘀。处方：前列清瘀汤加减。药用：土茯苓 10 g，败酱草 10 g，黄柏 6 g，王不留行 15 g，延胡索 15 g，乳香 10 g，没药 10 g，薏苡仁 20 g，山药 15 g，茯苓 10 g，柴胡 10 g，甘草 6 g，车前子 15 g，牡丹皮 10 g，赤芍 10 g，三棱 15 g，莪术 15 g。14 剂，日 1 剂，水煎，分 2 次温服，嘱患者清淡饮食。

二诊：2018 年 1 月 24 日。服上药 14 剂后，患者诉尿频，尿急，尿道口刺痛稍缓解，小腹胀痛较前减轻，夜尿次数减少，1～2 次/晚，勃起无力，口干，大便可，纳可，寐安。舌偏红，苔薄黄腻，脉弦滑。续前方去牡丹皮、赤芍、土茯苓、败酱草，14 剂，煎服法同前。

三诊：2018年2月7日。服上药后，患者诉仍勃起无力，尿频、尿急、尿痛症状大减，小腹无不适感，夜尿0～1次/晚，大便可，纳可，寐安，舌淡红，苔薄白，脉弦。续前方去乳香、没药、三棱、莪术，加菟丝子15 g，14剂，煎服法同前。

四诊：2018年2月21日。服上药后，患者勃起功能改善，无特殊不适，大便可，纳可，寐安，舌淡红，苔薄白，脉弦。守前方，14剂，巩固疗效。

【按语】陈其华教授认为该患者属精浊湿热夹瘀型，患者由于职业因素久坐导致局部气血运行不畅，瘀血阻滞；又喜食辛辣导致湿热内生，故治以清热利湿，活血化瘀，方用前列清瘀汤加减。首诊时加车前子清热利湿，牡丹皮、赤芍清热活血凉血，三棱、莪术活血化瘀止痛，以增强疗效；二诊时湿热已有减轻，去牡丹皮、赤芍、土茯苓、败酱草，以防清利太过伤及脾胃；三诊时患者疼痛症状已明显改善，但仍有勃起无力，去乳香、没药、三棱、莪术，加菟丝子温阳补肾，以改善勃起功能障碍，故病症自除。

参考文献

[1] 李海松, 王彬, 赵冰. 慢性前列腺炎中医诊治专家共识[J]. 北京中医药, 2015, 34（5）：412-415.

[2] 邢益涛, 张明强, 王定国, 等. 林天东主任运用易黄汤治疗慢性前列腺炎经验[J]. 云南中医中药杂志, 2018, 39（2）：3-4.

[3] 秦国政. 中医男科学[M]. 北京：科学出版社, 2017：189.

[4] 陈其华, 李博, 赵文雪, 等. 前列清瘀汤配合中药保留灌肠治疗慢性前列腺炎临床观察[J]. 中国性科学, 2018, 27（3）：89-91.

[5] 李巨春, 孙殿统. 中药内服、脐疗加保留灌肠治疗慢性前列腺炎的临床观察[J]. 内蒙古中医药, 2017, 36（1）：5-6.

补肾衍精汤联合左卡尼汀治疗少弱精症的临床观察

陈其华[1]，李博[2]，赵文雪[2]，周欢[2]，羊美[2]，胡伟[2]，罗星乐[2]

（1. 湖南中医药大学第一附属医院男科，湖南 长沙 410007；

2. 湖南中医药大学，湖南 长沙 410208）

【摘要】目的 观察中药补肾衍精汤联合左卡尼汀口服液治疗少弱精症的临床疗效。方法 选取符合标准的 68 例弱精症患者予补肾衍精汤配合左卡尼汀口服液内服。结果 68 例患者治疗后痊愈 21 例，显效 26 例，有效 11 例，无效 6 例，脱落 4 例，总有效率为 85.29%。经治疗 3 个月后精液量、精子密度、精子活动率、精子活力的变化均具有统计学意义（$P < 0.05$）。结论 补肾衍精汤联合左卡尼汀口服液可明显改善少弱精症患者精液质量，提高临床疗效。

【关键词】补肾衍精汤；左卡尼汀；少弱精症

随着生活节奏的加快、吸烟饮酒的低龄化、诸多不良生活习惯及环境的污染等因素影响，男性不育的发病率与以往相比，呈不断增加的趋势，人类精子质量与以往相比，呈不断下降的趋势。少弱精症的发病率也呈逐年越来越高的趋势。笔者根据多年在临床实践中运用的经验，采用经验方补肾衍精汤联合左卡尼汀口服来治疗少弱精症患者，取得较好临床疗效，现报道如下。

一、临床资料

1. 一般资料

68 例患者均来自湖南中医药大学第一附属医院男科门诊，年龄 25 ~ 46 岁，平均（27.6 ± 4.5）岁；病程 2 ~ 12 年，平均（2.9 ± 0.6）年。病例入选标准参照《WHO 人类精液及精子—宫颈黏液相互作用实验室检验手册》（第 4 版）标准化程序进行制定，其中少精症 14 例，弱精症 24 例，少弱精症 30 例。所有患者均是结婚后夫妻同居，性生活基本正常，未实施任何避孕方法，女方生殖功能方面检查正常，其妻子持续 2 年未能怀孕或怀孕后自然流产。

2. 入选标准

符合标准的少弱精症患者，诊断标准如下。①参照《WHO 人类精液及精子－宫颈黏液相互作用实验室检验手册》（第 4 版）标准化程序进行制定：a. 少精症：精子密度 < $20 \times 10^6/mL$；b. 弱精症：前向运动精子（a 级 + b 级）百分率 < 50% 或 a 级百分率 < 25% 为异常。c. 少弱精症：精子密度数值和精子活力数值均低于正常参考值。②性激素指标均正常。③依据《中医临床诊疗术语证治要览》中男性不育症肾虚证诊疗标准制定。肾虚证：结婚后多年未予以生育，性欲下降甚或全无，精子密度减少或精子活力低下，精液量少，质清稀，伴有腰膝酸软，头晕耳鸣或耳聋，劳累加重，心烦失眠，发脱齿摇，须发早白，小便清长，夜尿频多，畏寒肢冷，记忆力减退，舌淡红或舌偏红，苔薄白或黄，脉沉细数。

3. 纳入标准

①符合弱精症西医诊断标准中一项者，同时符合中医肾虚证辨证标准；②夫妻婚后同居 2 年以上未避孕，性功能正常，女方生殖功能正常，因男方原因而致女方未能孕育。

4. 排除标准

①精子抗体阳性者；②伴有生殖器器质性病变者，如生殖器先天畸形、精道梗阻或缺如、睾丸偏小者；③有严重心脑血管疾病者；④服用对精子产生影响的药物者。

5. 观察指标

观察治疗前后患者精液量、精子密度、精子成活率、精子活力（a 级、a+b 级）等。

6. 观察方法

所有患者服用补肾衍精汤（熟地黄 15 g，山茱萸 10 g，山药 15 g，当归 10 g，杜仲 10 g，牛膝 10 g，菟丝子 10 g，鹿角胶 10 g，淫羊藿 10 g，枸杞子 10 g，西洋参 6 g，甘草 5 g）并根据患者具体表现进行辨证加减，偏于阳虚者加肉苁蓉 10 g，肉桂 3 g；偏于阴虚者加生地黄 15 g，女贞子 10 g；每日 1 剂，水煎，早晚分 2 次服。同时联合左卡尼汀口服液（东北制药集团沈阳第一制药有限公司）口服，10 mL/ 次，每日 2 次，3 个月为 1 个疗程。治疗前和疗程结束后分别复查精液常规检查并将两次检查结果进行对比分析，并要求患者治疗期间生活起居有常，规律作息，保持心情舒畅，房事有度，禁食辛辣肥甘厚味及刺激性食物如羊肉、牛肉、狗肉等，戒烟酒；少食芹菜，配偶理解与支持。

7. 疗效判定

根据《世界卫生组织男性不育标准化检查与诊疗手册》及有关疗效标准进行评定。

痊愈：妻子受孕，各项检测指标正常。

显效：妻子未孕，但治疗后精液常规检查精子活力检测指标恢复正常。

有效：精子活力检测指标未达到正常标准，但较治疗前 a 级精子或 a+b 级精子提升率 ≥ 30%。

无效：治疗后精液常规检查中各项指标无明显改变。

8. 统计学方法

采用 SPSS 19.0 统计软件进行数据处理，自身前后比较用配对 t 检验，计量资料以 $(\bar{\chi} \pm s)$ 表示，$P < 0.05$ 为差异具有统计学意义，$P < 0.01$ 为差异具有显著统计学意义。

二、结果

1. 治疗前后精液参数比较（表 3-49）

表 3-49　少弱精症治疗前后精液常规检查结果比较（$\bar{\chi} \pm s$）

类型	治疗前后	精液量（mL）	精子密度（$\times 10^6$/mL）	活动率（%）	精子活力（a+b 级，%）
少精症（14 例）	治疗前	1.38 ± 0.24	10.58 ± 1.68	42.05 ± 5.64	22.27 ± 0.79
	治疗后	2.14 ± 0.42	19.58 ± 5.57	68.38 ± 1.76	32.44 ± 1.75
弱精症（24 例）	治疗前	1.58 ± 0.28	14.88 ± 1.98	50.05 ± 4.84	23.56 ± 0.94
	治疗后	2.34 ± 0.32	19.73 ± 5.49	70.68 ± 1.96	34.44 ± 1.86
少弱精症（30 例）	治疗前	1.48 ± 0.35	12.86 ± 1.78	40.32 ± 4.79	21.96 ± 0.85
	治疗后	2.26 ± 0.46	18.37 ± 5.32	67.75 ± 1.78	30.47 ± 1.75

注：t 检验；与治疗前比较均有明显改善（$P < 0.05$ 或 $P < 0.01$）。

2. 治疗前后疗效比较

68 例患者治疗后，痊愈 21 例，显效 26 例，有效 11 例，无效 6 例，脱落 4 例，总有效率为 85.29%（表 3-50）。

表 3-50　疗效比较

例数（例）	痊愈	显效	有效	无效	脱落	总有效率
少精症（14）	5	4	3	1	1	
弱精症（24）	7	10	4	2	1	
少弱精症（30）	9	12	4	3	2	
总数（68）	21	26	11	6	4	87.50%

三、讨论

少弱精症属于中医的"不育""精薄""少精""无子""无嗣"等范畴；中医认为肾为先天之本，主藏精。故《素问·六节藏象论》说："肾者，主蛰，封藏之本，精之处也。"少弱精症的发生与肾、肝、脾、心等有关，其中与肾关系最为密切。若先天肾精不足，久病体弱，或后天房劳纵欲过度，肾精失养等，均可导致肾中阴阳亏虚，其精子活力的强弱在于肾阳，精子的生成在于肾阴，故治疗上应以滋阴壮阳、补肾填精为主要治法。补肾衍精汤为本人临床实践应用多年且有效的经验方，方中重用熟地黄，味甘性微温，具有填精益髓、补肾滋阴之功，为君药。山茱萸味酸涩性微温，具有养肝滋肾，并能涩精之功；山药味甘性平，具有补脾益肾、养阴固精之功，共为臣药。枸杞补益肾精，又能养肝；鹿角胶为血肉有情之品，补肾壮阳，峻补肾精；菟丝子、淫羊藿、杜仲补肾助阳，牛膝养肝益肾，强腰壮骨；当归养血调血；西洋参补益元气，俱为佐药；甘草调和诸药。全方共奏滋阴壮阳、补肾填精之功，以达恢复精子生长、运动、成熟与贮存之功能。

现代药理学研究表明，熟地黄中的熟地黄多糖成分，山茱萸中的环烯醚萜类、山茱萸中的鞣质、果酸类等多种成分，山药中的山药多糖，菟丝子中的黄酮、多糖、氨基酸等，西洋参中的人参皂苷、氨基酸和多种微量元素等，牛膝中的牛膝多糖等，当归中的藁本内酯、阿魏酸及当归多糖等，具有增强免疫、抗氧化作用，精子过多的氧化作用会引起精子结构与功能改变，所以抗氧化作用能提高精子活力。枸杞子中的枸杞多糖、胡萝卜素、维生素等多种化学成分，鹿角胶中的动物蛋白质、氨基酸、雄激素等成分，淫羊藿中的淫羊藿苷、黄酮类、多糖类、维生素、微量元素锌等，杜仲中的环烯醚萜类、木脂素类、黄酮类等，能促进性激素的分泌，能提高睾酮激素水平，对生殖功能具有保护，促进性腺发育作用，能使精子数目明显增加等，从而提高精子数目和精子活力水平。

左卡尼汀是体内能量代谢中天然存在的特殊氨基酸，是精子发育、生长和成熟必不可少的物质，与精子运动、精子成熟、精子贮存及受精能力具有密切联系。人体内左卡尼汀主要存在于附睾中，它作为一种脂类代谢的辅助因子，能促进人体的脂类代谢，参与调控生殖细胞营养相关的细胞功能。附睾中的精子获能是主要通过长链脂类代谢和磷脂代谢完成的，左卡尼汀在附睾中的浓度比血清中的浓度高出上千倍，该物质为精子的运动和成熟提供能量。另外，左卡尼汀具有抗氧化作用，可阻止对抗活性氧的氧化损伤产生，可以清除体内自由氧化基，从而使精子细胞得到保护，免受氧化损伤的影响，提高患者的精子活力与存活率。近年来，左卡尼汀已经在男科疾病中的少弱精症患者中被广泛运用。

参考文献

［1］王古道.男性不育症的诊断与治疗现状 [J].中国临床医生，2012，40（9）：24-28.

［2］BONANNO O，ROMEO G，ASERO P，et al.Sperm of patients with severe asthenozoospermia show biochemical，molecular and genomic alterations[J]. Reproduction，2016，152（6）：695-704.

［3］世界卫生组织.人类精液及精子-宫颈黏液相互作用实验室检验手册 [M].4 版.北京：人民卫生出版社，2001：25-51.

［4］国家中医药管理局.中医临床诊疗术语证治要览 [M].长沙：湖南科学技术出版社，1997：42.

［5］李铮，张忠平，黄翼然，等译.世界卫生组织不育标准化检查与诊疗手册[M].北京：人民卫生出版社，2007：29-43.

［6］刘怀民.六味地黄丸合五子衍宗丸加味治疗男性少、弱精症 80 例临床观察 [J].新疆中医药 2011，29（4）：20-22.

［7］喻国华.自拟促精汤治疗脾肾阳虚型少精弱精症 122 例 [J].中医杂志，2011，52（5）：419-420.

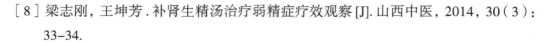
［8］梁志刚，王坤芳.补肾生精汤治疗弱精症疗效观察［J］.山西中医，2014，30（3）：33-34.

［9］张副兴，裘生梁，祝雨田，等.熟地黄多糖提取技术及药理作用研究进展［J］.浙江中西医结合杂志，2013，23（2）：153-154.

［10］曹喻灵，雷小勇.山茱萸现代药理作用研究进展［J］.湘南学院学报（医学版），2013，15（2）：76-78.

［11］孙洋，梅伦方.山药药理作用研究进展［J］.亚太传统医药，2013，9（3）：50-51.

［12］陈晓洋，黄晓朋，刘伟，等.菟丝子在男性不育症中的应用［J］.中国中医药现代远程教育，2014，12（23）：112-114.

［13］廖敦，刘志刚.西洋参治疗弱精子症62例疗效观察［J］.中国实用医药，2009，4（15）：174-175.

［14］赵兴梅，徐光忠，李建利，等.川牛膝和怀牛膝的现代药理研究概况［J］.华西药学杂志，2004，19（3）：205-207.

［15］刘医辉，杨世英，马伟林，等.当归药理作用的研究进展［J］.中国当代医药，2014（22）：192-193，196.

［16］陈立格.枸杞子的药理作用和临床应用价值分析［J］.世界最新医学信息文摘，2015，15（59）：92.

［17］鲍悦，高久堂，孙佳明，等.中药鹿角胶的研究进展［J］.吉林中医药，2016（2）：173-175，204.

［18］刘忠平，李质馨，李守远，等.淫羊藿对生殖系统影响的研究进展［J］.中国妇幼保健，2013，28（5）：884-886.

［19］冯晗，周宏灏，欧阳冬生.杜仲的化学成分及药理作用研究进展［J］.中国临床药理学与治疗学，2015，20（6）：713-720.

［20］JANG J，PARK J，CHANG H，et al. l-Carnitine supplement reduces skeletal muscle atrophy induced by prolonged hindlimb suspension in rats[J].Appl Physiol Nutr Metab，2016，41（12）：1240-1247.

［21］JIANG Q，WANG C，XUE C，et al.Changes in the levels of l-carnitine, acetyl-l-carnitine and propionyl-l-carnitine are involved in perfluorooctanoic acid induced developmental cardiotoxicity in chicken embryo[J].Environ Toxicol Pharmacol，2016，48：116-124.

［22］LENZI A，LOM BARDO F，SGRO P，et al.Use of carnitine therapy in selected cases of male factor in fertility： a doubleblind cross over trial[J].Fertil Steril，2003，79（2）：292-300.

［23］石明华，李慕军，江莉，等 . 抗氧化剂保护少弱精子离心过程氧化应激损伤的实验研究 [J]. 中国性科学，2014，23（1）：9-11.

前癃通胶囊含药血浆对前列腺间质细胞 *Smad4* 基因表达的影响

凌智[2]，刘慧[1]，杨晶[2]，贺菊乔[1]，杨赛[1]，陈其华[1*]

（1. 湖南中医药大学第一附属医院，湖南 长沙 410007；

2. 湖南中医药大学，湖南 长沙 410208）

【摘要】目的 探讨中药前癃通胶囊含药血浆对体外培养前列腺间质细胞 *Smad4* 基因表达的影响，为中药复方治疗前列腺增生提供实验依据。方法 收集 2012 年 8 月—10 月门诊前列腺增生患者 15 例，按照随机数字表对入选患者进行实验分组，分为前癃通高、中、低剂量组，制备前癃通含药血浆。当细胞接近长成单层后进行免疫荧光检测间质细胞鉴定，加含药血浆后培养 24 小时，采用实时荧光定量 PCR（real-time Q-PCR）技术检测间质细胞 *Smad4* 基因表达；Western blot 法检测 *Smad4* 蛋白在间质细胞的表达。结果 经含药血浆处理后间质细胞 *Smad4* 基因 mRNA 的表达随药物剂量增加依次增强，与空白组、无血浆组比较，各组差异均有显著统计学意义（$P < 0.01$）。经含药血浆处理后间质细胞 *Smad4* 蛋白的表达随药物剂量增加依次增强，与空白组比较，低剂量组差异无统计学意义（$P > 0.05$），中剂量组差异有显著统计学意义（$P < 0.01$）；与低剂量组比较，中剂量组差异有统计学意义（$P < 0.05$）；与高剂量组比较，各组之间差异均有显著统计学意义（$P < 0.01$）。结论 中药前癃通胶囊含药血浆体外培养前列腺

间质细胞，可抑制其增殖，提高前列腺间质细胞的凋亡指数，其机制与促进 Smad4 基因及蛋白表达有关。

【关键词】前列腺增生；前列腺间质细胞；前癃通含药血浆；Smad4 基因

前列腺增生是中老年男性的多发病，其发病率随年龄增加而上升，肾虚血瘀是其基本病机。前癃通胶囊是湖南省名中医、博士研究生导师贺菊乔教授治疗前列腺增生的临床验方，主要由黄芪、丹参、三七等药物组成，临床疗效确切且无不良反应。本实验拟用体外细胞培养、Q-PCR 及 Western blot 法检测等技术，研究前癃通含药血浆对前列腺间质细胞 Smad4 基因表达的影响，从而明确前癃通的作用机制，为临床治疗前列腺增生提供有力的实验依据。

一、材料与方法

1. 细胞株

良性前列腺增生原代间质细胞购于上海拜力生物技术公司。

2. 药物

前癃通胶囊（由黄芪、穿山甲等药物组成，由湖南中医药大学第一附属医院制剂室提供，每粒 0.5 g，每克药粉相当于 4.8 g 生药，常规服用剂量为：3 粒 / 次，3 次 / 日。批号：20120606）。

3. 主要实验试剂及耗材

LipofectamineTM 2000（美国英杰生命技术有限公司）；Trizol（美国英杰生命技术有限公司）；SYBR Green PCR Master Mix（北京鼎国昌盛生物技术有限责任公司）；引物（金斯瑞生物科技公司）；β-actin（上海克拉曼试剂有限公司）；Goat Anti—Mouse IgG/HRP（上海白益生物科技有限公司）；ECL 化学发光试剂盒（北京皮尔斯生物科技有限公司）；预染蛋白 Marker（立陶宛 MBI Fermentas 公司）；PVDF 膜（美国密理博公司）。

4. 主要实验仪器

微量移液器（德国 Eppendorf 公司）； CO_2 恒温培养箱（SANYO）；酶联免疫检测仪（KHB 科华 ST-360）；电泳仪（Biorad）；制胶器（北京六一仪器厂）； LP115 型 pH 计（德国 Metter-Toledo GmbH 公司）；倒置荧光显微镜（奥林巴斯）。

5. 实验方法

（1）中药含药血浆的制备

参照《第四届国际前列腺增生咨询委员会推荐意见（1998）》《中药新药临床研究指导原则》，于 2012 年 8—10 月在门诊选取前列腺增生患者 15 例（经伦理委员会批准并签署知情同意书），随机分入高、中、低剂量组，每组各 5 人。高剂量组口服前癃通 6 粒 / 次，中剂量组口服前癃通 3 粒 / 次，低剂量组口服前癃通 1.5 粒 / 次，均为 3 次 / 日。随机选取 5 位入选患者，服药前静脉采血、抗凝、离心提取血浆作为空白对照组。连续服药 7 日，末次服药后 2 小时，静脉采血，抗凝、离心提取含药血浆。将各组患者血浆等量混匀，过滤除菌后用于实验。

（2）前列腺间质细胞培养与鉴定

前列腺间质细胞用 1640 专用培养基，在 37 ℃饱和湿度、含 5% CO_2 的培养箱中培养。将细胞接种于放有盖玻片的培养皿中，当细胞接近长成单层后取出盖玻片。4% 的甲醛室温固定，0.2% TritonX-100 透化，5% BSA 室温封闭。加 Vimentin 抗体。加 FITC 标记的二抗，5 μg/mL DAPI 染色。抗淬灭封片剂封片。显微镜成像。

（3）含药血浆对前列腺间质细胞的处理

实验前将四组血浆室温解冻，过滤除菌。取细胞以 50% ~ 60% 的密度接种于 5 组细胞瓶，当细胞密度达 70% ~ 80% 时，更换为无血清培养液，24 小时后取四组细胞瓶更换为含 10% 以上四组血浆的培养基继续培养，一组加无血浆培养基继续培养，培养后 24 小时收集细胞分别进行 Q-PCR 和 Western blot 检测。

（4）Q-PCR 检测各组细胞中 Smad4 的 mRNA 水平

离心收集细胞，提取总 RNA；将 RNA 逆转录为 cDNA；扩增基因所用相应特异性引物序列为 Smad4-222 上游 GACAGCAGCAGAATGGAT（18 bp），下游 CAGGAGCAGCATGATTGG（18 bp），GAPDH-87 上游 TGCACCACCAACTGCTTAGC（20 bp），下游 GGCATGGACTGTGGTCATGAG（21 bp），Q-PCR 仪器进行荧光定量 PCR，其软件自动输出 Ct 值。

（5）Western blot 检测各组细胞中 Smad4 的表达水平

提取单层贴壁细胞总蛋白制备蛋白样品；用酶标仪测定 A570 的吸光度值，计算出样品中的蛋白浓度；清洗玻璃板，灌胶与上样，进行 SDS-PAGE 电泳；电泳至溴酚蓝跑至胶底终止电泳，进行转膜；免疫反应后进行化学发光，显影，定影；将胶片进行扫描或拍照，进行灰度分析。

6. 统计学分析

采用 SPSS 18.0 软件进行统计学分析，计量资料用均数 ± 标准差（$\bar{\chi} \pm s$）表示，组间比较采用方差分析，$P < 0.05$ 认为差异具有统计学意义，$P < 0.01$ 认为差异具有高度统计学意义。

二、结果

1. 体外培养前列腺间质细胞鉴定

本实验中，随着细胞传代，培养出的前列腺间质细胞呈梭形且贴壁生长。Vimentin antibody 鉴定结果可以看出，细胞表现为波形蛋白阳性（红色荧光），广谱细胞角蛋白阴性（未着色），鉴定为前列腺间质细胞。

2. *Smad4* 基因表达结果

经含药血浆处理后 *Smad4* 基因 mRNA 的表达随药物剂量增加依次增强，空白组与无血浆组比较，差异无统计学意义（$P > 0.05$）；其余各组之间比较，差异均有显著统计学意义（$P < 0.01$）。结果见表 3-51 和图 3-46。

表 3-51 Q-PCR 检测 *Smad4* 基因 mRNA 表达的结果（$\bar{\chi} \pm s$）

分组	N	The relative expression amount（$2^{-\triangle\triangle Ct}$）
无血浆组	5	1.000 ± 0.000
空白组	5	1.015 ± 0.075
低剂量组	5	1.226 ± 0.031* ●
中剂量组	5	1.813 ± 0.093* ● ▲
高剂量组	5	2.071 ± 0.085* ● ▲ ★

注：与无血浆组比较，*$P < 0.01$；与空白组比较，●$P < 0.01$；与低剂量组比较，▲$P < 0.01$；与中剂量组比较，★$P < 0.01$。

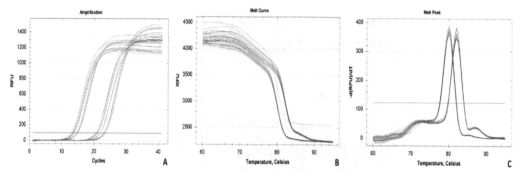

注：A. *Smad4* 基因 mRNA 扩增曲线图；B、C. *Smad4* 基因 mRNA 溶解曲线图。

图 3-46　*Smad4* 基因表达结果

3. Western blot 检测各组细胞中 Smad4 蛋白表达结果

经含药血浆处理后间质细胞 Smad4 蛋白的表达随药物剂量增加依次增强，低剂量组与空白组比较，差异无统计学意义（$P > 0.05$）；中剂量组与空白组比较，差异有显著统计学意义（$P < 0.01$），中剂量组与低剂量组比较，差异有统计学意义（$P < 0.05$）；高剂量组与各组之间比较，差异均有显著统计学意义（$P < 0.01$）。结果见表 3-52 和图 3-47。

表 3-52　Western blot 检测 Smad4 蛋白表达的灰度值结果（$\bar{\chi} \pm s$）

分组	N	相对表达量（灰度值）
空白组	5	1.149 ± 0.066
低剂量组	5	1.177 ± 0.053
中剂量组	5	1.282 ± 0.056 ●▲▲
高剂量组	5	1.517 ± 0.082 ●▲★

注：与空白组比较，●$P < 0.01$；与低剂量组比较，▲$P < 0.01$，▲▲$P < 0.05$；与中剂量组比较，★$P < 0.01$。

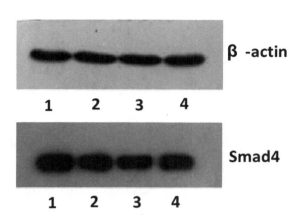

注：1.高剂量组；2.中剂量组；3.低剂量组；4.空白组。

图 3-47　Smad4 蛋白的表达水平 Western blot 检测图

三、讨论

前列腺增生症属中医"精癃""癥瘕"等病范畴。患者发病多因年老肾元亏虚，下焦气化无力，且气虚无力行血，形成气虚血瘀水停之病机，治疗上应以益气利水、活血散结为主。前癃通是湖南省名中医、博士研究生导师贺菊乔教授的临床验方，主要由黄芪、丹参、三七、穿山甲、水蛭、王不留行等药物组成。方中黄芪为补气长药，兼利水消肿、补血活血为君药；三七、穿山甲、丹参为臣药，活血化瘀消癥；王不留行、水蛭兼佐使，擅破血逐瘀，兼有利水消肿之功，全方共奏益气活血、利水消癥之功。临床疗效确切，无不良反应。

前列腺增生的发生是多因素共同作用的结果，形态计量学研究则证明前列腺增生是以间质增生为主的疾病。其具体发病机制尚未完全明了，目前认为年龄的增长和有功能的睾丸是其发病基础，雄激素对前列腺的作用是通过各种生长因子介导间质细胞生长的，而转化生长因子-β1（TGF-β1）是其中最重要的生长因子之一，可抑制间质细胞的生长。Smads 蛋白是 TGF-β1 受体复合物的下游信号调节蛋白，可将信号从胞膜直接转至胞核。Smad 家族可以根据其结构和功能的不同分为受体调节型 Smad、公用型 Smad 和抑制型 Smad，而 Smad4 是唯一的公用型 Smad，它几乎能与所有活化的途径限制性 Smad 蛋白结合并形成低聚体复合物，参与和调节 TGF-β1 信号转导。陈毅夫等发现 Smad4 在正常前列腺组织及前列腺增生患者前列腺组织均有表达，但在前列腺增生组织中的表达下调。曹继刚等研究发现，前列腺增生模型组 Smad4 蛋白表达率较正常组低，提示其参与了前列腺增生的病理过程。我们前期研究表明，前癃通药液可抑制体外培养的前列腺间质细胞增殖，可提高前列腺组织块中细胞的凋亡指数。本研究采用含药血浆体外培养前列腺间质细胞，也发现前列腺间质细胞凋亡指数升高，*Smad4* 基因及相应蛋白表达增强，与文献报道一致。

　　基于此，我们推测前癃通通过激活 TGF-β1 通路，引起 *Smad4* 基因及相应蛋白表达增强，而抑制前列腺增生间质细胞增生。

参考文献

［1］洪振丰. 良性前列腺增生实验研究的选择指标 [J]. 中华男科学杂志，2008，14（9）：771–774.

［2］杨勇，顾方六. 第五届国际良性前列腺增生咨询委员会国际科学委员会推荐意见：老年男性下尿路症状的评估和治疗 [J]. 中华泌尿外科杂志，2001，22（9）：564–570.

［3］中华人民共和国卫生部. 中药新药临床研究指导原则 [M]. 北京：人民卫生出版社，1997：54.

［4］顾恒，董章霞，王昌兵，等. bFGF 和 TGF-β1 对原代培养的前列腺间质细胞的作用 [J]. 中华男科学杂志，2006，12（10）：917–922.

［5］杨赛，凌智，刘慧，等. 前癃通含药血浆对前列腺间质细胞增殖和凋亡的影响 [J]. 湖南中医药大学学报，2013，33（11）：71–74.

［6］席建元，张熙. 贺菊乔教授诊治前列腺病学术经验介绍 [J]. 湖南中医学院学报，2004，24（1）：28.

［7］张熙，贺菊乔，席建元，等. 前癃通治疗前列腺良性增生症的临床观察 [J]. 中医药导报，2010，16（6）：14–16.

［8］顾方六. 现代前列腺病学 [M]. 北京：人民军医出版社 .2002：61.

［9］侯庆新. 前列腺增生症与睾丸形态及功能的相关性 [J]. 中国误诊学杂志，2002，2（6）：870–870.

［10］吴刚，那彦群，孔祥田，等. 前列腺增生 组织中雄激素受体与转化生长因子 β-iv 型受体表达的相关性研究 [J]. 海南医学，2005，16（11）：1–2.

［11］赵俊芳，刘成，刘成海．转化生长因子-β胞内信号转导与Smads蛋白[J].中国病理生理杂志，2002，18（3）：321-325.

［12］顾润国，周春文，马庆铮．双氢睾酮对LNCaP细胞系Smad3和Smad4转录及表达的影响[J].中华男科学杂志，2006，12（3）：211-214.

［13］陈毅夫，蒋先镇．Smad4，7在增生前列腺组织中的表达及意义[J].中国男科学杂志，2008，22（8）：34-37.

［14］曹继刚，周安方，赵刚，等．补肾泻肝汤对前列腺组织Smad2，Smad4表达的影响[J].中医药学报，2010.38（1）：14-17.

［15］李翠英，陈董培，贺菊乔．前癃通胶囊对体外人前列腺基质细胞增殖的影响[J].中国男科学杂志，2005，19（2）：28-30.

［16］朱闽，贺菊乔．前癃通胶囊对体外培养人前列腺增生前列腺组织块凋亡的影响[J].河北医药，2010，32（18）：2513-2514.